U0301004

# 风湿免疫病处方速查

总 主 编　袁　洪　左笑丛

主　　编　桂　明

副 主 编　文振华　饶　慧

编　　者（以姓氏笔画为序）

　　　　　文振华　刘　骏　孙　剑　阳石坤

　　　　　李　志　李　柳　李　俏　李丽雅

　　　　　李佐军　肖　彬　张显明　饶　慧

　　　　　袁金忠　桂　明　郭　霞　唐又周

　　　　　黄洁柔　蒋盛芝

总编写秘书　吴　甜

人民卫生出版社

·北 京·

**版权所有，侵权必究！**

**图书在版编目（CIP）数据**

风湿免疫病处方速查 / 桂明主编. —北京：人民
卫生出版社，2024.5

ISBN 978-7-117-34830-0

Ⅰ.①风… Ⅱ.①桂… Ⅲ.①风湿性疾病－免疫性疾
病－处方 Ⅳ.①R593.210.5

中国国家版本馆 CIP 数据核字（2023）第 093954 号

---

| 人卫智网 | www.ipmph.com | 医学教育、学术、考试、健康， |
| | | 购书智慧智能综合服务平台 |
| 人卫官网 | www.pmph.com | 人卫官方资讯发布平台 |

---

### 风湿免疫病处方速查
#### Fengshi Mianyibing Chufang Sucha

| | | |
|---|---|---|
| **主　　编** | 桂　明 | |
| **出版发行** | 人民卫生出版社（中继线 010-59780011） | |
| **地　　址** | 北京市朝阳区潘家园南里 19 号 | |
| **邮　　编** | 100021 | |
| **E - mail** | pmph @ pmph.com | |
| **购书热线** | 010-59787592　010-59787584　010-65264830 | |
| **印　　刷** | 天津善印科技有限公司 | |
| **经　　销** | 新华书店 | |
| **开　　本** | 787×1092　1/32　　**印张**：8.75 | |
| **字　　数** | 224 千字 | |
| **版　　次** | 2024 年 5 月第 1 版 | |
| **印　　次** | 2024 年 5 月第 1 次印刷 | |
| **标准书号** | ISBN 978-7-117-34830-0 | |
| **定　　价** | 49.00 元 | |

**打击盗版举报电话：010-59787491　E-mail：WQ @ pmph.com**
**质量问题联系电话：010-59787234　E-mail：zhiliang @ pmph.com**
**数字融合服务电话：4001118166　E-mail：zengzhi @ pmph.com**

# 前　言

　　风湿免疫学是一门新兴的临床学科，在我国起步仅 30 多年，是内科学中最年轻的专科，但近年来发展很快，诊断手段和治疗理念日新月异。各类临床指南、诊治规范、专家共识、学术专著等层出不穷，加之新药品种日益增多，风湿免疫科医师在开具处方时往往难以抉择。编写一部内容全面、操作性强的处方手册实有必要，希望本书能为风湿免疫科医师提供简明、规范、合理的用药方案。

　　本书共有 12 章，每种疾病分别从概述、临床特征、治疗原则三个方面进行阐述，并根据不同病情给出相应的推荐处方及相关注意事项，力求做到便捷实用、简明扼要。

　　编写本书的医师和药师团队长期工作在临床一线，具有扎实的理论基础和丰富的临床实践经验。每个章节内容都经过作者的反复斟酌推敲而成，旨在为风湿免疫科医师的临床实践工作提供专业、实用、简明的帮助。由衷感谢本书编写团队所有人的辛勤付出！同时也衷心希望广大读者对本书的不足之处提出宝贵意见。

中南大学湘雅三医院风湿免疫科　桂　明

2023 年 6 月

# 目　录

# 第一章
# 风湿免疫病概述

风湿免疫病泛指影响骨、关节及其周围软组织如肌肉、滑囊、肌腱、筋膜、神经等的一组疾病。其病因可以是感染性、免疫性、代谢性、内分泌性、退行性、地理环境性、遗传性、肿瘤性等。随着社会的发展、卫生水平的提高和生活方式的改变，链球菌感染相关的风湿热已明显减少，而骨关节炎、痛风性关节炎的发病率呈上升趋势。风湿免疫病的发病率高，有一定的致残率，危害人类健康的同时给社会和家庭带来沉重的经济负担。

## 第一节 风湿免疫病的分类

风湿免疫病的病因和发病机制复杂多样，部分疾病的确切病因尚不明确，至今尚无完善的分类。目前临床较为常用的分类仍沿用 1983 年美国风湿病学会（ACR）的分类方法，根据疾病的发病机制、病理学特点及临床表现，将风湿免疫病分为十大类。具体见表 1-1。

表 1-1　风湿免疫病的分类

| 分类 | 举例 |
| --- | --- |
| 弥漫性结缔组织病 | 系统性红斑狼疮、类风湿关节炎、多肌炎／皮肌炎、系统性硬化病、干燥综合征、重叠综合征、幼年特发性关节炎、弥漫性筋膜炎和系统性血管炎等 |
| 与脊柱相关的关节炎 | 强直性脊柱炎、莱特尔综合征、银屑病关节炎和炎性肠病性关节炎等 |

续表

| 分类 | 举例 |
| --- | --- |
| 退行性关节炎 | 原发性或继发性骨性关节炎等 |
| 伴有风湿免疫病的代谢及内分泌性疾病 | 痛风、假性痛风、淀粉样变及内分泌疾病如糖尿病和甲状腺功能亢进症等 |
| 感染所致风湿性综合征 | 风湿热、脓毒性关节炎、病毒性关节炎和反应性关节炎等 |
| 肿瘤相关的风湿免疫病 | 滑膜肉瘤、骨软骨瘤、多发性骨髓瘤和转移性恶性肿瘤等 |
| 神经血管疾病 | 神经病性关节炎、反射性交感神经营养不良、雷诺现象或雷诺病、红斑性肢痛症和脊神经根病变等 |
| 骨及软骨疾病 | 骨质疏松症、骨软化、变形性骨炎、肋软骨炎、致密性骨炎和缺血性骨坏死等 |
| 关节外疾病 | 软组织风湿症、椎间盘疾病、特发性腰痛和肉瘤样病等 |
| 其他伴有关节表现的疾病 | 复发性风湿免疫病、色素沉着绒毛结节性滑膜炎和多中心网状细胞增生症等 |

　　2012 年 Chapel Hill 会议根据受累血管的大小对血管炎的分类如下：

　　1. 大血管炎　大动脉炎和巨细胞性动脉炎。

　　2. 中血管炎　结节性多动脉炎和川崎病。

　　3. 小血管炎　①抗中性粒细胞胞质抗体（ANCA）相关性血管炎：显微镜下血管炎、肉芽肿性多血管炎（韦格纳肉芽肿病）和嗜酸性肉芽肿性多血管炎（Churg-Strauss 综合征）；②免疫复合物性小血管炎：抗肾小球基底膜病、冷球蛋白血症性血管炎、IgA 性血管炎（过敏性紫癜）和低补体血症性荨麻疹性血管炎（抗 C1q 性血管炎）。

　　4. 多血管性血管炎　白塞综合征和 Cogan 综合征。

　　5. 单器官性血管炎　皮肤白细胞破碎性血管炎、皮肤动脉炎、原发性中枢神经系统性血管炎及孤立性主动脉炎。

　　6．血管炎合并系统性疾病　狼疮性血管炎、类风湿血管炎和结节性血管炎。

　　7．有可能病因的血管炎　丙肝病毒相关性冷球蛋白血症性血管炎、乙型肝炎病毒相关性血管炎、梅毒相关性主动脉炎、血清病相关性免疫复合物性血管炎、药物相关性免疫复合物性血管炎、药物相关性 ANCA 相关性血管炎和肿瘤相关性血管炎。

# 第二节　风湿免疫病的临床特征

## 一、风湿免疫病的临床表现

　　1．关节痛　关节痛可由单纯的关节病变或全身疾病所致。急性关节痛以关节及其周围的炎症反应为主，慢性关节痛则以关节囊肥厚及骨质增生为主。关节痛的部位、性质、受累关节的数目、对称性对疾病的诊断非常有意义。常见的伴随症状包括晨僵、活动受限、肿胀、无力、疲劳；体征包括肿胀（S）、关节压痛（T）、关节活动受限（L）、骨擦音、关节畸形及关节不稳。

　　2．肌痛　肌痛可表现为全身广泛性疼痛，多以肌肉骨骼症状为主要表现，根据肌肉受累的分布情况、伴随症状等进行鉴别诊断。常见病因：①缺血性肌病；②感染反应性肌炎；③机械性损伤；④遗传性疾病；⑤内分泌疾病；⑥风湿免疫相关疾病；⑦药物或毒物中毒；⑧其他，如线粒体肌病、先天性肌强直、嗜酸性粒细胞性肌炎等。

　　3．皮肤黏膜症状　多种风湿免疫病可累及皮肤黏膜，其反映系统性基础疾病的病理生理，因而皮肤黏膜病变的检查在风湿免疫病中非常重要。常见的皮肤黏膜症状有红斑、紫癜、结节、脱发、指甲病变、网状青斑、银屑病样皮疹、黏膜溃疡等。

　　4．发热　发热在风湿免疫病患者中很常见，既可以是原发性疾病的表现，也可以是并发感染的表现。发热的原因应根据热型、热程及相关的伴随症状进行鉴别。

5. 雷诺现象 雷诺现象又称间歇性手指皮色改变、肢端动脉痉挛现象、继发性肢端动脉痉挛现象，指在寒冷刺激、情绪激动、长期使用震颤性工具及多种疾病的影响下诱发的血管神经功能紊乱，导致肢端动脉阵发性痉挛、血流暂时减少或中断，随后扩张充血的特征性病变，以伴疼痛和感觉异常为特征。呈现四肢末端皮肤的颜色间歇性苍白、发绀和潮红的变化。频繁发作可导致指尖皮肤点状坏死、萎缩、瘢痕形成，严重者可以出现坏疽、末端指骨缺血性坏死。心、肺、肾等也可以出现雷诺现象。雷诺现象的病因可以分为原发性和继发性。

6. 腰背痛 腰背痛是最常见的慢性疼痛，病因众多，临床表现广泛多样。按照引起腰背痛的病因，可以分为外伤性、炎性、退行性、先天性、肿瘤性5类。

7. 眼部表现 眼睛作为全身组织的一部分，许多风湿免疫病都会累及眼睛及其周围的附属器官，有的风湿免疫病患者甚至因早期的眼部表现而首诊于眼科。风湿免疫病常见的眼部损害包括巩膜外层炎、巩膜炎、眼干燥症、葡萄膜炎、视神经炎。

## 二、风湿免疫病的病理改变

风湿免疫病的病理改变有炎症反应和非炎症反应，不同的疾病出现在不同的靶组织（表1-2），由此导致特异性的临床症状。炎症反应大部分由免疫反应异常激活引起，表现为局部组织出现大量淋巴细胞、巨噬细胞、浆细胞浸润和聚集，但痛风性关节炎由尿酸盐结晶沉积所致。风湿免疫病的另一常见病理改变是血管病变，以血管壁的炎症为主，造成血管壁增厚、管腔狭窄而造成局部组织器官缺血，弥漫性结缔组织病的广泛损害和临床表现与此相关。

表 1-2　风湿免疫病的病理学特点

| 疾病名称 | 炎症反应 | 非炎症反应 |
|---|---|---|
| 骨关节炎（OA） | | 关节软骨变性 |
| 系统性硬化病（SSc） | 间质性肺炎 | 皮下纤维组织增生 |
| 类风湿关节炎（RA） | 滑膜炎 | 骨质破坏 |
| 强直性脊柱炎（AS） | 附着点炎 | |
| 干燥综合征（SS） | 唾液腺、泪腺炎 | |
| 多肌炎/皮肌炎（PM/DM） | 肌炎、间质性肺炎 | 肌萎缩 |
| 系统性红斑狼疮（SLE） | 小血管炎 | |
| 血管炎 | 不同大小的动、静脉炎 | |
| 痛风 | 关节腔炎症 | |
| 抗磷脂综合征 | 血栓、栓塞 | |

## 三、风湿免疫病相关的自身抗体类型及临床意义

　　自身抗体在诊断风湿免疫病中发挥重要作用，但任何抗体检测的敏感性、特异性都有一定的范围，且存在一定的假阳性、假阴性率，因此自身抗体检测只是疾病诊断的依据，需结合疾病的临床表现综合判断。常见于诊断的自身抗体有以下 5 类。

　　1. 抗核抗体（ANA）　包括抗 DNA 抗体、抗组蛋白抗体、抗非组蛋白抗体、抗核仁抗体和抗其他细胞成分抗体五大类。不同成分的 ANA 有不同的临床意义，具有不同的诊断特异性。

　　2. 类风湿因子　常见于类风湿关节炎（RA）、系统性硬化病（SSc）、系统性红斑狼疮（SLE）、干燥综合征（SS）等多种结缔组织病（CTD），也可见于感染、肿瘤等及约 5% 的正常人群。

3. 抗中性粒细胞胞质抗体　对诊断 ANCA 相关性血管炎有重要意义。

4. 抗磷脂抗体　包括抗心磷脂抗体、狼疮抗凝物、抗 $\beta_2$-GPI 抗体等，常见于抗磷脂综合征。主要影响凝血功能，临床表现为血栓形成、血小板减少和习惯性流产等。

5. 抗角蛋白抗体谱　包括抗核周因子抗体、抗角蛋白抗体、抗环瓜氨酸肽（CCP）抗体等，对 RA 的诊断有较高的特异性，有助于 RA 的早期诊断。

## 第三节　风湿免疫病的治疗原则

1. 早诊断、早治疗，遵循个体化治疗原则　风湿免疫病的早诊断、早治疗有益于改善患者的预后。部分风湿免疫病诊治不及时会引起器官严重的不可逆性损害，甚至危及生命。风湿免疫病临床表型的异质性很大，应针对不同患者的具体病情制订个体化治疗方案。

2. 合理使用糖皮质激素及免疫抑制剂　糖皮质激素和免疫抑制剂是治疗风湿免疫病的常用药物，药物种类繁多，宜遵循药物的适应证及患者的病情选择合适的药物。

3. 生物制剂的应用——靶向治疗　生物制剂在风湿免疫病治疗中的应用日益增多，也改善了部分风湿免疫病的预后。生物制剂的药理作用是靶向特定的致病因子或特定的免疫细胞，需要根据不同疾病的发病机制选择不同类型的生物制剂。

4. 注意药物不良反应　风湿免疫病是慢性疾病，需要长期治疗，常用的治疗药物均有各种不良反应，需要严密监测药物不良反应。

（桂　明　饶　慧）

## 参考文献

[1] 葛均波，徐永健，王辰. 内科学. 9 版. 北京：人民卫生出版社，2018：798-804，833.

[2] FIRESTEIN G S，BUDD R C，GABRIEL S E，等. 凯利风湿病学：上卷. 9 版. 栗占国，译. 北京：北京大学医学出版社，2015：877-881.

[3] 汤美安，潘云峰. 风湿性疾病症状鉴别诊断学. 北京：科学出版社，2009：3-239.

[4] 三森明夫. 风湿病诊疗笔记. 2 版. 王占奎，杨清锐，译. 北京：人民军医出版社，2013：2-3.

[5] 张奉春. 风湿病学. 北京：中国协和医科大学出版社，2017：3-14.

# 第二章
# 治疗风湿免疫病的常用药物

## 第一节 非甾体抗炎药

非甾体抗炎药（nonsteroidal anti-inflammatory drug, NSAID）因其具有抗炎、镇痛、解热的功效，临床上应用广泛，又被称为解热镇痛药。非甾体抗炎药种类繁多，其化学分类不同，但具有共同的特性：通过抑制环氧合酶（COX）阻断前列腺素的产生。

### 一、分 类

1. **按化学结构分类** 分为水杨酸类、苯胺类、吡唑酮类、吲哚乙酸类、邻氨基苯甲酸类和芳基烷酸类。
2. **按血浆半衰期分类** 分为短半衰期类、长半衰期类。
3. **按对 COX-1 和 COX-2 的抑制作用分类** 分为高度选择性 COX-2 抑制剂类、部分选择性 COX-2 抑制剂类、非选择性 COX 抑制剂类。

### 二、常见不良反应

1. **胃肠道不良反应** 消化不良、溃疡并发症、胃肠道出血、结肠炎加重。
2. **对肾脏的影响** 水钠潴留、急性肾损伤、急性间质性肾炎、加速慢性肾衰竭进展。
3. **对肝脏的影响** 氨基转移酶升高、瑞氏综合征（患有病毒性疾病儿童中使用阿司匹林后引起肝细胞水解和脂肪变性，这一临床综合征称为瑞氏综合征）。

4. 诱发哮喘和过敏反应　血管舒缩性鼻炎、鼻息肉和哮喘三联征患者对阿司匹林高度敏感，可加重病情；过敏可引起皮肤脉管炎、多形红斑、中毒性表皮坏死松解症（史－约综合征）、荨麻疹/血管性水肿（塞来昔布和伐地昔布含有氨苯磺胺基团，因此对磺胺类过敏的患者禁用）。

5. 对血液系统的影响　很少引起再生障碍性贫血、粒细胞缺乏症和血小板减少，但是一旦发生就尤为严重。因为相关病例，美国禁用保泰松。

6. 对中枢神经系统的影响　吲哚美辛可引起头痛、头晕、抑郁、嗜睡、幻觉和癫痫发作；系统性红斑狼疮和混合性结缔组织病患者中使用布洛芬、萘普生，可能诱发急性无菌性脑膜炎（可能是一种中枢神经系统过敏的表现）。

7. 对心血管系统的影响　可能增加血栓的风险，对于心血管疾病高危人群要谨慎使用。

8. 对骨骼的影响　影响骨骼的愈合，因此在骨伤患者中不建议长期使用。

9. 对女性性腺的影响　长期服用可能导致女性不孕。

## 第二节　糖皮质激素类药物

糖皮质激素（GC）属于类固醇激素，具有一个环戊烷多氢菲结构，其分泌受下丘脑和垂体调控。临床上，外源性糖皮质激素在风湿免疫科主要用于抑制炎症和免疫，广泛地用于治疗类风湿关节炎、系统性红斑狼疮、多发性硬化病、结节病、系统性血管炎、炎性肌病等疾病。糖皮质激素在体内的代谢与年龄呈负相关，老年人的清除率比年轻人降低 1/3；可通过胎盘影响胎儿，还可进入乳汁。

不同的糖皮质激素具有不同的抗炎强度、药物消除半衰期及药效维持时间，因此将其分为短效、中效和长效3 类。短效糖皮质激素有醋酸可的松、氢化可的松；中效糖皮质激素有泼尼松、泼尼松龙、甲泼尼龙；长效糖皮质激素有地塞米松、倍他米松。一般来讲，等效剂量的不同糖皮质激素在抗炎、抑制免疫和抗过敏的效率方面基本相当。

糖皮质激素的代谢需要肝药酶中细胞色素 P-450 的同工酶 CYP3A4 的作用，因此当抑制或者诱导 CYP3A4 的药物与糖皮质激素联合使用时，将影响糖皮质激素的血药浓度。其中，增加糖皮质激素血药浓度的药物有克拉霉素、红霉素、维拉帕米、地尔硫草、伊曲康唑、氟康唑（上述药物均主要影响甲泼尼龙，对泼尼松和泼尼松龙的影响不大）；降低糖皮质激素血药浓度的药物有制酸剂、巴比妥类、考来烯胺、利福平、卡马西平。

另外，糖皮质激素还可以影响其他药物的代谢动力学：①使环孢素、他克莫司、西罗莫司的清除加快，联合使用时注意监测血药浓度，及时调整上述药物的剂量；②降低异烟肼血药浓度的 1/3；③显著降低水杨酸的血药浓度。

等效剂量为 25mg 醋酸可的松 = 20mg 氢化可的松 = 5mg 泼尼松 = 5mg 泼尼松龙 = 4mg 甲泼尼龙 = 0.75mg 地塞米松。

## 一、制剂类型

制剂类型主要有片剂、注射剂。用于口服的片剂有泼尼松、泼尼松龙、甲泼尼龙、地塞米松；供肌内注射或者静脉注射的注射剂有醋酸可的松、氢化可的松、泼尼松龙、甲泼尼龙、复方倍他米松、地塞米松等。

片剂如泼尼松片：5mg/ 片；甲泼尼龙片：4mg/ 片；地塞米松片：0.75mg/ 片。

注射剂如泼尼松龙：10mg/2ml、25mg/5ml；地塞米松：5mg/2ml；复方倍他米松：1mg/1ml；甲泼尼龙粉针剂：40mg/ 支、500mg/ 支。

## 二、药理作用

药理作用包括免疫抑制作用、抗炎作用、对糖代谢的影响、对蛋白质代谢的影响、对脂肪代谢的影响、对水与电解质代谢的影响、对骨骼和肌肉组织的影响和对中枢神经系统的影响。

## 三、用法用量

在结缔组织病的使用中初始剂量要足,诱导时间要长,撤减速度要慢。目前针对不同的疾病提出低剂量起始的新观点。不同的疾病或者病理类型、同一疾病的不同阶段对糖皮质激素的反应往往不同。使用糖皮质激素前要确定有无糖皮质激素使用的禁忌证、是否存在联合用药(尤其干扰血药浓度的药物),根据病种、疾病阶段确定用药剂量、剂型、给药途径和具体用药方案。

## 四、临床上常用的给药方法

1. 每日给药法 将泼尼松或者甲泼尼龙每日的剂量在清晨 1 次给予。表现为肾病综合征的狼疮性肾炎患者的泼尼松初始剂量为成人 1mg/(kg·d),儿童 2mg/(kg·d),维持 4~6 周,根据病情逐渐减量,一般需要在半年内减至 15mg/d 以下,16~24 个月方可逐步撤减至停药。

2. 隔日给药法 在每日给药法取得较好的疗效后,可逐渐减少每日的剂量,如仍旧能够获得持续的疗效,可改为隔日给药。糖皮质激素的撤减速度和剂量因人而异,给药剂量越小则撤减速度越慢。

3. 冲击治疗法 治疗重症狼疮、重症 ANCA 相关性血管炎等时,静脉滴注甲泼尼龙 10~20mg/kg 每日 1 次,1小时内滴完,连用 3 日;3 天后以泼尼松 1mg/(kg·d)口服维持,1~2 周后根据病情可重复冲击治疗。冲击治疗时,患者可能出现口腔金属异味、面部潮红、乏力不适、关节酸痛、短暂性水钠潴留等情况。

## 五、糖皮质激素的不良反应

糖皮质激素的不良反应包括诱发或者加重感染;库欣综合征;类固醇性糖尿病(发生后不必立即停用糖皮质激

素,但必须用胰岛素来控制血糖);类固醇性溃疡(一般在胃部,溃疡大而且深,容易发生出血、穿孔);骨质疏松和股骨头坏死;低钾血症;肌痛和皮质类固醇肌病;行为和精神异常。

## 第三节　免疫抑制剂

近年来,免疫抑制剂的应用越来越广泛,临床上该类药物的选用和治疗方案的制订更多地汲取循证医学的证据,治疗上更为推崇相对小剂量联合用药,而不是增加单个药物的使用剂量,从而尽可能地降低药物不良反应。

免疫抑制剂在风湿免疫病的治疗中普遍使用,种类有烷化剂、嘌呤类药物、嘌呤合成抑制剂(包括霉酚酸类和咪唑类)、亲免素调节剂(其中包括钙调磷酸酶抑制剂和不与钙调磷酸酶结合的大环内酯类免疫调节剂)、谷氨酸衍生物和砜类抗微生物制剂及中药类制剂。

### 一、烷 化 剂

#### (一)环磷酰胺(CTX)

1. 制剂类型　粉针剂:200mg/支;片剂:50mg/片。

2. 药理作用　属于细胞周期非特异性药物,主要阻断 $G_2$ 期细胞,损伤 DNA 产生细胞毒作用。

3. 用法用量　口服 50~100mg,每日或者隔日 1 次;静脉注射 200mg 或 4mg/kg,每日或者隔日 1 次,溶于 10ml 生理盐水中;冲击治疗(静脉滴注)0.50~0.75g/m² 或 14~20mg/kg(相当于 0.6~1.2g/次),溶于 100~250ml 生理盐水中,间隔时间可 2~12 周。

4. 不良反应　包括致癌、致畸作用,骨髓抑制,出血性膀胱炎,生殖系统毒性,消化道症状,严重脱发和增加感染的概率。

#### (二)苯丁酸氮芥(CLB)

1. 制剂类型　片剂或者纸型片剂:2mg/片。

2. 药理作用　可直接破坏 DNA 链,影响 DNA 复制,治疗剂量有一定的选择性抑制淋巴细胞的作用。

3. 用法用量　口服 0.1～0.2mg/(kg•d),连续服用 3～6 周;维持剂量为 0.03～0.1mg/(kg•d),使用的总剂量不超过 10mg/kg。

4. 不良反应　骨髓抑制、增加感染的概率(尤其是水痘 - 带状疱疹病毒感染)、胃肠道不适和脱发。

## 二、嘌呤类药物

### 硫唑嘌呤(依木兰,AZA)

1. 制剂类型　片剂:50mg/ 片。

2. 药理作用　为巯基嘌呤的衍生物,结构类似于次黄嘌呤,在肝药酶的作用下转化为 6- 巯基嘌呤,再进一步活化为 6- 巯基次黄嘌呤核苷酸,整合进入细胞内影响 DNA 合成,从而抑制淋巴细胞增殖,对效应 B、T 细胞敏感。

3. 用法用量　口服 50～100mg/d。

4. 不良反应　骨髓抑制、巨红细胞血症、消化道症状、生殖系统毒性、长期应用增加肿瘤和感染概率。

## 三、嘌呤合成抑制剂

嘌呤合成抑制剂包括霉酚酸类(吗替麦考酚酯,MMF)和咪唑类(咪唑立宾,MZR)。

### (一)吗替麦考酚酯(MMF)

1. 制剂类型　片剂:250mg/ 片;胶囊剂:250mg/ 粒。

2. 药理作用　MMF 是次黄嘌呤单核苷酸脱氢酶的高效、选择性、非竞争性、可逆性抑制剂,抑制 T 细胞黏附、穿越和聚集,还可直接抑制 B 细胞增殖,减少抗体生成。

3. 用法用量　是治疗系统性红斑狼疮、狼疮性肾炎的一线药物,从 1.0～2g/d 开始,分 2 次服用;维持期可以 0.5～1.0g/d,分 2 次服用;针对 GFR＜25ml/min 的患者,剂量不能超过 1.5g/d。

4. 不良反应　主要为呕吐、腹泻等胃肠道不适,可引起感染的概率增加,偶可见高血钾、血尿酸增高和肌肉疼痛。因与制酸剂同时服用时吸收率降低,故上述 2 种药物同时服用的间隔应该至少 2 小时。

**（二）咪唑立宾（MZR）**

1. 制剂类型　片剂:150mg/ 片。

2. 药理作用　MZR 是 1971 年日本学者从土壤霉菌（*Eupenicillium brefeldianum*）的培养液中分离而得的一种咪唑类核苷——嘌呤核苷合成抑制剂,具有抑制 T、B 细胞分裂增殖的作用,与糖皮质激素受体结合增加转录活性,还具有抑制病毒复制的作用。因此,在合并病毒性肝炎的患者中应用有一定程度的抑制肝炎病毒复制的作用。

3. 用法用量　日本学者将该药应用于难治性类风湿关节炎和 IgA 肾病,积累了一定的应用经验,口服 150mg/d 或者 300mg/ 次,隔日 1 次。

4. 不良反应　消化道症状、高尿酸血症。

# 四、亲免素调节剂

亲免素调节剂包括钙调磷酸酶抑制剂环孢素（CsA）、他克莫司（FK506）和不与钙调磷酸酶结合的大环内酯类免疫调节剂西罗莫司（又称为雷帕霉素）。

**（一）环孢素（CsA）**

1. 制剂类型　口服溶液剂:10%,50ml/ 瓶;胶囊剂:10mg/ 粒、25mg/ 粒、50mg/ 粒;注射剂:250mg/5ml。

2. 药理作用　作为中性环状多肽,对细胞免疫和胸腺依赖性抗原的体液免疫有很强的抑制作用,能选择性地抑制 $CD4^+$ 细胞合成 IL-2 的基因转录,从而减少淋巴细胞增殖。

3. 用法用量　$2.5 \sim 5.0$ mg/（kg·d）,分 2 次服用,连续服用 $4 \sim 6$ 周后临床症状改善,最佳疗效多在用药 12 周后出现,然后逐步减量,按每 $4 \sim 8$ 周减 0.5mg/（kg·d）,确定个体患者的最小有效剂量。

4．不良反应　肾毒性（以小管间质毒性为主）、肝毒性、神经系统毒性、血压升高、继发肿瘤和感染。

**（二）微乳化环孢素（新山地明）**

1．制剂类型　口服溶液：5g/50ml；胶囊剂：25mg/粒，100mg/粒；注射剂：50mg/支。

2．药理作用　同环孢素，比环孢素制剂的吸收好、生物利用度高、血药浓度波动小、药动学稳定性较好。

3．用法用量　药物的全日量必须分2次给予，注射剂量为口服剂量的1/3左右，并且需要用生理盐水或者5%葡萄糖注射液以1∶20～1∶100的比例稀释后方可缓慢静脉滴注，一般每次需要滴注2～6小时。用量：成人为5mg/（kg·d）；儿童为6mg/（kg·d）；肾功能不全患者的初始剂量不超过2.5mg/（kg·d），维持剂量不超过4mg/（kg·d）。

4．不良反应　同环孢素。

**（三）他克莫司（FK506，TAC）**

1．制剂类型　胶囊剂：0.5mg/粒，1mg/粒；注射剂：5mg/ml。

2．药理作用　与环孢素相同，但其免疫抑制作用比环孢素强，引起感染的概率相对较低。另外，该药具有明显的亲肝性，尤其适合肝移植患者使用。

3．用法用量　成人1～5mg/d，分2次服用；儿童通常服用成人的1.5～2.0倍剂量。该药在不同个体间的代谢差异大，需要监测血药浓度指导用药剂量。由细胞色素P-450代谢的药物均能影响他克莫司的血药浓度，因此尽量避免与相关药物同时服用。

4．不良反应　震颤、头痛、失眠和知觉异常、血糖升高、高尿酸血症、视觉异常（白内障、弱视）、高血钙、血压升高、低血磷和消化道症状及肾功能损害。

**（四）西罗莫司（雷帕霉素）**

1．制剂类型　片剂：1mg/片；口服液：50mg/50ml；软胶囊剂：0.5mg/粒。

2．药理作用　西罗莫司是一种不依赖与钙调磷酸酶结合,通过与 FK 结合蛋白结合,阻断 T 细胞活化的后期反应(增殖),抑制细胞从 $G_1$ 期进入 S 期,阻断白细胞介素 -2(IL-2)与其受体结合,阻止 T 细胞分化为具有免疫应答作用的致敏性 T 细胞。其药理作用强度为环孢素的 10 倍,肾毒性显著小于环孢素和他克莫司。

3. 用法用量　2mg/d,分 2 次服用。

## 五、谷氨酸衍生物

谷氨酸衍生物如沙利度胺(反应停)。

1. 制剂类型　片剂:25mg/ 片,50mg/ 片。

2. 药理作用　抑制血管生成和肿瘤坏死因子 α 的产生。

3. 用法用量　初始剂量为 50mg,每晚 1 次;一般常用剂量为 50~200mg。

4. 不良反应　致畸、周围神经病变、嗜睡、皮疹、肢体水肿和便秘。临床上应定期检测神经电生理,一旦发现周围神经病变,应立即停药。

## 六、砜类抗微生物制剂

砜类抗微生物制剂如氨苯砜。

1. 制剂类型　片剂:50mg/ 片。

2. 药理作用　抑制化学趋化剂诱导的信号转导,减少中性粒细胞聚集和降低中性粒细胞的趋化性,从而抑制中性粒细胞的功能。临床上可试用于标准疗法失败的案例:白细胞破碎性血管炎、系统性红斑狼疮伴典型的皮肤损害、白塞综合征的口与生殖器溃疡及难治性类风湿关节炎。

3. 用法用量　初始剂量为 50mg/d,分 2 次服用,迅速增加至 100mg/d;但是对于从 1/2 剂量开始治疗,逐渐加量的给药方式,患者的耐受性更佳。

4. 不良反应　高铁血红蛋白血症和溶血,因此用药前需要检测葡萄糖 -6- 磷酸脱氢酶缺乏的情况(尤其是东亚、非洲和地中海地区的人群);氨苯砜综合征(过敏反应:

发热、剥脱性皮炎、淋巴结病和肝损害）；周围神经病变、精神病和失眠。

# 七、中药类制剂

中药类制剂如雷公藤相关制剂、昆明山海棠片等。

1. 制剂类型　片剂：雷公藤多苷片：10mg/ 片；昆明山海棠片：250mg/ 片。

2. 药理作用　抑制炎症因子所致的毛细血管通透性增加，具有抗炎、抑制免疫的作用。

3. 用法用量　①雷公藤多苷片 1.0～1.5mg/（kg•d），分 3 次；②昆明山海棠片 0.25～0.75g，3 次 /d。上述 2 种药物均为饭后服用。

4. 不良反应　肾脏损害，长期服用可导致肾间质纤维化；胃肠道反应；生殖系统毒性（女性闭经、男性睾丸萎缩）；骨髓抑制；神经系统症状如嗜睡、乏力等。

# 第四节　免疫调节剂

根据免疫调节剂对机体免疫功能的作用不同，可以分为免疫增强剂、免疫抑制剂、双向免疫调节剂。免疫增强剂刺激机体免疫系统中某一环节的作用，从而增强免疫功能，如卡介苗；免疫抑制剂能够抑制机体免疫系统中某一环节的反应，从而抑制免疫功能，如泼尼松；而双向免疫调节剂则在促进低下的免疫功能恢复正常的同时又使异常过高的免疫状态得到抑制，维持机体的自我稳定，如胸腺肽。

## 一、具体作用机制

免疫抑制剂在前面的章节中已经介绍，本节内容讲述的是免疫调节剂中的免疫增强剂。其作用机制主要是调整机体的免疫状态，使低下的免疫系统功能趋于正常，但又使之不超过正常水平。其发挥作用主要是通过如下几个方面：①激活单核巨噬细胞和自然杀伤细胞（NK 细胞）；
②促进 T 细胞增殖分化，改变 T 细胞亚群的比例；③促进
淋巴细胞如白细胞介素 -2 的产生，并进而影响其他免疫活
性细胞的增殖、分化等功能；④促进 B 细胞的增殖、分化
和免疫球蛋白的产生；⑤诱导干扰素的产生；⑥保护因化
疗或放疗损伤的骨髓造血干细胞。

## 二、按照作用性质分类

通常分为 7 类（表 2-1）。

**表 2-1　免疫抑制剂的分类和举例**

| 类别 | 举例 |
| --- | --- |
| 生物性免疫调节剂 | 转移因子、胸腺肽、囊素等 |
| 天然来源免疫调节剂 | 人参、大枣、枸杞、蜂胶、松花粉等 |
| 细胞因子免疫调节剂 | 白细胞介素 -2、干扰素等 |
| 细菌性免疫调节剂 | 卡介苗、小棒杆菌等 |
| 化学性免疫调节剂 | 左旋咪唑等 |
| 营养性免疫调节剂 | 硒、维生素 A、锌等 |
| 其他免疫调节剂 | 干扰素诱生剂、免疫核糖核酸等 |

### （一）生物性免疫调节剂

1. 转移因子　转移因子（transfer factor, TF）是一种由
淋巴细胞产生的低分子核苷酸和多肽的复合物，无免疫原
性，有种属特异性。制剂有 2 类：特异性 TF，从某种疾病
康复者或者治愈的淋巴细胞中提取，能将供者的某一特
定的细胞免疫能力特异性地转移给受者；非特异性 TF，从
健康人的淋巴细胞中提取，可非特异性地增强机体的细胞
免疫功能，促进干扰素释放，刺激 T 细胞增殖，并使它产生
各种介导细胞免疫的介质如移动抑制因子等。

2. 胸腺肽　　胸腺肽是一种从小牛、羊或猪的胸腺中提取的可溶性多肽，具有促进 T 细胞分化、成熟及增强 T 细胞免疫功能的作用。可以促使骨髓造血干细胞发育为 T 细胞，增加各种淋巴因子如 IFN-α、IFN-β 的分泌，具有明显增强并调节 T 细胞免疫功能的作用；可以促进淋巴细胞转化，增强巨噬细胞的吞噬活性，调节免疫平衡等作用。可用于治疗细胞免疫功能缺陷或低下等疾病，如先天性或获得性 T 细胞缺陷症、艾滋病、某些自身免疫病、肿瘤及由于免疫缺陷而引起的病毒感染。

**（二）天然来源免疫调节剂**

1. 中药　　某些中药及其复方可以对抗环磷酰胺、放射线、化学药物等所致的免疫器官损伤，恢复脾脏和淋巴系统的功能；活化和增强免疫细胞的功能，包括 T、B 细胞和 NK 细胞等，促进淋巴细胞 DNA 的合成，提高淋巴细胞转化率、T 细胞百分率，激活单核巨噬细胞的功能，加强其吞噬、处理、提呈抗原的作用；促进白细胞介素、干扰素、肿瘤坏死因子等的分泌及活性，刺激补体、溶菌酶等物质产生。目前证实中药及其复方发挥免疫调节作用的物质基础主要为多糖、黄酮、皂苷和生物碱等，其中对多糖进行硫酸化或者硒化修饰，能提高中药多糖或糖苷的免疫调节作用。

具有免疫调节作用的中药主要为补益类中药和清热解毒类中药；复方主要为补气方、补血方、滋阴方、助阳方、扶正固表方、清热方及和解方等。

2. 蜂胶　　具有一定的保健作用。蜂胶含树脂类、多酚类和多糖类化合物，是一种具有广谱生物学活性的天然物质。蜂胶作为一种安全、绿色的天然来源免疫调节剂，可增进机体免疫功能和促进组织再生，还具有较强的抗各类细菌和某些病毒、真菌、滴虫的功能。蜂胶中发挥免疫调节功能的主要成分是咖啡酸苯乙酯和阿特匹林 C。

3. 松花粉　　具有一定的保健作用。松花粉药用始载于唐代《新修本草》，是人工采集的马尾松、油松等松属植物的雄蕊所生的干燥花粉，其性味甘平、无毒，是中国传统药食两用品，是一种天然来源免疫调节剂。松花粉能够影响淋巴细胞和巨噬细胞的活性、抗体的分泌、cAMP 和 cGMP 的含量、补体的生成及干扰素的诱生等，具有调节机体免疫水平、抗肿瘤等多种生物学功能。松花粉还可以促进肠道中益生菌的繁殖，进而提高肠道的黏膜免疫水平。

### （三）细胞因子免疫调节剂

细胞因子是一类存在于人和高等动物体中的由白细胞和其他细胞合成的异源性蛋白或糖蛋白，一般以小分子分泌物的形式释放，可结合在靶细胞的特异性受体上。细胞因子可使细胞间的各种信使分子连成一动态网络，借以发挥其激活和调节免疫系统的多种功能，以便对外来的病原体感染或抗原性异物迅速作出免疫应答和其他生理反应。

1. 白细胞介素 -2　白细胞介素 -2（IL-2）原称胸腺细胞刺激因子（TST）或 T 细胞生长因子（TCGF），是一种由活化 T 细胞产生的多效能淋巴因子，可引起 T 细胞增殖和维持 T 细胞在体外的持续生长，具有促进 T、B 细胞和 NK 细胞增生、分化，增强效应细胞的活性，诱导干扰素的产生，进行免疫调节，以及促使细胞毒性 T 细胞（Tc 细胞）的前身分化为成熟 Tc 细胞以发挥抗病毒作用和抗肿瘤作用等多种功能。

2. 干扰素　干扰素（IFN）是高等动物细胞在病毒等干扰素诱生剂的刺激下所产生的一种具有高活性、广谱抗病毒等功能的特异性糖蛋白。它的功能除能抑制病毒在细胞中的增殖外，还具有免疫调节作用，包括增强巨噬细胞的吞噬作用、增强 NK 细胞和 T 细胞的活力、对癌细胞的杀伤作用等，因此可用于病毒性疾病和癌症的治疗。目前知道的干扰素有 4 类，即 IFN-α、IFN-β、IFN-γ 和 IFN-ω。

### （四）细菌性免疫调节剂

卡介苗（BCG）是由牛分枝杆菌制成的预防肺结核病

的优良减毒活菌苗。近年来发现它还有许多非特异性的免疫调节功能，包括激活体内的巨噬细胞等多种免疫细胞、增强 T 细胞和 B 细胞的功能、刺激 NK 细胞的活性、促进造血细胞生成、引起某些肿瘤坏死、阻止肿瘤转移，以及消除机体对肿瘤抗原的耐受性等。

**（五）化学性免疫调节剂**

左旋咪唑的免疫调节作用机制为诱导机体产生各种淋巴因子，作用于 T 细胞，诱导前期 T 细胞分化成熟为功能性 T 细胞，并使功能失调的 T 细胞、巨噬细胞和中性粒细胞恢复正常功能，促进胸腺细胞进行有丝分裂，增强单核细胞的趋化和吞噬作用，激活巨噬细胞和粒细胞移动抑制因子，诱生内源性干扰素，从而提高免疫功能和抗病毒疗效。因其存在导致肝功能损伤、粒细胞减少及脑炎的发生等不良反应，因此不推荐长期使用。

**（六）营养性免疫调节剂**

1. 硒　研究显示硒的免疫调节作用机制包括刺激淋巴细胞增殖，活化细胞毒性 T 细胞和 NK 细胞的活性，刺激 NK 细胞表面的生长调节性细胞因子 IL-22 受体的表达，选择性地降低 T 细胞抑制因子，诱导干扰素受体的合成，增强吞噬细胞的细胞毒作用。硒可有效防治病毒性疾病，减轻化疗药物的不良反应。但是硒的安全使用范围狭窄，用量控制不当又较容易引起中毒，对动物和环境都能造成不良影响。

2. 维生素 A　维生素 A 可促进免疫器官的发育，诱导淋巴细胞的分化、增殖及受体的表达与活化。维生素 A 还能够增加 T 细胞和 NK 细胞的数量，增强吞噬细胞的吞噬能力及 B 细胞的抗体产生能力。维生素 A 缺乏损害先天性免疫和特异性免疫应答，尤其使黏膜的完整性及 Th2 介导的免疫应答受损，使机体易于感染。纠正维生素 A 缺乏可减少麻疹、腹泻和其他感染性疾病的发生率和死亡率。

# 第五节 传统改善病情抗风湿药

目前临床上常用的改善病情抗风湿药有柳氮磺吡啶（SSZ）、羟氯喹（HCQ）、甲氨蝶呤（MTX）、来氟米特（LEF）、艾拉莫德，金制剂和青霉胺已经很少使用；近几年出现的新药有小分子靶向改善病情抗风湿药（DMARD），如 JAK 激酶抑制剂（Janus 激酶抑制剂）托法替布（将在第七节进行详细讲述）。

## （一）柳氮磺吡啶（SSZ）

1. 制剂类型 片剂：0.5g/片。

2. 药理作用 药物到达结肠后，在细菌的作用下偶氮基团被破坏，磺胺吡啶和 5- 氨基水杨酸被释放，磺胺吡啶发挥抗风湿作用，可减少循环中的淋巴细胞活化，抑制 B 细胞活化，使得免疫球蛋白 IgM 和类风湿因子的滴度显著下降。同时可以降低 IL-1a，减少 IL-6 的产生。

3. 用法用量 1.5～3.0g/d，分 2 次餐中服用。

4. 不良反应 恶心、呕吐、食欲缺乏、皮疹、白细胞减少、巨幼细胞贫血和中枢神经系统症状如头痛、发热、头晕、眩晕、情绪改变（易怒和抑郁），以及氨基转移酶升高。

## （二）羟氯喹（HCQ）

1. 制剂类型 片剂：0.1g/片。

2. 药理作用 抑制细胞因子的产生，抑制淋巴细胞膜受体的形成，减少自身抗体，抑制活化的淋巴细胞增殖反应，抑制免疫复合物的形成；降低多种酶的活性，稳定溶酶体膜，抑制溶酶体酶的释放。

3. 用法用量 口服 0.1～0.2g，2 次/d；为减少视网膜毒性，维持剂量在 6.5mg/（kg·d）。

4. 不良反应 胃肠道反应，头晕、头痛，角膜沉积，视网膜病。

**（三）甲氨蝶呤（MTX）**

1. 制剂类型　片剂：2.5mg/ 片；注射剂：10mg/ 支。

2. 药理作用　抑制二氢叶酸还原酶、其他叶酸盐依赖性酶（如 AICAR 转甲酰酶），从而使嘌呤核苷酸和嘧啶核苷酸的 DNA 生物合成受阻，抑制炎症因子的产生，抑制中性粒细胞的趋化作用，减少炎症细胞在关节部位的聚集，从而发挥抗炎作用。

3. 用法用量　初始剂量为 5～10mg，1 次 /w，每 4～8 周加量 1 次，最大剂量可至 20mg/w；配合叶酸 5mg/w 可减轻甲氨蝶呤的不良反应。

4. 不良反应　黏膜炎、恶心、骨髓抑制（是剂量依赖性的）、间质性肺炎（过敏或异质性）和肝毒性。

**（四）来氟米特（LEF）**

1. 制剂类型　片剂：10mg/ 片。

2. 药理作用　是异噁唑衍生物，具有免疫调节作用，减少活化的 T 细胞数目，阻断核因子 κb（NF-κb）的激活，抑制中性粒细胞的趋化作用，减少炎症细胞在关节部位的聚集。

3. 用法用量　口服。开始治疗时给予负荷剂量 30～50mg，1 次 /d，连续 3 日；随后改为 20mg，1 次 /d；病情控制稳定后，以每日 10mg/ 次维持治疗。

4. 不良反应　肝毒性、消化道症状（腹泻）、高血压。

**（五）艾拉莫德（艾得辛）**

1. 制剂类型　片剂：25mg/ 片。

2. 药理作用　抑制核因子 κb（NF-κb）的激活，抑制炎症因子的生成，抑制环氧合酶 -2（COX-2）的活性，抑制 B 细胞免疫球蛋白的生成。

3. 用法用量　25mg，2 次 /d，饭后服用。

4. 不良反应　肝毒性、消化道症状（活动性溃疡患者禁用）、免疫缺陷（感染未控制、肾功能不全等患者慎用）。

## 第六节　生物制剂

近年来，多种生物制剂陆续在我国获批用于风湿免疫病的治疗。相对于传统药物，生物制剂具有起效快、有效率高、安全性良好的优势，为 RA 和 AS 治疗与管理带来革命性的影响，大大提升了疾病治疗的达标率。常用的生物制剂种类如下：

### 一、TNF-α 拮抗剂

1. 抗 TNF-α 单克隆抗体的人 - 鼠嵌合抗体（组成成分70% 来自人类），如英夫利西单抗。

2. 可溶性 TNF-α 受体抗体融合蛋白，如依那西普。

3. 人抗 TNF-α 单克隆抗体（组成成分 100% 来自人类），如阿达木单抗。

### 二、IL-1 受体拮抗剂

IL-1 受体拮抗剂有阿那白滞素、列洛西普、卡那单抗。

作用机制：通过竞争性地阻止 IL-1 和 IL-1R1 受体结合，阻断其生物活性。

### 三、IL-6 受体拮抗剂

重组 IL-6 受体单克隆抗体如托珠单抗（TCZ）。

作用机制：特异性地结合可溶性及膜结合的 IL-6 受体（sIL-6R 和 mIL-6R），并抑制 sIL-6R 和 mIL-6R 介导的信号转导。推荐应用于 RA 的治疗，在难治性血管白塞综合征（VBD）中也有较好的疗效。

### 四、针对 B 细胞的生物制剂

#### （一）人鼠嵌合抗 CD20 单克隆抗体——利妥昔单抗

作用机制：能特异性地与跨膜抗原 CD20 结合，通过补体依赖的细胞毒性（CDC）和抗体依赖细胞介导的细胞毒作用（ADCC）启动 B 细胞溶解的免疫反应，发挥清除 B 细胞的作用，同时减少免疫球蛋白的产生。

### （二）阿塞西普

阿塞西普是一种跨膜激活物、钙调节物、亲环蛋白配体相互作用物（TACI）的胞外段和人类 IgG1 的 Fc 片段组成的融合蛋白，作用于 B 细胞活化因子（BAF）和增殖诱导配体（APRIL），从而影响记忆 B 细胞、浆细胞及免疫球蛋白的产生。

### （三）贝利尤单抗

作用于 BAF，也称 BAF 的特异性人 IgG1 λ 单克隆抗体，目前已经广泛应用于系统性红斑狼疮的治疗，适用于在常规治疗的基础上仍旧具有高疾病活动性、自身抗体阳性的成年患者。

## 五、针对共刺激信号的生物制剂

阿巴西普是一种细胞毒性 T 细胞抗原 4（CTLA4）和 IgG1 的融合蛋白，其可结合 B7 分子而抑制 T 细胞激活。

## 六、其他生物制剂

如酪氨酸激酶抑制剂（Syk 抑制剂）、MOR103、IL-18 受体拮抗剂（tadekinig alfa）、IL-17A 抑制剂、T 细胞活化抑制剂等。

## 第七节　小分子靶向合成药物

近年来，小分子靶向合成药物陆续在我国获批用于风湿免疫病的治疗。相对于传统药物，具有起效快、有效率高、安全性良好的优势，为 RA 的治疗带来革命性的影响，大大提升了疾病治疗的达标率。常用的种类如下：

### （一）托法替布

托法替布是选择性 JAK1 与 JAK3 激酶抑制剂，也是最早在 RA 中开展临床研究的 JAK 激酶抑制剂。2012 年美国 FDA 批准用于治疗对甲氨蝶呤应答不足或不耐受的成年 RA 患者（单药或联合），目前在 2016 年欧洲抗风湿病联盟（EULAR）更新版 RA 管理推荐中，其地位上升为二线治疗，即在第 1 种传统合成 DMARD（cs-DMARD）治疗未能达标并伴有不良预后因素的情况下建议使用。

推荐剂量：口服，5mg，2 次 /d。

不良反应：包括上呼吸道感染、头痛、腹泻、鼻咽炎和高脂血症、粒细胞减少等，大部分不良反应可控；还有一些较为严重的不良事件如带状疱疹、巨细胞病毒感染等，这些往往见于高龄、同时服用糖皮质激素及合并糖尿病的患者。

### （二）巴瑞替尼

巴瑞替尼（baricitinib）作为选择性 JAK1 与 JAK2 激酶抑制剂，主要通过抑制 IL-6 和 IL-23 等多种促炎性细胞因子的细胞内信号转导发挥治疗作用。在 RA-BEGIN 研究中，4mg 单药治疗在临床疗效与功能学上优于甲氨蝶呤，这也使得巴瑞替尼成为又一单药治疗优于甲氨蝶呤的药物；而在 RA-BEAM 研究中，巴瑞替尼在改善 RA 患者的临床症状和体征方面均优于阿达木单抗，也是首个被证明临床疗效显著优于肿瘤坏死因子拮抗剂（TNFi）的药物；国内牵头完成的 RA-BALANCE 研究也显示巴瑞替尼在中国人群中有良好的临床疗效，以及在功能学、影像学等指标方面的有效性。

推荐剂量：口服，2mg，1 次 /d。

不良反应：与托法替布类似。由于其对于 JAK3 激酶的抑制性低，2mg 巴瑞替尼不增加包括淋巴细胞计数下降和带状疱疹等不良反应的风险，但 4mg 剂量则增加带状疱疹的风险，而且在使用巴瑞替尼的患者中发现剂量依赖性血脂、肌酸磷酸激酶及血小板升高，临床医师需要警惕4mg 剂量治疗时心血管事件的发生。

### （三）乌帕替尼

乌帕替尼（upadacitinib）是选择性 JAK1 激酶抑制剂。

目前临床研究包括 2 个已完成的 II 期研究（BALANCE-1、BALANCE-2）与正在进行的 SELECT 系列的 6 个 III 期研究。针对 MTX-IR 患者的 2 项乌帕替尼与阿达木单抗头对头研究（SELECT-COMPARE、SELECT-CHOICE）的初步结果显示，乌帕替尼在 ACR50、疼痛评分与功能状态等方面均优于阿达木单抗。

研究中的口服剂量为缓释型 15mg 与 30mg，1 次 /d。

不良反应：因其在上述各项研究中出现较高的不良反应，尤其是死亡病例（心血管事件和肺栓塞），导致目前尚未获批应用于临床。

**（四）其他 JAK 激酶抑制剂**

其他正在 RA 中进行临床观察的药物：① filgotinib（是选择性 JAK1 激酶抑制剂，完成的 II 期研究有 DARWIN 1 与 DARWIN 2）；② peficitinib（是选择性 JAK3 激酶抑制剂，已经完成 3 个 II 期研究）；③ decernotinib（是选择性 JAK3 激酶抑制剂，已完成 4 项 II 期研究）。

# 第八节　高尿酸血症与降尿酸药

## 一、高尿酸血症的危害

1. 是脑卒中的独立危险因素，增加缺血性脑卒中患者的死亡风险。

2. 增加冠心病患者的发病和死亡风险，同时是 PCI 术后患者冠状动脉再狭窄的加重因素。

3. 是慢性肾脏病的独立危险因素，增加急性肾损伤的发生风险。

4. 是高血压的独立危险因素。

5. 是糖尿病发生与发展的独立危险因素，加速糖尿病肾病患者蛋白尿的进展。

# 二、高尿酸血症形成的原因

## （一）排泄减少

单纯排泄减少型占患者群体的 60%～70%，同时伴有合成增多的占 10%。原因有：

1. 多基因遗传变异　如唐氏综合征、多囊肾。

2. 获得性因素

（1）肾功能下降（主要）：①肾小管的尿酸分泌受抑制，竞争性离子增加（如：糖尿病酮症酸中毒、乳酸酸中毒时乳酸水平升高）；②肾小管的尿酸重吸收增加（脱水、饥饿、胰岛素抵抗、代谢综合征）。

（2）药物：小剂量阿司匹林、噻嗪类利尿药、环孢素、乙胺丁醇、烟酸。

（3）铅中毒性肾病。

## （二）合成增多

占患者群体的 20%～30%。原因有：

1. 遗传性酶缺陷。

2. 获得性因素

（1）摄入高嘌呤饮食。

（2）肥胖。

（3）肿瘤放化疗。

（4）造血组织疾病：如肿瘤、淋巴细胞和骨髓增生性疾病。

（5）激烈运动导致 ATP 转化过多。

（6）酗酒导致 ATP 转化增多。

# 三、降尿酸药

血尿酸 80% 来源于体内合成，饮食来源的比例只占 20%，严格低嘌呤饮食 2 个月大约可以降低血尿酸水平 70～90μmol/L。降尿酸药的应用是临床上干预高尿酸血症，保护靶器官的必不可少的手段。

**（一）促进尿酸排泄的药物**

1. 丙磺舒　0.25g，2 次 /d，1 周后改为 3 次 /d，每 2～4 周复查血尿酸水平；最大剂量可加至 0.5g，3 次 /d；4 周后复查血尿酸，若无治疗效果，不再继续使用。

2. 磺吡酮　50mg，2 次 /d，每周递增 0.1g，直至 0.3～0.4g/d，最大剂量为 0.8g/d。

3. 苯溴马隆（立加利仙）　初始剂量为 25～50mg/d，1 次 /d；1～3 周后血尿酸未明显下降可增加剂量，最大剂量为 100mg/d；肾功能不全（GRF＞30ml/min）需要减量使用，肾结石患者禁用。

**（二）抑制尿酸生成的药物**

1. 别嘌醇　初始剂量为 0.1g/d，2 周后递增至 0.1g，3 次 /d；最大剂量不超过 0.6/d；肾功能不全患者需要根据 GFR 逐步减量。因为汉族人群中的 HLA-B5801 阳性率比较高（11.4%～19.6%），远远高于白种人（2%）和日本人（4.3%），因此要警惕别嘌醇的严重过敏反应，导致中毒性表皮坏死松解症（史 - 约综合征）的发生。

2. 非布司他　剂型为片剂：40mg/ 片，80mg/ 片。初始剂量从 20mg/d 开始，逐渐增加至 40mg/d，1 次 /d；最大剂量不超过 80mg/d；在肾功能不全患者中使用的安全性高于别嘌醇。

**（三）新型降尿酸药**

尿酸氧化酶可以催化嘌呤代谢途径中的尿酸氧化成水溶性更强的尿囊素和过氧化氢，更好地通过肾脏代谢，但人类体内缺乏有生物活性的尿酸氧化酶。生物合成的尿酸氧化酶有非重组黄曲霉菌尿酸氧化酶、重组黄曲霉菌尿酸氧化酶（拉布立酶）、聚乙二醇重组尿酸氧化酶（普瑞凯希）。

1. 非重组黄曲霉菌尿酸氧化酶　生产困难，常诱发严重的过敏反应，限制了其临床使用。

2. 拉布立酶　是一种重组黄曲霉菌尿酸氧化酶，其与别嘌醇相比起效快，同时可以减少已经沉积的尿酸。在应用中要避免与别嘌醇联合使用，因为后者抑制黄嘌呤氧化酶，会降低拉布立酶的疗效。

推荐剂量：1.5mg（固定低剂量）

注意事项：葡萄糖 -6- 磷酸脱氢酶缺乏是使用拉布立酶等尿酸氧化酶的禁忌证，因为可导致严重的溶血性贫血；而且拉布立酶降低尿酸迅速，有诱发痛风急性发作的风险，需酌情使用。

3. 普瑞凯希　是尿酸氧化酶与单甲氧基聚乙二醇共价形成的生物制剂，与拉布立酶相比其半衰期更长、生物利用度更高、疗效和安全性更好；但长时间使用可能会产生高滴度的普瑞凯希抗体，影响后期疗效。推荐应用于难治性痛风患者。

推荐剂量：静脉滴注，8mg，每 2～4 周 1 次，维持 6 个月。

注意事项：但要警惕输液反应（IR），可在用药前使用小剂量秋水仙碱预防痛风急性发作，抗组胺药和糖皮质激素可预防 IR 的发生。

# 第九节　妊娠期用药

多种风湿免疫病如系统性红斑狼疮（SLE）和强直性脊柱炎（AS）等均好发于处于生育期及有生育要求的女性和男性，而用药安全既要考虑到疾病本身，又要兼顾到妊娠前、妊娠期母婴安全的双重需要及哺乳期乳儿用药安全。常用的抗风湿药物主要包括非甾体抗炎药（NSAID）、糖皮质激素（GC）、传统改善病情抗风湿药（cs-DMARD）、生物制剂类改善病情抗风湿药（b-DMARD）、靶向合成的改善病情抗风湿药（ts-DMARD）及免疫抑制剂等。EULAR 提出妊娠期抗风湿免疫性药物应用的 4 个首要原则和 7 个适用性建议。

4 个首要原则：①每个育龄期患者，计划妊娠前均应制订家庭计划，在备孕前调整治疗方案；②风湿免疫病患者妊娠前、妊娠期及哺乳期的治疗应在预防和控制母体病情活动的同时,不对胎儿/婴儿造成伤害(零危害暴露);③在考虑抗风湿免疫性药物对胎儿/婴儿可能带来风险的同时,应综合权衡不治疗母亲疾病对患者和胎儿/婴儿所带来的风险;④妊娠期和哺乳期的用药必要时应由生殖科、风湿免疫科、产科、儿科医师等多学科共同制订,并与患者沟通协商。

7个适用性建议:①风湿免疫病在妊娠期复发和维持缓解时可以考虑安全使用的 cs-DMARD 包括羟氯喹(HCQ)/氯喹(CQ)、柳氮磺吡啶(SSZ)、硫唑嘌呤(AZA)、环孢素(CsA)、他克莫司(TAC)及秋水仙碱,推荐等级为 B 级;②如控制疾病活动所必需时,可以考虑使用糖皮质激素和非选择性 COX 抑制剂,NSAID 仅限于妊娠早、中期使用,推荐等级为 B 级;③如妊娠期出现严重、难以控制的母体疾病,应考虑使用甲泼尼龙冲击、静注人免疫球蛋白,甚至妊娠中、晚期可以考虑使用环磷酰胺(CTX),推荐等级为 D 级;④缺乏安全证据的 cs-DMARD、ts-DMARD、NSAID、来氟米特(LEF)及托法替布在妊娠期应避免使用,目前还没有足够的证据证明其安全性,推荐等级为 B~D 级;⑤在生物制剂中,TNF-α 拮抗剂在妊娠早期可以考虑使用,由于依那西普(ETA)和赛妥珠单抗的胎盘穿透率低,在妊娠期全程均可以使用,推荐等级为 B 级;⑥其他 b-DMARD 如利妥昔单抗、托珠单抗、阿巴西普、贝利尤单抗、优特克单抗等药物尚缺乏妊娠期使用的安全性研究资料,妊娠前应停止使用并更换为安全药物,只有当没有其他安全药物可替代时才可考虑,推荐等级为 D 级。

2016 年英国风湿病学会(BSR)和英国风湿病卫生专业人员协会(BHPR)更新了妊娠期和哺乳期风湿病处方用药指南,结合 EULAR 提出妊娠期抗风湿免疫性药物应用的建议及《中国系统性红斑狼疮患者围产期管理建议》,归纳总结如下。

1. 非甾体抗炎药（NSAID） NSAID 包括非选择性环氧合酶（COX）抑制剂（对乙酰氨基酚）和选择性 COX-2 抑制剂（如塞来昔布、依托考昔、罗非昔布）。

EULAR 专家组和中国系统性红斑狼疮研究协作组均认为对乙酰氨基酚不增加胎儿先天畸形率，用于缓解 SLE 患者妊娠期中的关节痛症状，在妊娠期使用是安全的。

EULAR 专家组认为选择性 COX-2 抑制剂的安全性证据不充分，建议妊娠期避免使用。哺乳期仅推荐使用塞来昔布；中国系统性红斑狼疮研究协作组则认为妊娠中期使用是安全的，妊娠早期和晚期不建议使用。

BSR/BHPR 关于非选择性环氧合酶（COX）抑制剂和选择性 COX-2 抑制剂能否在妊娠期和哺乳期应用均未提出指导性建议。

2. 糖皮质激素（GC）

指南推荐：泼尼松龙可用于妊娠的各个时期和哺乳期；甲泼尼龙的胎盘转运率与泼尼松龙类似，孕妇及哺乳期妇女及父亲均可以使用。糖皮质激素是治疗风湿免疫病最常用的药物，常用的糖皮质激素包括不含氟的泼尼松、甲泼尼龙和泼尼松龙等，国内常用前 2 种。这些糖皮质激素均可在胎盘代谢，进入胎儿的比例≤10%。

基于长期使用糖皮质激素可能增加母亲发生高血压、糖尿病、感染等风险，2015 年中国系统性红斑狼疮研究协作组发布的《中国系统性红斑狼疮患者围产期管理建议》建议泼尼松的用量≤15mg/d 时方能考虑妊娠，妊娠过程中疾病复发需使用中至大剂量糖皮质激素时也应尽快减量至 15mg/d 以下；妊娠期的泼尼松用量≤10mg/d 时对母体和胎儿的影响较小。母乳喂养时若系服用泼尼松的剂量超过 20mg/d 或相当剂量者应弃去服药后 4 小时内的乳汁，在服药 4 小时后再进行哺乳。

3. 羟氯喹（hydroxychloroquine，HCQ）

指南推荐：HCQ 仍然是女性计划妊娠时风湿免疫病治疗需要用抗疟药时的选择并应在整个妊娠期持续使用；可

用于哺乳期。HCQ 是 SLE 患者的背景治疗药,可减少抗 SSA 和 SSB 抗体引起的先天性胎儿心脏传导阻滞,抗磷脂抗体阳性的患者妊娠后服用 HCQ 可减少血栓形成,当有指征时应坚持使用。推荐剂量为口服,200mg,2 次/d。

4. 甲氨蝶呤(MTX)

指南推荐:妊娠期应避免使用任何剂量的 MTX 并在受孕前 3 个月停用,受孕前 3 个月内接受小剂量 MTX 治疗的女性应在妊娠前及整个妊娠期持续补充叶酸(5mg/d);小剂量 MTX 治疗期间意外妊娠者应立即停用,继续补充叶酸并由当地专家仔细评估胎儿的风险;由于理论上存在风险及妊娠结局的数据不充分,哺乳期不推荐使用。MTX 作为细胞毒性药物具有致畸性,一直禁用于妊娠前、妊娠期、哺乳期及父亲。《中国系统性红斑狼疮患者围产期管理建议》建议受孕前半年停用 MTX。MTX 的妊娠期风险与剂量有关,妊娠早期使用 MTX < 10mg/w 者未发现致畸损害,然而改变指南的推荐尚需要更多的临床证据。目前尚无哺乳期使用 MTX 的安全性数据,MTX 不影响男性的生育能力。

5. 柳氮磺吡啶(SSZ)

指南推荐:整个妊娠期可使用 SSZ 并补充叶酸(5mg/d);对于健康足月婴儿,母亲哺乳期可使用;男性服用 SSZ 可能会降低生育能力,受孕前 3 个月停用可能会提高受孕率,但极少的证据表明必须这么做,除非在排除了不孕不育的其他原因之后,受孕延迟超过 12 个月会干扰叶酸代谢导致叶酸缺乏。推荐哺乳期母亲的 SSZ 剂量不宜超过 2g/d。

6. 来氟米特(leflunomide,LEF)

指南推荐:基于有限的证据,LEF 可能不会导致人类畸形,但仍不推荐计划妊娠的女性使用;使用 LEF 并考虑妊娠的女性应停用并在考来烯胺(消胆胺)洗脱后换用其他妊娠期可以使用的替代药物;人类中尚无证据表明使用考来烯胺洗脱后 LEF 仍增加先天畸形风险,因此如果服药期间意外妊娠，应立即停药并采用考来烯胺洗脱，直至血浆中检测不到 LEF；尚无有关 LEF 排泌进入乳汁的数据，因此不推荐哺乳期使用；基于非常有限的证据，既往认为 LEF 在妊娠前、妊娠期和哺乳期都是禁忌的。《中国系统性红斑狼疮患者围产期管理建议》还进一步建议服用 LEF 者在洗脱清除 LEF 后再停药半年尚可考虑妊娠。

7. 硫唑嘌呤（azathioprine，AZA）

指南推荐：整个妊娠期可使用 AZA，但剂量需 ≤2mg/（kg·d）；哺乳期母亲和父亲可以使用。但《中国系统性红斑狼疮患者围产期管理建议》建议服用 AZA 的 SLE 母亲不宜哺乳。

8. 环孢素（cyclosporin，CSA）和他克莫司

指南推荐：整个妊娠期可使用最低有效剂量的 CSA 或他克莫司，不应阻止服用 CSA 或他克莫司的母亲进行哺乳；而《中国系统性红斑狼疮患者围产期管理建议》建议使用 CSA 或他克莫司的 SLE 母亲不宜哺乳。

9. 环磷酰胺（cyclophosphamide，CTX）

指南推荐：CTX 具有致畸性和性腺毒性，因此妊娠期只有孕妇出现疾病严重到危及生命或重要器官功能衰竭，而其他药物无效时才考虑使用；没有证据推荐哺乳期使用；女性在妊娠前应停药半年。

10. 吗替麦考酚酯（mycophenolate mofetil，MMF）

指南推荐：MMF 有致畸作用，故妊娠期应禁用 MMF；应在计划妊娠前至少 3 个月停用；尚无有关 MMF 排泌进入乳汁的数据，因此不建议哺乳期使用。

11. 生物制剂 国内已上市的治疗风湿免疫病的生物制剂包括肿瘤坏死因子 α 拮抗剂（tumor necrosis factor-α inhibitor，TNF-αi）、托珠单抗（tocilizumab，TCZ）、利妥昔单抗（rituximab，RTX）、阿那白滞素、阿巴西普及贝利尤单抗等。TNF-αi 包括英夫利西单抗（infliximab，IFX）、依那西普（etanercept，ETA）及其生物类似物（国内的商品名有益赛普、安佰诺、强克）、阿达木单抗（adalimumab，

ADA)、赛妥珠单抗(certolizumab pegol, CZP)和戈利木单抗(golimumab, GOL)。

(1) 肿瘤坏死因子α拮抗剂(TNF-αi)：TNF-αi 分为单抗和受体融合蛋白 2 种，结构中包含 IgG1 Fc 片段的 TNF-αi 在妊娠 16 周后方能被胎盘转运，因此妊娠 16 周前使用 TNF-αi 理论上是安全的。

指南推荐：ETA 和 ADA 可以继续使用至妊娠中期结束；IFX 可以继续用至妊娠 16 周，建议妊娠 16 周后避免使用，之后若因为治疗活动性疾病而继续使用 IFX，则在婴儿出生后 7 个月内应避免使用活疫苗；整个妊娠期间均可使用 CZP，该药与 TNF-αi 相比，胎盘转运率较低；GOL 尚缺乏证据，但妊娠早期使用不太可能产生有害效应。不应阻止使用 TNF-αi 的母亲哺乳，但建议十分谨慎，直到获得进一步的信息。

(2) 托珠单抗(TCZ)

指南推荐：TCZ 是 IL-6 受体拮抗剂，属于人源化 IgG1 单抗，其在妊娠期应用的安全性数据不足，因此建议在受孕前 3 个月停用。

(3) 利妥昔单抗(RTX)：RTX 是靶向 CD20 的 IgG1 单抗，自妊娠 16 周起可主动通过胎盘。

指南推荐：目前没有足够的证据表明 RTX 可用于妊娠期，应在受孕前 6 个月停用。然而，有限的证据并未发现 RTX 致畸，仅妊娠中期和晚期暴露与新生儿 B 细胞耗竭有关，因此在妊娠早期的初始阶段意外暴露不太可能导致有害效应；尚无推荐哺乳期使用的数据；RTX 药物说明书要求育龄妇女应在使用 RTX 的过程中避免受孕，停药至受孕的间隔期至少为 6 个月。

12. **托法替布** 托法替布属 ts-DMARD，EULAR 关于托法替布的研究仅纳入 2 项案例研究，且与 MTX 联用，结果显示流产率高，但未增加先天畸形率，建议妊娠前应停用 2 个月；哺乳期不主张使用。BSR/BHPR 的研究也认为托法替布在妊娠期使用的安全性数据不足，建议受孕前 3

个月停用；暂无哺乳期母亲和父亲使用的数据。

13. 秋水仙碱　在 EULAR 的研究中，暴露于秋水仙碱的 460 例次孕妇的流产率和先天畸形率与对照组比较差异均不显著，证据强度为 2b 级，因此妊娠期可以使用秋水仙碱（剂量≤1mg/d）；哺乳期可以使用。BSR/BHPR 则无此相关推荐。

14. 静注人免疫球蛋白　EULAR 和 BSR/BHPR 的研究均认为静注人免疫球蛋白不增加流产率和畸形率，且在 EULAR 的研究中，静注人免疫球蛋白的致先天畸形率为 0，因此妊娠期和哺乳期可以使用。

（刘　骏　桂　明）

# 参考文献

[1] CAMINATI A, LONATI C, CASSANDRO R, et al. Comorbidities in idiopathic pulmonary fibrosis: an underestimated issue. The European respiratory review, 2019, 28 (153): 190044.

[2] 赵承杰, 徐佳. 乙酰半胱氨酸、吡非尼酮联合激素对特发性肺纤维化患者的临床研究. 中国临床药理学杂志, 2019, 35 (18): 2002-2005.

[3] ROBERTO C, BOBBIO P F, MATTEO F, et al. Treatment of rheumatoid arthritis with anti-TNF-alpha agents: a reappraisal. Autoimmunity reviews, 2009, 8 (3): 274-280.

[4] FLINT J, PANCHAL S, HURRELL A, et al. BSR and BHPR guideline on prescribing drugs in pregnancy and breastfeeding-part I: standard and biologic disease modifying anti-rheumatic drugs and corticosteroids. Rheumatology (Oxford), 2016, 55 (9): 1693-1697.

[5] DALAL D S, DURAN J, BRAR T, et al. Efficacy and safety of biological agents in the older rheumatoid arthritis patients compared to young: a systematic review and

meta-analysis. Seminars in arthritis and rheumatism，2019，48（5）：799-807.

[6] ISHCHENKO A，LORIES R J. Safety and efficacy of biological disease-modifying antirheumatic drugs in older rheumatoid arthritis patients：staying the distance. Drugs & aging，2016，33（6）：387-398.

[7] DOOLEY M A，HOUSSIAU F，ARANOW C，et al. Effect of belimumab treatment on renal outcomes：results from the phase 3 belimumab clinical trials in patients with SLE. Lupus，2013，22（1）：63-72.

[8] FURIE R，NICHOLLS K，CHENG T-T，et al. Efficacy and safety of abatacept in lupus nephritis：a twelve-month，randomized，double-blind study. Arthritis & rheumatology，2014，66（2）：379-389.

[9] 徐丽玲，苏茵. 2015 年美国风湿病学会类风湿关节炎的治疗指南. 中华风湿病学杂志，2016，20（1）：69-70.

[10] HAZLEWOOD G S，BARNABE C，TOMLINSON G，et al. Methotrexate monotherapy and methotrexate combination therapy with traditional and biologic disease modifying antirheumatic drugs for rheumatoid arthritis：abridged Cochrane systematic review and network meta-analysis. BMJ，2016，21.

[11] LEE E B，FLEISCHMANN R，HALL S，et al. Tofacitinib versus methotrexate in rheumatoid arthritis. The New England journal of medicine，2014，370（25）：2377-2386.

[12] KUNWAR S，COLLINS C E，CONSTANTINESCU F. Baricitinib，a Janus kinase inhibitor，in the treatment of rheumatoid arthritis：a systematic literature review and meta-analysis of randomized controlled trials. Clinical rheumatology，2018，37（10）：2611-2620.

[13] VIKTI K K，ENGELAND A，FURU K. Outcomes after

anti-rheumatic drug use before and during pregnancy: a cohort study among 150 000 pregnant women and expectant fathers. Scandinavian journal of rheumatology, 2012, 41(3): 196-201.

[14] 中国系统性红斑狼疮研究协作组专家组, 国家风湿病数据中心. 中国系统性红斑狼疮患者围产期管理建议. 中华医学杂志, 2015, 95(14): 1056-1060.

[15] WEBER-SCHOENDORFER C, CHAMBERS C, WACKER E, et al. Pregnancy outcome after methotrexate treatment for rheumatic disease prior to or during early pregnancy: a prospective multicenter cohort study. Arthritis & rheumatology, 2014, 66(5): 1101-1110.

# 第三章
# 弥漫性结缔组织病

## 第一节　类风湿关节炎

**【概述】**

类风湿关节炎（rheumatoid arthritis，RA）是以对称性、进行性及侵蚀性的关节炎为主要临床表现的系统性自身免疫病。RA 是一种比较常见的疾病，分布在世界各个民族。我国初步的流行病学调查资料显示 RA 的发病率为 0.3% 左右。RA 可发生于任何年龄，随着年龄增长，其发病率也随之增高。女性的高发年龄为 45～55 岁。性别与 RA 的发病存在密切关系，女性的患病率为男性的 3 倍。

**【临床特征】**

RA 是一种异质性疾病，临床表现呈多样性。主要临床表现为关节的症状，但由于 RA 是一种系统性自身免疫病，所以关节外表现也常发生。

1. 关节表现　RA 所侵犯的关节多为有滑膜组织的可动关节，最常被侵犯的关节依次为腕关节、掌指关节及近端指间关节。脊柱关节中除颈椎有滑膜可以受累外，其余胸关节、腰关节及骶椎关节均极少受累。本病的发病形式可分为快速型和隐匿型。快速型患者起病急骤，于数日或数周内出现显著的关节症状；隐匿型患者起病则较慢。发病初期小关节和大关节均可受累，有时各种类型的关节可以同时受累，少数患者表现为中等大小关节受累。起

39

病时受累的关节数目可以是 1 个关节(单一关节)、少数关节(少关节)和多个关节。RA 的病程大致可分为 3 类,第一类为间歇型,即病情呈间歇性发作,2 次发作之间可有数月的缓解期;第二类为长期临床缓解型,2 次急性发作之间病情缓解可长达数年甚至数十年之久;第三类为进展型,自发病以后,临床表现没有明显的缓解征象,病情持续发展。

常见的关节表现如下:

(1)晨僵:即关节长期不运动后出现活动障碍、强直。

(2)关节肿胀:主要是对称性的,以手、近端指间关节和腕部受累最多。

(3)关节痛及压痛:常为对称性的,并且持续不缓解。

(4)关节畸形:是病情进展到中、晚期由于炎症影响肌肉和肌腱,使局部受力平衡遭到破坏而造成的。

(5)关节功能障碍:分为 4 级。Ⅰ级:能正常地进行各种日常工作、活动;Ⅱ级:能正常地进行各种日常活动及某种特定的工作,其他工作时受限;Ⅲ级:能正常地进行各种日常活动,工作时受限;Ⅳ级:不能正常地进行各种日常活动及各种工作。

2. 关节外表现

(1)眼部表现:合并干燥综合征时会出现角膜、结膜干燥,还可出现巩膜外层炎和巩膜炎。

(2)耳部表现:一些患者表现为听力下降,有些与应用水杨酸盐类药物造成的可逆性听力下降有关。

(3)呼吸系统表现:环杓关节经常受累,表现为咽喉疼痛、发声困难及吞咽疼痛,症状在早晨更重,偶有喉梗阻。大部分患者有肺间质病变,患者因肺部疾病导致的病死率为正常人的 2 倍。影像学检查可有肺间质纤维化(临床表现为细小的干啰音,X 线下可见肺内有弥散性结节,呈网状结构甚至呈蜂窝状结构,严重者可影响小气道和肺泡之间的气体交换,进而影响呼吸),肺实质中可有孤立或多发结节。

（4）循环系统表现：可有心包积液和其他心包异常。

（5）消化系统表现：可伴有胃肠道症状，如上腹部不适、食欲减退、恶心等。出现胃肠道症状的原因可能有：①RA患者常有血管炎，血管炎也可损伤胃肠道组织，少数患者可发生缺血性肠炎或胃肠道运动功能障碍；②因有合并症如干燥综合征，可影响消化系统的外分泌功能；③因服用药物而出现不良反应，其中最常见的是因服用非甾体抗炎药而引起的胃肠道不良反应，除上腹部不适外，严重者可并发消化性溃疡和上消化道出血。

（6）肾脏表现：与系统性红斑狼疮不同，RA很少出现肾小球疾病。如果出现蛋白尿通常是由于药物毒性所致，如金制剂和青霉胺（易引起膜性肾病）或继发于淀粉样变[多见于慢性RA特别是成人斯蒂尔病（Still病）]。

（7）神经系统表现：神经系统受累广泛存在于RA患者中，但由于表现各异，明确诊断比较困难。神经系统异常的基本病变有以下3条：①颈椎不稳定；②外周神经受累；③血管炎引起的多发性单神经炎。

（8）血液系统表现：活动性RA患者常有小细胞低色素性贫血和低血清铁蛋白，总铁结合力下降或正常。有些患者可出现脾大或白细胞减少，如两者同时出现，则称为费尔蒂综合征（Felty综合征）。

（9）血管炎：是RA的基本病理变化之一。最常见的为阻塞性终末动脉炎，累及大动脉时则表现为类似于结节性多动脉炎，只有严重的RA患者才会出现活动性血管炎。但也有学者认为类风湿血管炎与类风湿关节病变是相互独立的疾病，不一定只有严重关节损害者才会出现血管炎。

【治疗原则】

治疗原则包括患者教育、早期治疗、联合用药、个体化治疗方案及功能锻炼。谋求临床缓解或低疾病活动度，预防和阻止关节损害与变形，综合考虑个体耐受性和合并症风险。

1. 患者教育　使患者正确认识疾病，树立信心和耐心，能够与医师配合治疗。

2. 一般治疗　关节肿痛明显者应强调休息及关节制动，而在关节肿痛缓解后应注意早期开始关节的功能锻炼。此外，理疗、外用药等辅助治疗可帮助缓解关节症状。

3. 药物治疗　方案应个体化，药物治疗主要包括非甾体抗炎药、DMARD、糖皮质激素、生物制剂及植物药等。

（1）非甾体抗炎药：有抗炎、镇痛、解热作用，是类风湿关节炎的治疗中最常用的药物，适用于活动期等各个时期的患者。常用药物包括双氯芬酸、萘丁美酮、美洛昔康、塞来昔布等。

（2）DMARD：又称为二线药物或慢作用抗风湿药。常用的有甲氨蝶呤，口服或静脉注射；柳氮磺吡啶，从小剂量开始，逐渐递增；以及羟氯喹、来氟米特、环孢素、金诺芬、白芍总苷等。

（3）云克：即锝[$^{99}$Tc]亚甲基二膦酸盐注射液，是一种非激发状态的同位素，治疗 RA 时缓解症状起效快且不良反应较小。静脉用药，10 日为 1 个疗程。

（4）糖皮质激素：糖皮质激素不作为治疗 RA 的首选药物。但在下述 4 种情况下可选用糖皮质激素，①伴随类风湿血管炎，包括多发性单神经炎、类风湿肺及浆膜炎、虹膜炎等；②在重症 RA 患者的过度治疗中，可用小剂量糖皮质激素快速缓解病情，一旦病情得到控制，应首先减少或缓慢停用糖皮质激素；③经正规 DMARD 治疗无效的患者可加用小剂量糖皮质激素；④局部应用如关节腔内注射可有效缓解关节的炎症。总体原则为短期小剂量（10mg/d以下）应用。

（5）生物制剂：目前在 RA 的治疗上，已经有多种生物制剂被批准上市，并且取得一定的疗效，尤其在难治性 RA 的治疗中发挥重要作用。几种生物制剂在 RA 中的应用包括：①英夫利西单抗（infliximab）也称 TNF-α 嵌合性单克隆抗体，临床试验已证明对甲氨蝶呤等治疗无效的

RA 患者用英夫利西单抗可取得满意的疗效。近年来强调早期应用的效果更好。用法为静脉滴注，3mg/kg，分别于第 0、2 和 6 周注射 1 次，以后每 8 周静脉注射 1 次，通常使用 3～6 次为 1 个疗程。需与甲氨蝶呤联合应用，抑制抗抗体的产生。②依那西普（etanercept）或人重组 TNF 受体 p75 和 IgG Fc 片段的融合蛋白治疗 RA 和强直性脊柱炎的疗效肯定、耐受性好。③阿达木单抗（adalimumab）是针对 TNF-α 的全人源化单克隆抗体，推荐的治疗剂量为皮下注射，40mg，每 2 周 1 次。④托珠单抗（tocilizumab）是 IL-6 受体拮抗剂，主要用于中至重度 RA，对 TNF-α 拮抗剂反应欠佳的患者可能有效。推荐的用法为静脉滴注，4～10mg/kg，每 4 周给药 1 次。⑤抗 CD20 单抗利妥昔单抗（rituximab）治疗 RA 取得较满意的疗效。利妥昔单抗也可与环磷酰胺或甲氨蝶呤联合用药。

（6）植物药：目前，已有多种用于 RA 的植物药，如雷公藤、白芍总苷、青藤碱等。部分药物对治疗 RA 具有一定的疗效，但作用机制需进一步研究。

4. 血液净化　RA 患者的血液中常有高滴度的自身抗体、大量循环免疫复合物、高免疫球蛋白等，因此除药物治疗外，可选用免疫净化疗法，可快速去除血浆中的免疫复合物和过高的免疫球蛋白、自身抗体等。如免疫活性淋巴细胞过多，还可采用单个核细胞清除疗法，从而改善 T、B 细胞及巨噬细胞和自然杀伤细胞的功能，降低血液黏滞度，以达到改善症状和提高药物疗效的目的。目前常用的免疫净化疗法包括血浆置换、免疫吸附和淋巴细胞 / 单核细胞去除术。被置换的病理性成分可以是淋巴细胞、粒细胞、免疫球蛋白或血浆等。应用此方法时需结合药物治疗。

5. 功能锻炼　必须强调，功能锻炼是 RA 患者的关节功能得以恢复及维持的重要方法。一般来讲，在关节肿痛明显的急性期应适当限制关节活动。但是一旦肿痛改善，应在不增加患者痛苦的前提下进行功能活动。对无明显的关节肿痛，但伴有可逆性关节活动受限者，应鼓励其进行正规的功能锻炼。在有条件的医院,应在风湿免疫病专科及康复专科医师的指导下进行。

6. 外科治疗　经内科治疗不能控制及严重关节功能障碍的 RA 患者,外科手术是有效的治疗手段。外科治疗的范围包括腕管综合征的松解术、肌腱撕裂后修补术、滑膜切除及关节置换术等。

## 【推荐处方】

**处方1**　非甾体抗炎药:

布洛芬 0.4～0.8g,口服,3 次/d。

美洛昔康 7.5～15mg,口服,1 次/d。

塞来昔布 0.1～0.2g,口服,2 次/d。

**处方2**　DMARD:

甲氨蝶呤 7.5～15mg,口服,1 次/w。

来氟米特 10～20mg,口服,1 次/d。

柳氮磺吡啶 250～700mg,口服,2 次/d。

硫唑嘌呤 50～100mg,口服,1 次/d。

环孢素 2～5mg/(kg•d),口服,分 2 次。

羟氯喹 0.1～0.2g,口服,2 次/d。

**处方3**　泼尼松 5～15mg,口服,1 次/d,逐步减量。

**处方4**　雷公藤多苷 20mg,口服,3 次/d。

白芍总苷 600mg,口服,2～3 次/d。

青藤碱 60mg,口服,3 次/d。

**处方5**　TNF-α 拮抗剂(如益赛普等)25mg,皮下注射,2 次/w,疼痛缓解后逐步减量。

**处方6**　抗 CD20 单抗(如利妥昔单抗)0.5～1.0g,静脉滴注,第 0、2 和 4 周各 1 次为第 1 个疗程,6～12 个月后接受第 2 个疗程。

**处方7**　艾拉莫德(艾得辛)25mg,口服,2 次/d。

**处方8**　托法替布(尚杰)5mg,口服,2 次/d。

**处方9**　托珠单抗(如雅美罗)8mg/kg,静脉滴注,每 4 周 1 次。

## 【注意事项】

1. 中、小剂量的非甾体抗炎药的作用主要是缓解疼痛,大剂量的作用是抗炎,用于改善临床症状,不能改变患者病情。

2. 糖皮质激素尽量短期小剂量使用,使用时注意补充钙剂、维生素 D,防治骨质疏松。

3. RA 在晚期、重症或长期卧床患者,因合并感染,消化道出血,心、肺或肾病变等可危及患者生命。

4. 大多数 RA 患者的病情可得到很好的控制,甚至完全缓解。提示 RA 的严重程度及预后较差的因素包括关节持续性肿胀、高滴度抗体、HLA-DR4/DR1 阳性、伴发贫血、类风湿结节、血管炎、神经病变或其他关节外表现者。

# 第二节　系统性红斑狼疮

## 【概述】

系统性红斑狼疮(systemic lupus erythematosus, SLE)是一种弥漫性结缔组织病,是系统性自身免疫病的原型疾病,其主要临床特征是血清中出现以抗核抗体为代表的多种自身抗体和多系统受累。其病因不明,可能和遗传、性激素、环境、感染、药物、机体免疫异常等多种因素有关。

以育龄妇女多见,发病高峰在 15～40 岁,但婴幼儿、老年人也可发病,男、女比例约为 1∶5～1∶10,我国的患病率约为 70/10 万人,各地报道有差异,这和各地区的种族、社会经济状况、性别构成比及年龄构成比的差异有关。

## 【临床特征】

1. 全身表现　SLE 患者常出现发热,可能是 SLE 活动的表现,但应除外感染因素。疲乏是 SLE 常见但容易被忽视的症状,常是狼疮活动的先兆。

2. 皮肤与黏膜　皮肤改变较为常见,本病以此而命名。典型的皮损为面颊部蝶形红斑,为分布于颊、高出皮面、痒、痛性红斑。其他皮损有盘状红斑,这种皮损开始于斑疹或丘疹,其上黏附厚鳞屑,瘢痕形成,呈现中心萎缩伴色素改变。光过敏多出现于身体持续暴露部位,出现红色斑丘疹伴灼热、痒、痛。表现为鳞屑性斑丘疹及环形和/或多环形红斑的亚急性皮肤红斑狼疮,为非固定性、非瘢痕性、缓解与加重交替的相对特征性皮损。脱发在 SLE 较多见,呈弥漫性或呈局限斑片状,头发稀疏,头皮前半边缘头发尖直。黏膜溃疡在 SLE 也较常见,典型的口腔黏膜病变为颊黏膜、牙龈、上腭等部位小斑点,逐渐发展为浅表的、疼痛性溃疡,直径多在 1~2cm,基底呈脏灰色,周边围以红晕。其他可见到的皮损还有雷诺现象、皮肤血管炎、红斑狼疮非特异性大疱样病变、荨麻疹、网状青斑、甲周红斑、冻疮样红斑狼疮、脂膜炎、紫癜等。重叠系统性硬化病的患者可有肢端硬化、毛细血管扩张。

3. 关节和肌肉　多发性关节痛或关节炎是 SLE 最常见(90%)的表现,受累关节几乎可累及所有关节,典型的关节病变为对称性双手小关节、腕关节和膝关节的炎症,有时与 RA 的表现相似,但 SLE 的受累关节周围软组织轻度肿胀,很少有典型的关节炎体征,且关节侵蚀性破坏和严重畸形少见。在 SLE 较常见的是关节痛,多呈短暂阵发性、游走性等特点,即在 24~48 小时内关节痛在上述关节间游走,持续性、慢性关节痛较为少见。滑液分析示清亮或黄色、黏性正常、细胞计数为 $(2\sim15)\times10^9/L$(以单核细胞为主)、ANA 可阳性、糖及蛋白质水平正常、补体水平正常或下降。

4. 肾脏损害　肾脏受累是 SLE 常见的临床表现,是影响 SLE 的远期预后的主要因素。少数患者以肾脏受累为 SLE 的首发表现,狼疮性肾炎可以表现为不同程度的蛋白尿、血尿、管型尿、水肿、高血压等肾炎综合征,部分表现为大量蛋白尿的肾病综合征，晚期可出现肾衰竭。

5. **神经系统损害** 又称中枢神经系统狼疮。轻者仅有偏头痛、记忆力减退或轻度认知障碍；重者可表现为脑血管意外、昏迷、癫痫持续状态等。SLE 的神经精神系统受累率为 20%～70%，分为神经系统表现（中枢神经和周围神经）和精神表现。临床表现谱广泛，表现为癫痫、脑血管意外、脊髓病变、头痛、运动失调、脑神经病变、外周神经炎、自主神经功能紊乱、精神病、认知障碍、情感障碍和急性精神错乱状态，大多数患者同时表现多种神经、精神表现。

6. **血液系统表现** SLE 的血液系统受累表现为贫血和白细胞、血小板减少等。贫血是 SLE 最常见的血液学变化，多为正色素、正细胞性贫血，多与疾病活动有关。原因有非免疫性贫血和免疫性贫血 2 类，前者包括多见的慢性疾病和肾病所致的贫血、缺铁性贫血等；后者多为 Coombs 阳性溶血性贫血，伴有网织红细胞增多。白细胞减少亦为 SLE 常见的血液系统异常表现。SLE 患者出现血小板减少主要与抗血小板抗体和抗磷脂抗体有关，同时需排除感染、药物因素。

7. **肺部表现** 胸膜炎是 SLE 最常见的肺部临床表现，表现为咳嗽、胸痛和呼吸困难。约 1/3 的患者有胸腔积液，常为少量至中量（400～1 000ml），极少出现大量胸腔积液，可为单侧或双侧，常为渗出性。浸润性肺部病变包括急性狼疮性肺炎和慢性肺间质病变，临床上少见。急性狼疮性肺炎表现为呼吸急促、呼吸困难、发绀、咳嗽伴少量痰、胸痛、发热，体检可闻及肺底啰音，X 线片示弥漫性肺泡浸润，患者的血气分析均显示低氧血症，病理检查示肺间质淋巴细胞浸润、细支气管炎、肺泡透明变性、小动脉血栓形成，血管炎少见，病理学表现无特异性；弥漫性间质性肺病在 SLE 中少见，为隐匿慢性发病型。其他少见的肺部表现包括肺动脉高压、肺栓塞、肺泡出血、气胸、"肺萎缩"现象。

8. 心血管系统表现　心脏受累包括心包炎、心肌炎、心内膜炎、冠状动脉病变。心包炎为 SLE 心脏受累的常见形式(较胸膜炎的发生率低),并可为 SLE 的首诊症状,症状常较轻,表现为胸骨后或心前区疼痛,呼吸、咳嗽、吞咽、屈体均可加重疼痛。听诊可闻及心包摩擦音,但也可出现严重的压塞性心包炎,需及时进行心脏开窗引流。心包积液多为草绿色或浆血色、渗出性、白细胞较高(以多形核粒细胞为主)。心脏超声或心肌病理检查发现 40%~50% 的 SLE 患者心肌受累,但出现明显的临床症状者较少。典型的 SLE 心内膜受累是 Libman-Sacks 非细菌性疣状心内膜炎,多见于二尖瓣和主动脉瓣,它的发生可能和抗磷脂抗体有关。近年来发现 SLE 患者过早发生冠状动脉病变,尤其是 30~40 岁的女性,发生冠状动脉病变的概率为正常对照组的 50 倍,可能和疾病本身的免疫复合物沉积、糖皮质激素应用诱导的代谢异常(高胆固醇血症、高血压、肥胖)、早期卵巢功能衰竭有关。心血管受累的另一临床表现为高血压。

血管炎是 SLE 的基本病变,可累及大、中、小血管,以小血管受累多见,临床表现多样,如单神经炎、多神经炎、肠梗阻和脑血管意外等。抗磷脂抗体阳性患者可出现抗磷脂综合征,包括动、静脉血栓。

9. 消化系统表现　SLE 常见胃肠道症状,包括吞咽困难、腹痛、腹泻、厌食、恶心、呕吐、胃肠道出血,可由食管溃疡病、弥漫性腹膜炎、肠系膜血管炎、胰腺炎、免疫性肝炎、炎性肠病等原因导致弥漫性腹膜炎,主要表现为腹痛、全腹压痛,少数患者甚至可出现腹水征,大多数出现腹膜炎的患者同时出现 SLE 其他器官系统受累的活动性表现,症状随着治疗而好转。肠系膜血管炎常表现为隐匿性或剧烈的下腹痛,症状可在数周或数月内交替出现、消失,偶有肠系膜血管炎导致肠梗死、肠穿孔的报道,动脉造影可发现血管炎的存在。

10. 其他　SLE 的眼部受累包括结膜炎、葡萄膜炎、眼底改变、视神经病变等。眼底改变包括出血、视神经乳头水肿、视网膜渗出等，视神经病变可以导致突然失明。SLE 常伴有继发性干燥综合征，有外分泌腺受累，表现为口干、眼干，常有血清抗 SSA、抗 SSB 抗体阳性。

## 【治疗原则】

SLE 目前尚不能根治，但恰当的治疗可使大部分患者的病情缓解。强调早期诊断和早期治疗，可以避免或延缓不可逆性的组织脏器病理损害。应根据病情的轻重程度给予个体化治疗，病情活动且病重者应予积极的抗感染和免疫抑制治疗，病情缓解后予长期维持治疗。

1. 一般治疗　适用于所有 SLE 患者，包括心理及精神支持、避免日晒或紫外线照射、预防和治疗感染或其他合并症及依据病情选用适当的锻炼方式。

2. 药物治疗

（1）非甾体抗炎药（NSAID）：适用于有低热、关节症状、皮疹、心包炎及胸膜炎的患者，有血液系统病变者慎用。

（2）抗疟药氯喹或羟氯喹：对皮疹、低热、关节炎、轻度胸膜炎和心包炎、轻度贫血和血白细胞计数减少及合并干燥综合征者有效，有眼炎者慎用。长期应用对减少糖皮质激素剂量，维持病情缓解有帮助。主要不良反应为心脏传导障碍和视网膜色素沉着，应定期行心电图和眼科检查。

（3）糖皮质激素：其使用应据病情选用不同的剂量和剂型。糖皮质激素的不良反应有库欣综合征、糖尿病、高血压、抵抗力低下并发的各种感染、应激性溃疡、无菌性骨坏死、骨质疏松及儿童生长发育迟缓或停滞等。

（4）免疫抑制剂：①环磷酰胺（CTX）对肾炎、肺出血、中枢神经系统血管炎和自身免疫性溶血性贫血有效，不良反应有消化道不适、骨髓抑制、肝脏损害、出血性膀胱炎、脱发、闭经和生育能力降低等；②口服硫唑嘌呤对自身免疫性肝炎、肾炎、皮肤病变和关节炎有帮助，不良反应有消化道不适、骨髓抑制、肝脏损害及过敏反应等；③静脉滴注或口服甲氨蝶呤（MTX）对关节炎、浆膜炎和发热有效，肾损害者需减量，偶有增强光过敏的不良反应；④环孢素（CsA）口服，目前主要用于对其他药物治疗无效的 SLE 患者；⑤长春新碱静脉滴注，对血小板减少有效。

3. 其他治疗　大剂量免疫球蛋白冲击和血浆置换适用于重症患者、常规治疗不能控制或不能耐受或有禁忌证者。

4. 狼疮性肾炎的治疗　①糖皮质激素；②免疫抑制剂；③血浆置换与免疫吸附疗法；④大剂量免疫球蛋白冲击治疗适用于活动性狼疮性肾炎（LN）、免疫功能低下合并感染者；⑤其他如抗凝血药、全身淋巴结照射及中药；⑥肾功能不全者可行透析治疗。

## 【推荐处方】

（一）对于症状轻微，无内脏损害者

**处方 1**　美洛昔康 7.5～15mg，口服，1 次 /d（适用于关节炎患者）。

**处方 2**　泼尼松≤10mg，口服，1 次 /d。

**处方 3**　羟氯喹 0.1～0.2g，口服，1～2 次 /d（适用于有皮疹或光过敏者）。

**处方 4**　沙利度胺 50～100mg，口服，1 次 / 晚。

**处方 5**　甲氨蝶呤 10～15mg，口服，1 次 /w（必要时）。

**处方 6**　硫唑嘌呤 1～2mg/（kg·d），口服，2 次 /d（必要时）。

（二）对于中度活动性 SLE 患者

**处方 1**　泼尼松 0.5～1.0mg/kg，口服，1 次 /d。

**处方 2**　环磷酰胺 1～2mg/（kg·d），口服，2 次 /d。

**处方 3**　甲氨蝶呤 7.5～25mg，口服，1 次 /w。

**处方 4**　硫唑嘌呤 1.0～2.5mg/（kg·d），口服，2 次 /d。

（三）对于重度狼疮患者

**处方 1**　泼尼松 1mg/kg，口服，1 次 /d。病情稳定后 2

周或疗程 8 周后开始减量，每 1～2 周减少 10%，至 0.5mg/（kg•d）后按病情缓慢减量，最后以剂量 <10mg/d 维持治疗。

**处方 2**　0.9% 氯化钠注射液 500ml + 环磷酰胺 0.5～1.0g/m²，连续静脉滴注，每 4 周 1 次，疗程为 6～12 个月；巩固治疗阶段每 3 个月 1 次，疗程为 1～2 年。

**处方 3**　吗替麦考酚酯 1～2g/d，口服，2 次 /d。

**处方 4**　硫唑嘌呤 1.0～2.5mg/（kg•d），口服，2 次 /d。

**处方 5**　环孢素 3～5mg/（kg•d），口服，2 次 /d。

**（四）对于狼疮危象患者**

**处方 1**

（1）5% 葡萄糖注射液 250ml + 甲泼尼龙琥珀酸钠 500～1 000mg，连续静脉滴注，1 次 /d，连续 3 日。

（2）疗程间隔 5～30 日，间隔期和冲击后，继续泼尼松 0.5～1.0mg/kg，口服，1 次 /d。

**处方 2**　免疫球蛋白注射剂 0.2～0.4g/kg，连续静脉滴注，1 次 /d，疗程为 3～5 日，必要时 2～3 周后可重复使用。

**处方 3**　地塞米松注射液 10mg，鞘内注射，1 次 /w，疗程为 2～3 周（适用于中枢神经系统狼疮患者）。

**处方 4**　灭菌注射用水 2ml + 甲氨蝶呤针 10mg，鞘内注射，1 次 /w，疗程为 2～3 周（适用于中枢神经系统狼疮患者）。

**处方 5**　注射用长春新碱 1～2mg，连续静脉滴注，1 次 /w，疗程为 3～6 周（适用于重症血小板减少者）。

**（五）对于狼疮性肾炎（LN）患者**

**1. Ⅰ和Ⅱ型 LN**

**处方 1**　泼尼松 0.25～0.50mg/（kg•d），口服，1 次 /d。

**处方 2**　硫唑嘌呤 1～2mg/（kg•d），口服，2 次 /d。

**2. Ⅲ和Ⅳ型 LN**

**处方 1**

（1）5% 葡萄糖注射液 250ml + 甲泼尼龙琥珀酸钠 0.5～1.0g，静脉滴注，疗程为 3 日。此处方适于新月体性肾小球肾炎。

（2）泼尼松 1.0mg/(kg·d)，口服，几周后逐渐减量至最小有效维持剂量（<10mg/d）。

**处方 2** 0.9% 氯化钠注射液 500ml + 环磷酰胺 0.5～1.0g/m$^2$，静脉滴注，1 次 /m，疗程为 6 个月；或 500mg，静脉滴注，每 2 周 1 次，疗程为 12 个月；病情缓解后，每 3 个月 1 次，疗程为 1～2 年。

**处方 3**

（1）吗替麦考酚酯 1.5～2.0g/d，口服，分 2 次，诱导治疗 6 个月。

（2）维持治疗阶段吗替麦考酚酯减量为 1～2g/d，口服，分 2 次；或硫唑嘌呤 2mg/(kg·d)，1 日 1 次或分次口服。

（3）若病情未改善，可考虑联合多靶点治疗，钙调磷酸酶抑制剂（他克莫司）联合吗替麦考酚酯，诱导治疗 6 个月。

（4）如仍未缓解，可考虑联合应用生物制剂治疗。

3. V 型 LN

（1）对于合并Ⅲ或Ⅳ型的 V 型 LN，治疗推荐与单纯Ⅲ或Ⅳ型 LN 一致。

（2）单纯 V 型 LN

**处方 1** 泼尼松 0.5mg/(kg·d)，口服，晨起顿服。

**处方 2** 他克莫司 1～2mg，口服，分 2 次。根据血药浓度调整药物剂量。

4. Ⅵ型 LN 以对症治疗为主。

5. 其他 对于抗磷脂综合征相关性肾病患者，需给予羟氯喹、抗凝、抗血小板治疗。血栓微血管病患者首选血浆置换治疗。

## 【注意事项】

1. SLE 的糖皮质激素治疗疗程较漫长，其不良反应除感染外，还包括高血压、高血糖、高血脂、低钾血症、骨质疏松、缺血性骨坏死、白内障、体重增加、水钠潴留等。患者擅自停用糖皮质激素也有很大的危险性，可能引起疾病的急性发作。

2．环磷酰胺冲击治疗的不良反应包括白细胞减少、诱发感染、性腺抑制（尤其是女性卵巢功能衰竭）、胃肠道反应、脱发、肝功能损害、出血性膀胱炎及远期致癌作用。

3．羟氯喹目前是治疗 SLE 的基础用药，主要不良反应为眼底病变和心肌损害，用药期间应定期检查眼底；有心脏病患者，特别是心动过缓或传导阻滞者禁用。

4．甲泼尼龙冲击治疗必须与环磷酰胺冲击治疗配合使用，应密切注意有无感染发生，注意甲泼尼龙和环磷酰胺冲击治疗的常见不良反应。

5．环孢素用药期间需注意肝肾功能、高血压、高尿酸血症、高钾血症等，应监测血药浓度，调整剂量。其疗效不如环磷酰胺冲击治疗，停药后病情容易反跳。6 个月内无效或血清肌酐明显升高则停药。牙龈增生一般可在停药 6 个月后消失。慢性、进行性肾中毒多于治疗后约 12 个月发生。

6．SLE 患者应注意休息，避免紫外线、日光照射、预防感染，避免精神刺激，育龄妇女应适当避孕。

7．小剂量糖皮质激素与 MTX 或羟氯喹等药物联合使用时可以减少其用量，治疗轻、中度 SLE 患者不仅有良好的疗效，而且不良反应小，使患者获得更高的生活质量。但对于狼疮性肾炎、中枢神经系统狼疮及狼疮性血小板减少性紫癜的治疗则需根据具体情况应用较大剂量的糖皮质激素和免疫抑制剂，以使病情得到较快缓解。此外，亦要加强综合治疗，如控制血压、血糖及补钙等。患者要经常与医师联系，在医师的指导下服药治疗，一般每 1～3 个月复查 1 次。病情有变化时应及时调整治疗方案，以免贻误治疗的时机。

8．新的治疗药物有生物制剂如抗 CD20 单抗、抗 CD22 单抗、抗 BAF 抗体、抗干扰素 -α（IFN-α）抗体、抗 I 型干扰素受体抗体、IL-12/IL-23（p40）抗体，小分子靶向药物如 JAK 激酶抑制剂。

# 第三节 系统性硬化病

## 【概述】

系统性硬化病（systemic sclerosis，SSc）又名系统性硬化症或者硬皮病（scleroderma），目前病因不明，有遗传、环境暴露、病毒感染、药物、免疫等多种因素参与，发病机制复杂。表现为早期潜在的免疫失调和微血管病变，以炎症和血管损伤为主，晚期以系统性纤维化和血管供血不足为突出表现，是一种以局限性或弥漫性皮肤增厚变硬或纤维化萎缩为主要特征，并可累及心、肺和消化道等多器官的全身性结缔组织病。根据患者皮肤受累的情况将 SSc 分为5 种亚型，即①局限性皮肤型 SSc（limited cutaneous SSc）：皮肤增厚局限于肘关节和膝关节远端，可累及面部和颈部皮肤，包括硬斑病、带状硬皮病和点滴状硬皮病；②弥漫性皮肤型 SSc（diffuse cutaneous SSc）：除面部、颈部、肢体远端外，皮肤增厚范围还累及肢体近端和躯干；③无皮肤硬化的 SSc（SSc sine scleroderma）：无皮肤增厚表现，但具有雷诺现象、SSc 特征性的内脏受累表现和特征性的血管、血清学异常；④ CREST 综合征（CREST syndrome）：是局限性皮肤型 SSc 的一个亚型，表现为钙质沉着（calcinosis，C）、雷诺现象（Raynaud phenomenon，R）、食管运动障碍（esophageal dysmotility，E）、指端硬化（sclerodactyly，S）和毛细血管扩张（telangiectasia，T）；⑤重叠综合征（overlap syndrome）：弥漫性或局限性皮肤型 SSc 与其他诊断明确的结缔组织病同时出现，包括系统性红斑狼疮、多发性肌炎、皮肌炎或类风湿关节炎等 1～3 种疾病。

## 【临床特征】

1. 以女性多见，多数发病年龄为 35～50 岁。

2. 早期最多见的是雷诺现象及肢端和面部肿胀，手指皮肤逐渐增厚；可有不规则发热、体重下降、关节痛、肌痛、肌无力、胃肠道功能紊乱（食欲减退、胃烧灼感和吞咽困难）或呼吸系统症状等。

3. 皮肤硬化多从手开始，包括手指、手背，继而面部、颈部受累。面具样面容，即口周出现放射性沟纹、口唇变薄、鼻端变尖。通常根据皮肤受累范围和严重程度临床上可分为水肿期、硬化期和萎缩期。

4. 多系统受累。消化道的任何部位均可受累，其中食管受累最为常见，具体表现为张口受限、胸骨后灼热感、反酸、吞咽困难和吞咽痛。肺受累普遍存在，且肺间质纤维化和肺动脉血管病变常同时存在，呈进行性发展。有些患者在病程中出现肾危象，即突然发生严重高血压、急进性肾衰竭。可出现神经系统病变，如腕管综合征、周围神经病变等。

5. 特征性自身抗体阳性，如抗着丝点抗体、抗 Scl-70 抗体、抗 RNA 聚合酶Ⅲ抗体。

## 【治疗原则】

本病尚无根治办法，治疗方案需要考虑到 SSc 的分类、疾病病程和内脏受累情况。日常注意防止感染，戒烟戒酒，手足防寒保暖、严防冻伤，注意休息、避免过度劳累及精神刺激。早期治疗的目的在于阻止新的皮肤和脏器受累，而晚期治疗的目的在于改善已有的症状。治疗措施主要包括抗感染和免疫调节治疗、改善血管病变治疗及抗纤维化治疗。抗感染、免疫调节及抗纤维化的早期干预是治疗成功的关键，但应注意治疗方案的个体化。

## 【推荐处方】

### （一）适用于早期患者

针对皮肤病变的水肿期、关节痛、肌肉病变、浆膜炎及间质性肺病的炎症期等。抗感染和免疫调节及抗纤维化治疗的早期干预是治疗成功的关键。

**处方 1**　泼尼松 10～15mg，口服，1 次 /d。

**处方 2**　积雪苷 12～24mg，口服，3 次 /d。

**处方 3**　青霉胺 125mg，口服，1～2 次 /d；无不良反应者每 2～4 周剂量加倍，至 500～700mg/d，待症状改善后减量维持。

**处方 4**　吡非尼酮，第 1 周 200mg，口服，3 次 /d；第 2～5 周 400mg，口服，3 次 /d；第 6 周，600mg，口服，3 次 /d（抗纤维化）。

**处方 5**　环磷酰胺 0.5～1.0mg/(kg•d)，口服，分 2 次，每日或隔日 1 次（适用于间质性肺病的炎症期）。

**处方 6**　吗替麦考酚酯 0.5～1.5g，口服，2 次 /d（适用于间质性肺病）。

**（二）适用于重症患者伴脏器受累**

**处方**　泼尼松 30～40mg，口服，1 次 /d；2～4 周逐渐减量，至维持剂量 5～10mg，1 次 /d。

0.9% 氯化钠注射液 250～500ml + 环磷酰胺 0.5～1.0g/m²，静脉滴注，每 4 周 1 次。

病情稳定后的维持治疗方案：

吗替麦考酚酯 0.5～1.5g，口服，2 次 /d。

或硫唑嘌呤 1～2mg/(kg•d)，口服，2 次 /d。

或环孢素 3～5mg/(kg•d)，口服，2 次 /d。

或甲氨蝶呤 7.5～15mg，口服或静脉注射或皮下注射，1 次 /w。

**（三）适用于有雷诺现象和指端溃疡者（在上述方案的基础上加用）**

**处方**　硝苯地平 10～20mg，口服，3 次 /d。

阿司匹林肠溶片 50～100mg，口服，1 次 /d。

或卡托普利 6.25～12.5mg，口服，2～3 次 /d。

或贝那普利 5～10mg，口服，1 次 /d。

和 / 或 0.9% 氯化钠注射液 10ml + 前列地尔 10μg，静脉注射，1 次 /d，疗程为 10～14 日。

或贝前列素 40μg，口服，1～3 次 /d。

和 / 或伊洛前列素 0.5～3.0ng/(kg·min)，静脉注射，连续使用 3～5 日；或口服 50～150μg，2 次 /d。

**（四）适用于肺动脉高压者**

在上述方案之一的基础上加用，有低氧血症的患者应予以氧疗；有右心功能不全的患者应加用利尿药和强心药。

**处方 1**　硝苯地平 10～20mg，口服，3 次 /d（基础心率慢且急性血管扩张药试验结果阳性患者选用）。

**处方 2**　地尔硫䓬 30mg，口服，3 次 /d（基础心率快且急性血管扩张药试验结果阳性患者选用）。

**处方 3**　0.9% 氯化钠注射液 10ml ＋ 前列地尔 10μg，静脉注射，1 次 /d，疗程为 10～14 日（心功能不全患者慎用或禁用）。

**处方 4**　吸入性伊洛前列素 5～20μg，雾化吸入，6～9 次 /d。

**处方 5**　内皮素受体拮抗剂：如波生坦 62.5mg，口服，2 次 /d；4 周后增加剂量加至 125mg，2 次 /d。

**处方 6**　5- 磷酸二酯酶抑制剂：如西地那非 20mg，口服，3 次 /d。

**（五）适用于有反流性食管炎的患者**

在上述方案的基础上加用质子泵抑制剂和促胃肠动力药。

**处方 1**　泮托拉唑 40mg，口服，1 次 /d。

**处方 2**　兰索拉唑 30mg，口服，1 次 /d。

**处方 3**　多潘立酮 10mg，口服，3 次 /d。

**【注意事项】**

1. SSc 是慢性疾病，预后与确诊时间、内脏并发症等密切相关。要保持心情舒畅，树立战胜疾病的信心，积极配合治疗，必要时可用抗焦虑药、抗抑郁药和镇静安定药。

2. 虽然该病使用糖皮质激素可减轻早期或急性期皮肤水肿，但不能阻止皮肤纤维化。因此激素对本症的效果不明显，但对炎性肌病、间质性肺病的炎症期有一定的疗效；糖皮质激素可增加肾危象的风险，尤其是大剂量糖皮质激素，患者应密切监测血压和肾功能。

3. 肾危象患者应该首选血管紧张素转换酶抑制剂（ACEI），尽快将血压降至正常，即使肾功能不全需要透析的患者，仍应继续使用 ACEI。

4. 合并肺动脉高压的患者需谨慎使用钙通道阻滞剂治疗，急性血管扩张药试验结果阳性者方能用，基础心率较慢者选择二氢吡啶类药物如硝苯地平，反之则选择地尔硫草。应从小剂量开始，逐渐加量，争取数周内达到最大剂量，然后维持应用。

5. 青霉胺可有胃肠道功能紊乱、味觉减退、血小板减少等不良反应。波生坦可有肝功能损害。西地那非常伴有头痛、面部潮红等不良反应。

# 第四节    干燥综合征

## 【概述】

干燥综合征（Sjögren syndrome, SS）是一个主要累及外分泌腺的慢性炎性自身免疫病。SS 主要累及外分泌腺的上皮细胞，临床除有唾液腺和泪腺受损后功能下降而出现的口干、眼干外，尚有其他外分泌腺及腺体外的其他器官受累而出现的多系统损害症状。其血清中则有多种自身抗体和高免疫球蛋白血症。本病分为原发性和继发性 2 类，前者指不继发于另一诊断明确的结缔组织病（CTD）的干燥综合征；后者与已诊断明确的自身免疫病有关，如 SLE、RA 等。

## 【临床特征】

1. 以女性多见，男、女比例约为 1∶9，发病年龄多在 40～50 岁，老年人群的患病率为 3%～4%。

2. 干燥性角结膜炎、口腔干燥症和腮腺肿大。

3．其他外分泌腺受累，如鼻腔（鼻塞）、喉部（声音嘶哑）、气管（咳嗽）、阴道（性交痛）、皮肤（瘙痒症）。

4．腺体外表现，可出现疲乏、雷诺现象、皮肤红斑、紫癜、血管炎、多关节痛或关节炎、肺间质病变、肾小管间质性肾炎等肾脏病及消化道、神经系统受累等多系统损害。

5．血液系统受累，如白细胞和／或血小板减少；淋巴瘤是对本病具有重要预后意义的并发症。

## 【干燥综合征的 2002 年国际分类标准】

Ⅰ口腔症状：每日感口干，持续 3 个月以上；成年后腮腺反复或持续肿大；吞咽干性食物时需用水帮助。3 项中有 1 项或 1 项以上。

Ⅱ眼部症状：每日感到不能忍受的眼干，持续 3 个月以上；有反复的砂子进眼或砂磨感觉；每日需用人工泪液 3 次或 3 次以上。3 项中有 1 项或 1 项以上。

Ⅲ眼部体征：Schirmer Ⅰ试验（+）（<5mm/5 分）；角膜染色（+）（>4 van Bijsterveld 计分法）。上述检查任 1 项或 1 项以上阳性。

Ⅳ组织学检查：下唇腺病理检查示淋巴细胞灶（指 4mm$^2$ 组织内至少有 50 个淋巴细胞聚集于唇腺间质者为一灶）。

Ⅴ唾液腺受损：唾液流率（+）（小于或等于 1.5ml/15 分）；腮腺造影（+）；唾液腺同位素检查（+）。上述检查任 1 项或 1 项以上阳性。

Ⅵ自身抗体：抗 SSA 或抗 SSB 抗体（+）（双扩散法）。

### （一）原发性干燥综合征

无任何潜在疾病的情况下，有下述 2 条则可诊断：

1．符合上述临床表现中的 4 条或 4 条以上，但必须含有条目Ⅳ（组织学检查）和／或条目Ⅵ（自身抗体）。

2．条目Ⅲ、Ⅳ、Ⅴ和Ⅵ 4 条中的任 3 条阳性。

### （二）继发性干燥综合征

患者有潜在的疾病（如任一结缔组织病），而符合上述临床表现中的Ⅰ和Ⅱ中的任 1 条，同时符合条目Ⅲ、Ⅳ、Ⅴ

中的任 2 条。

注：必须除外颈、头、面部放疗史，丙肝病毒感染，AIDS，淋巴瘤，结节病，移植物抗宿主病（GVHD），抗乙酰胆碱药（如阿托品、莨菪碱、溴丙胺太林、颠茄等）的应用。

## 【治疗原则】

本病目前尚无根治方法。治疗通常需眼科、口腔科、风湿免疫科、血液科医师等多学科合作，治疗目的主要是采取措施缓解口、眼干燥及系统受累的症状及体征，控制和延缓因免疫反应而引起的组织器官损害的进展，并减少淋巴瘤的产生及继发感染。

## 【推荐处方】

### （一）适用于以口、眼干燥为主要症状者

1. 适用于口干燥症

**处方 1**　主要措施是保持口腔清洁，勤漱口，可以予含氟的漱口液漱口；停止吸烟、饮酒及避免服用引起口干的药物如阿托品、抗组胺药、抗抑郁药、肌肉松弛药等。

**处方 2**　可予人工唾液如羟甲基纤维素或甲基纤维素等。

促进外分泌腺分泌：

**处方 3**　咀嚼无糖的糖果及口香糖刺激唾液腺分泌。

**处方 4**　茴三硫 25mg，口服，3 次 /d。

**处方 5**　氨溴索 30mg，口服，3 次 /d。

**处方 6**　羟氯喹 0.1～0.2g，口服，2 次 /d。

**处方 7**　毛果芸香碱 5mg，口服，3～4 次 /d。

**处方 8**　西维美林 30mg，口服，3 次 /d。

合并口腔念珠菌病：

**处方 9**　氟康唑胶囊 50～100mg，口服，1 次 /d。

2. 适用于干燥性角结膜炎

**处方 1**　可给以人工泪液滴眼：羟甲基纤维素滴眼液 1～2 滴，滴眼，4～6 次 /d。

**处方 2**　0.1% 透明质酸滴眼液 1～2 滴,滴眼,4～6次 /d。

**处方 3**　0.05% 环孢素滴眼液 1～2 滴,滴眼,4～6次 /d。

**处方 4**　红霉素眼膏适量,睡前点眼(适用于伴发眼睑炎、细菌性结膜炎、溃疡性角膜炎者)。

**处方 5**　四环素眼膏适量,睡前点眼。

**处方 6**　碱性成纤维细胞生长因子 1～2 滴,滴眼,4～6 次 /d,疗程 <2 周(适用于有角膜上皮缺损者)。

**处方 7**　泪小点封闭术。

**(二)适用于肌肉、关节痛者**

**处方 1**　双氯芬酸缓释片 75mg,口服,1～2 次 /d。

**处方 2**　美洛昔康 7.5mg,口服,1～2 次 /d。

**处方 3**　塞来昔布 200mg,口服,1～2 次 /d。

**处方 4**　依托考昔 60mg,口服,1 次 /d。

**处方 5**　白芍总苷 0.6g,口服,2～3 次 /d。

**处方 6**　羟氯喹 0.1～0.2g,口服,2 次 /d。

**处方 7**　肌肉、关节痛予非甾体抗炎药效果不佳,可予小剂量泼尼松加羟氯喹。

泼尼松 5～10mg,口服,1 次 /d。

羟氯喹 0.1～0.2g,口服,2 次 /d。

白芍总苷 0.6g,口服,2～3 次 /d。

**(三)适用于合并重要脏器损害者**

系统损害者应根据受损器官及严重程度而进行相应的治疗。对合并有神经系统疾病、肾小球肾炎、肺间质病变、肝脏损害、血细胞低下,尤其是血小板低下、肌炎等的患者则要给予肾上腺皮质激素,剂量与其他结缔组织病的治疗用法相同。对于病情进展迅速者可合用免疫抑制剂,如环磷酰胺、硫唑嘌呤等。出现有恶性淋巴瘤者宜积极、及时地进行联合化疗。

1. 适用于轻至中度脏器受累

**处方 1**　泼尼松 0.5～1.0mg/(kg·d),口服,1 次 /d。

　　羟氯喹 0.2g，口服，2 次 /d。

**处方 2**　泼尼松 0.5～1.0mg/（kg•d），口服，1 次 /d。

　　　　　羟氯喹 0.2g，口服，2 次 /d。

　　　　　甲氨蝶呤　初始 5.0～7.5mg，口服，1 次 /w；
逐渐加量至 10～12.5mg/w。

**处方 3**　泼尼松 0.5～1.0mg/（kg•d），口服，1 次 /d。

　　　　　羟氯喹 0.2g，口服，2 次 /d。

　　　　　硫唑嘌呤　初始 50mg，口服，1 次 /d；1 周后
加至 2mg/（kg•d），口服，分 2 次。

**处方 4**　泼尼松 0.5～1.0mg/（kg•d），口服，1 次 /d。

　　　　　羟氯喹 0.2g，口服，2 次 /d。

　　　　　吗替麦考酚酯 0.50～0.75g，口服，2 次 /d。

**处方 5**　泼尼松 0.5～1.0mg/（kg•d），口服，1 次 /d。

　　　　　羟氯喹 2g，口服，2 次 /d。

　　　　　环磷酰胺 50～100mg/d，口服，1 次 /d；或
0.5～1.0g/m²，静脉滴注，1 次 /m。

2. 适用于严重的中枢神经系统受累

**处方 1**

（1）5% 葡萄糖注射液 250ml＋甲泼尼龙琥珀酸钠 500～
1 000mg，连续静脉滴注，1 次 /d，连续 3 日，疗程间隔 5～
30 日；间隔期和冲击后，继续泼尼松 0.5～1.0mg/kg，口服，
1 次 /d。

（2）免疫球蛋白注射剂 0.2～0.4g/kg，连续静脉滴注，
1 次 /d，疗程为 3～5 日，必要时 2～3 周后可重复使用。

（3）环磷酰胺 0.5～1.0g/m²，静脉滴注，每月 1 次。

**处方 2**

（1）5% 葡萄糖注射液 250ml ＋ 甲泼尼龙琥珀酸钠
500～1 000mg，连续静脉滴注，1 次 /d，连续 3 日，疗程间
隔 5～30 日；间隔期和冲击后改为泼尼松 0.5～1.0mg/kg，
口服，1 次 /d。

（2）免疫球蛋白注射剂 0.2～0.4g/kg，连续静脉滴注，
1 次 /d，疗程为 3～5 日，必要时 2～3 周后可重复使用。

（3）地塞米松注射液 10mg
灭菌用水 2ml + 甲氨蝶呤 10mg

鞘内注射，1 次 /w，疗程为 2～3 周。

3. 适用于血小板减少

**处方** 泼尼松 0.5～1.0mg/（kg·d），口服，1 次 /d。

羟氯喹 0.2g，口服，2 次 /d。

环孢素 3～5mg/（kg·d），口服，分 2 次。

4. 适用于严重的血小板减少

**处方**

（1）5% 葡萄糖注射液 250ml + 甲泼尼龙琥珀酸钠 500～1 000mg，连续静脉滴注，1 次 /d，连续 3 日，疗程间隔 5～30 日；间隔期和冲击后改为泼尼松 0.5～1.0mg/kg，口服，1 次 /d。

（2）免疫球蛋白注射剂 0.2～0.4g/kg，连续静脉滴注，1 次 /d，疗程为 3～5 日，必要时 2～3 周后可重复使用。

（3）利妥昔单抗 375mg/m$^2$，静脉滴注，1 次 /w。

5. 适用于相关淋巴瘤患者

**处方 1** 及时联合化疗。

**处方 2** 利妥昔单抗 375mg/m$^2$，静脉滴注，1 次 /w。

6. 适用于肾小管酸中毒合并低钾血症者

**处方** 20% 枸橼酸钾溶液 10～20ml，口服，3 次 /d。

碳酸氢钠片 1～4g，口服，3～4 次 /d。

## 【注意事项】

1. 注意保持口腔清洁，勤漱口，减少龋齿和口腔溃疡；戒烟戒酒及避免服用引起口干的药物如阿托品等。

2. 应用糖皮质激素及其他免疫抑制剂、生物制剂时注意这类药物的禁忌证，特别注意排查活动性乙型病毒性肝炎（简称乙肝）、结核、肿瘤等。

3. 为预防长期使用糖皮质激素的不良反应，需要同时补钙、保护胃黏膜并监测血压、血糖、血脂。

4. 应用甲氨蝶呤等免疫抑制剂需密切监测患者的血常规和肝功能，特别是用药的第 1 个月，建议每周检查

1 次。环孢素用药期间主要监测血压及肾功能，当血清肌酐增加 >30% 时应停药。使用甲氨蝶呤时需要同时补充叶酸。

5. 羟氯喹的常用剂量为 200～400mg/d，在此剂量下很少出现眼底损害，但为慎重起见，应在用药前进行 1 次眼科检查，低风险人群可每 5 年左右检查 1 次眼底；少数患者可出现心脏传导阻滞的不良反应。

6. 非甾体抗炎药不推荐 2 种及 2 种以上联用，也不推荐与糖皮质激素联用，以免增加消化道出血的风险。

7. 毛果芸香碱及西维美林的不良反应多，过敏者、哺乳者、哮喘患者及青光眼患者禁用。

# 第五节　特发性炎性肌病

特发性炎性肌病是一组病因未明的以四肢近端肌无力为主的骨骼肌非化脓性炎性疾病，包括多发性肌炎、皮肌炎、包涵体肌炎、免疫介导坏死性肌病等。

## 一、多发性肌炎

### 【概述】

多发性肌炎是以四肢近端肌肉受累为主要表现的炎性肌病，它和皮肌炎、包涵体肌炎、免疫介导坏死性肌病等同属特发性炎性肌病。该病的病因和发病机制目前尚不清楚，根据其特征性的病理改变，即 $CD8^+T$ 细胞攻击表达主要组织相容性复合体 - I（MHC- I）的肌纤维，说明其为 T 细胞介导的免疫异常性肌病。主要见于 18 岁以上的成人，女性多于男性。疾病呈亚急性或隐匿起病，最常受累的肌群为颈屈肌及四肢近端肌，表现为平卧位抬头费力、举臂及抬腿困难，远端肌无力相对少见。严重的可累及延髓肌群和呼吸肌，出现吞咽困难、构音障碍及呼吸困难，很少累及面肌及眼外肌。约 30% 的患者有肌肉疼痛，尚可有疲乏、发热和体重下降等全身症状；患者还可出现关节痛和/或关节炎等关节表现；和/或间质性肺炎、胸膜炎等肺部表现；和/或心律失常、心肌炎等心脏表现；还可有消化道受累、雷诺现象等，肾脏受累罕见。

## 【临床特征】

1. 起病年龄＞18岁；亚急性或隐匿起病，数周至数月内进展；临床主要表现为对称的肢体无力和颈肌无力，近端重于远端，颈屈肌重于颈伸肌。

2. 血清肌酸激酶升高。

3. 肌电图提示活动性肌源性损害。

4. 肌肉的病理提示肌源性损害，肌内膜多发散在和/或灶性分布的、以淋巴细胞为主的炎症细胞浸润，炎症细胞大部分为T细胞，肌纤维膜有MHC-Ⅰ异常表达，$CD8^+T$细胞围绕在形态正常的表达MHC-Ⅰ的肌纤维周围，或侵入和破坏肌纤维。

5. 无皮肌炎的特征性皮疹；无相关药物及毒物接触史；无甲状腺功能异常等内分泌病史；无肌营养不良等家族史。肌肉的病理除外常见类型的代谢性肌病和肌营养不良等非炎性肌病。

6. 部分患者存在肌炎特异性抗体。

## 【治疗原则】

多发性肌炎的药物治疗主要为糖皮质激素和免疫抑制剂，缺乏较大规模的随机对照研究，目前的免疫治疗方案多来源于回顾性研究和专家经验。通常多发性肌炎患者可以在免疫治疗中获益，大部分预后良好。急性期症状严重的患者需要卧床休息，进行肢体的被动运动，症状控制后给予物理治疗，予高热量、高蛋白饮食，预防肺炎。合并恶性肿瘤的患者应尽早切除肿瘤，术后肌炎症状常可自行缓解。

## 【推荐处方】

### （一）针对轻症患者

**处方**　泼尼松 0.5mg/（kg•d），晨起顿服。

### （二）针对中、重症患者

**处方**　初治：糖皮质激素为首选药物。初始泼尼松 1～2mg/（kg•d），晨起顿服，维持 4～8 周开始递减，减量速度通常是高剂量时每 1～2 周减 5mg。糖皮质激素的疗程一般在 2～3 年甚至更长。

若糖皮质激素治疗改善不明显或糖皮质激素无法耐受，则加用或换用下述免疫抑制剂：

1. 不伴间质性肺炎

**处方 1**　糖皮质激素为首选药物。初始泼尼松 1～2mg/（kg•d），晨起顿服。

甲氨蝶呤初始 7.5mg，口服，1 次 /w；逐渐加量，维持在 10～20mg/w。

**处方 2**　糖皮质激素为首选药物。初始泼尼松 1～2mg/（kg•d），晨起顿服。

硫唑嘌呤初始 50mg，口服，1 次 /d；1 周后加至 2mg/（kg•d），口服，分 2 次。

**处方 3**　对于甲氨蝶呤或硫唑嘌呤治疗无效的难治性病例，糖皮质激素为首选药物。初始泼尼松 1～2mg/（kg•d），晨起顿服；或环孢素 3～5mg/（kg•d）；或他克莫司 0.5～1.0mg，2 次 /d。

2. 伴间质性肺炎

**处方**　糖皮质激素为首选药物。初始泼尼松 1～2mg/（kg•d），晨起顿服。

环磷酰胺的一般使用方法为 0.8～1.0g/m²，静脉滴注，1 次 /m，剂量为连续 6 个月。

3. 症状严重的患者，如出现吞咽困难、呼吸困难或同时合并其他脏器受累

**处方 1**

（1）5% 葡萄糖注射液 250ml＋甲泼尼龙琥珀酸钠 500～1 000mg 冲击治疗，连续静脉滴注，1 次 /d，连续 3 日，疗程间隔 5～30 日；间隔期和冲击后改为泼尼松 0.5～1.0mg/kg，口服，1 次 /d。

（2）免疫球蛋白注射剂 0.2～0.4g/kg，连续静脉滴注，1 次 /d，疗程为 3～5 日，必要时 2～3 周后可重复使用。

（3）环磷酰胺 0.8～1.0g/$m^2$，静脉滴注，每月 1 次。

（4）血浆置换疗法。

**处方 2**　生物制剂可能有效，包括利妥昔单抗、抗肿瘤坏死因子单抗、抗补体 C5、托法替布等。

## 【注意事项】

1. 应用糖皮质激素及其他免疫抑制剂或生物制剂时注意药物禁忌证，特别是活动性乙肝、结核、肿瘤等。

2. 为预防长期使用糖皮质激素的不良反应，需要同时补钙、保护胃黏膜并监测血压、血糖、血脂。

3. 使用糖皮质激素后，肌力和肌酶的改变常不平行，因此观察疗效更重要的是评估临床肌力的改善情况。对于治疗稳定后再次出现无力、肌酶升高的患者，需要考虑多发性肌炎复发的可能性，并予以糖皮质激素加量等治疗，具体视症状轻重而定，并警惕糖皮质激素相关肌病。

4. 应用甲氨蝶呤等免疫抑制剂需密切监测患者的血常规和肝功能，特别是用药的第 1 个月，建议每周检查 1 次。环孢素用药期间主要监测血压及肾功能，当血清肌酐增加 >30% 时应停药。使用甲氨蝶呤时需同时补充叶酸。

5. 注意肌炎抗体的分型，可结合临床判断预后。

# 二、皮 肌 炎

## 【概述】

皮肌炎除肌肉受累外，还有典型的皮疹，它和多发性肌炎、包涵体肌炎、免疫介导坏死性肌病等同属特发性炎性肌病。该病的病因和发病机制目前尚不清楚。典型的皮肤损害包括①眶周皮疹：眼睑呈淡紫色，眶周水肿；②Gottron征：掌指及近端指间关节伸侧的红斑性鳞屑疹；③膝、肘、踝关节、面部、颈部和上半身出现的红斑性皮疹，5%～20%的患者有典型的皮肤病变而无任何临床肌肉受累的表现（即无肌病性皮肌炎）。成人皮肌炎患者容易伴发恶性肿瘤。

**【临床特征】**

1. 起病年龄多>18岁；亚急性或隐匿起病，数周至数月内进展；临床主要表现为对称的肢体无力和颈肌无力，近端重于远端，颈屈肌重于颈伸肌。皮肌炎可在儿童期发病。

2. 典型的皮肤损害　①眶周皮疹：眼睑呈淡紫色，眶周水肿；②Gottron征：掌指及近端指间关节伸侧的红斑性鳞屑疹；③膝、肘、踝关节、面部、颈部和上半身出现的红斑性皮疹。

3. 血清肌酸激酶升高或正常。

4. 肌电图可提示活动性肌源性损害。

5. 肌肉的病理学特点是炎症分布于血管周围或在束间隔及其周围，而不在肌束内。浸润的炎症细胞以B细胞和$CD4^+T$细胞为主。肌纤维损伤和坏死通常累及部分肌束或束周而导致束周萎缩。束周萎缩是皮肌炎的特征性表现。

6. 部分患者存在肌炎特异性抗体如抗MDA5抗体、MI、TIF抗体，抗合成酶抗体也可见于皮肌炎，抗TIF抗体阳性的成人皮肌炎患者易合并肿瘤。

**【治疗原则】**

皮肌炎的药物治疗主要为糖皮质激素和免疫抑制剂，积极配合营养支持、物理治疗及康复治疗。

## 【推荐处方】

### （一）针对轻症患者

**处方** 泼尼松 0.5mg/(kg·d)，晨起顿服。

羟氯喹 100～200mg，口服，2 次 /d。

### （二）针对中、重症患者

#### 1. 不伴间质性肺炎

**处方 1** 泼尼松 1～2mg/(kg·d)，晨起顿服，维持 4～8 周开始递减，减量速度通常是高剂量时每 1～2 周减 5mg。

羟氯喹 100～200mg，口服，2 次 /d。

甲氨蝶呤初始 7.5mg，口服，1 次 /w；逐渐加量，维持在 10～20mg/w。

**处方 2** 泼尼松 1～2mg/(kg·d)，晨起顿服。

羟氯喹 100～200mg，口服，2 次 /d。

硫唑嘌呤初始 50mg，口服，1 次 /d；1 周后加至 2mg/(kg·d)，口服，分 2 次。

**处方 3** 适用于甲氨蝶呤或硫唑嘌呤治疗无效的难治性病例。

糖皮质激素为首选药物。初始泼尼松 1～2mg/(kg·d)，晨起顿服。

羟氯喹 100～200mg，口服，2 次 /d。

环孢素 3～5mg/(kg·d)，口服，2 次 /d。

**处方 4** 适用于甲氨蝶呤或硫唑嘌呤治疗无效的难治性病例。

泼尼松 1～2mg/(kg·d)，晨起顿服。

羟氯喹 100～200mg，口服，2 次 /d。

他克莫司 0.5～1.0mg，2 次 /d。

#### 2. 伴间质性肺炎

**处方** 糖皮质激素为首选药物。初始泼尼松 1～2mg/(kg·d)，晨起顿服。

羟氯喹 100～200mg，口服，2 次 /d。

环磷酰胺的一般使用方法为 0.8～1.0g/m²，静脉滴注，1 次 /m，剂量为连续 6 个月。

3. 症状严重的患者，如出现吞咽困难、呼吸困难或同时合并其他脏器受累

**处方 1**

（1）5% 葡萄糖注射液 250ml＋甲泼尼龙琥珀酸钠 500～1 000mg 冲击治疗，连续静脉滴注，1 次 /d，连续 3 日，疗程间隔 5～30 日；间隔期和冲击后改为泼尼松 0.5～1.0mg/kg，口服，1 次 /d。

（2）免疫球蛋白注射剂 0.2～0.4g/kg，连续静脉滴注，1 次 /d，疗程为 3～5 日，必要时 2～3 周后可重复使用。

（3）环磷酰胺 0.8～1.0g/m²，静脉滴注，每月 1 次。

（4）血浆置换疗法。

**处方 2**　生物制剂可能有效，包括利妥昔单抗、抗肿瘤坏死因子单抗、抗补体 C5、托法替布等。

**【注意事项】**

1. 应用糖皮质激素及其他免疫抑制剂时注意药物禁忌证，特别是活动性乙肝、结核、肿瘤等。

2. 为防长期使用糖皮质激素导致的不良反应，需要同时补钙、保护胃黏膜并监测血压、血糖、血脂。

3. 使用糖皮质激素后，肌力和肌酶的改变常不平行，因此观察疗效更重要的是观察患者肌力的改善程度，而不是仅仅观察肌酶的变化。对于治疗稳定后再次出现无力、肌酶升高的患者，需要考虑疾病复发的可能性，并予以糖皮质激素加量等治疗，具体视症状轻重而定，并警惕糖皮质激素相关肌病。

4. 应用甲氨蝶呤等免疫抑制剂需密切监测患者的血常规和肝功能，特别是用药的第 1 个月，建议每周检查 1 次。环孢素用药期间应监测血压及肾功能，当血清肌酐增加＞30% 时应停药。使用甲氨蝶呤时需同时补充叶酸。

5. 羟氯喹的常用剂量为 200～400mg/d，在此剂量下

很少出现眼底损害，但为慎重起见，应在用药前进行 1 次眼科检查，低风险人群可每 5 年左右检查 1 次眼底；少数患者有心脏传导阻滞的不良反应。

6. 注意肌炎抗体的分型，抗 TIF1γ 抗体 IgG 阳性的成人患者易合并肿瘤，抗 MDA5 抗体阳性患者的间质性肺炎进展快、预后极差。

## 三、免疫介导坏死性肌病

### 【概述】

免疫介导坏死性肌病（NAM）是一类特发性炎性肌病，2004 年欧洲神经肌肉病中心和美国肌病研究协作组依据 NAM 的临床特点及肌肉的病理学表现将其单独分类。NAM 的病因及发病机制尚未明确，目前认为 NAM 的发生可能与药物、自身免疫病、肿瘤、感染等因素相关。患者成年发病，以女性多见，平均发病年龄在 50 岁左右。主要表现为急性或亚急性起病的对称性近端肌无力，CK 明显升高，血清中存在抗信号识别颗粒（SRP）抗体或抗 3-羟 -3- 甲戊二酸单酰辅酶 A 还原酶（HMGCR）抗体，肌电图显示肌源性损害，肌肉的病理检查示大量肌纤维坏死，少或无炎症细胞浸润，可见巨噬细胞浸润和吞噬现象（具体见【临床特征】）。

### 【临床特征】

1. 符合除典型皮疹（极少数可有皮疹）外的其他临床表现（一般成年发病，亚急性病程，对称性近端肌无力）。

2. 血清 CK 水平升高。

3. 至少具备肌电图、肌肉 MRI、肌炎特异性抗体（抗 SRP 及 HMGCR 抗体）三项中任一项表现。

4. 肌肉的病理　肌肉的病理检查示大量肌纤维坏死，少或无炎症细胞浸润及束周萎缩，坏死肌纤维周围及肌内膜可见巨噬细胞浸润和吞噬现象。但应除外其他肌病，如代谢性肌病、药物所致的中毒性肌病、神经肌肉肌病、家族性或基因突变相关肌病等。

5. 部分患者存在肌炎特异性抗体，如抗 SRP 抗体、抗 HMGCR 抗体。

## 【治疗原则】

NAM 治疗之前应首先筛查病因。如存在明确的诱发因素，应同时积极治疗病因，如停用他汀类药物。但患者最终的治疗反应多与诱发因素无明显的相关性，NAM 患者的治疗较皮肌炎或多发性肌炎患者更为困难，CK 下降缓慢，疾病容易反复。糖皮质激素是治疗 NAM 的一线药物，早期长疗程多靶点免疫抑制剂联合治疗可能有助于控制疾病。

## 【推荐处方】

### （一）针对轻症患者

**处方**　泼尼松 1mg/（kg·d），晨起顿服。

### （二）针对中、重症患者

**处方**　初治：糖皮质激素为首选药物。初始泼尼松 1～2mg/（kg·d），晨起顿服，维持 4～8 周开始递减，减量速度通常是高剂量时每 1～2 周减 5mg。糖皮质激素的疗程一般在 2～3 年甚至更长。建议早期加用或换用下述免疫抑制剂。

1. 不伴间质性肺炎

**处方 1**　甲氨蝶呤初始 7.5mg，口服，1 次 /w；逐渐加量，维持在 10～20mg/w。

**处方 2**　硫唑嘌呤初始 50mg，口服，1 次 /d；1 周后加至 2mg/（kg·d），口服，分 2 次。

2. 伴间质性肺炎

**处方**　环磷酰胺的一般使用方法为 0.8～1.0g/m²，静脉滴注，1 次 /m，剂量为连续 6 个月。

3. 症状严重的患者，如出现吞咽困难、呼吸困难或同时合并其他脏器受累

**处方 1**

（1）5% 葡萄糖注射液 250ml + 甲泼尼龙琥珀酸钠 500～1 000mg 冲击治疗，连续静脉滴注，1 次 /d，连续 3 日，疗程间隔 5～30 日；间隔期和冲击后改为泼尼松 0.5～1.0mg/kg，口服，1 次 /d。

（2）免疫球蛋白注射剂 0.2～0.4g/kg，连续静脉滴注，1 次 /d，疗程为 3～5 日，必要时 2～3 周后可重复使用。

（3）环磷酰胺 0.8～1.0g/m²，静脉滴注，每月 1 次。

（4）血浆置换疗法。

以上 4 项联合使用能有效改善抗 HMGCR 抗体阳性且有他汀类药物暴露史的患者的临床症状

**处方 2** 生物制剂：如利妥昔单抗联合糖皮质激素也可用于治疗 NAM；对于难治性抗 SRP 阳性的 NAM 患者，利妥昔单抗联合糖皮质激素能够有效改善患者的肌痛。

## 【注意事项】

1．NAM 治疗之前应首先筛查病因，可能与药物、自身免疫病、肿瘤、感染等因素相关。

2．易出现吞咽困难、呼吸困难或同时合并其他脏器受累，应积极预防感染。

3．糖皮质激素冲击治疗需严密监控生命体征，防治呼吸功能衰竭，警惕糖皮质激素相关不良反应。

4．其他同多发性肌炎。

# 第六节　混合性结缔组织病

## 【概述】

混合性结缔组织病（mixed connective tissue disease，MCTD）是一种血清中有高滴度的斑点型抗核抗体（ANA）和抗 U1RNP（nRNP）抗体，临床上有雷诺现象、双手肿胀、多关节炎或关节痛、肢端硬化、肌炎、食管运动功能障碍、肺动脉高压等特征性表现的临床综合征。部分患者随疾病进展可演变成为系统性红斑狼疮(SLE)、系统性硬化病(SSc)、多发性肌炎/皮肌炎(PM/DM)及类风湿关节炎(RA)等疾病。该病的病因及发病机制尚不明确。MCTD 是一种免疫功能紊乱的疾病,如抑制性细胞缺陷、有自身抗体、高球蛋白血症、循环免疫复合物存在及组织中有淋巴细胞和浆细胞浸润等。国内学者认为将临床上具有类似于 SLE、SSc、PM/DM 的重叠症状,无肾损害,血清学检查有高滴度的斑点型 ANA 及高滴度的抗 U1RNP 抗体的,且又不能诊断为某一明确的结缔组织病归属于 MCTD。

## 【临床特征】

1. 发病年龄大多在 30~40 岁,以女性多见。

2. 临床早期有乏力、发热、关节痛等,典型症状有手指肿胀、滑膜炎、肌炎、雷诺现象、肢端硬化。

3. 可累及循环系统、肺、消化系统、神经系统、血液系统等。

4. 血清学检查显示有高滴度的斑点型 ANA 及高滴度的抗 U1RNP 抗体。

## 【混合性结缔组织病的国际诊断标准】

1. Alarcon-Segovia 标准(1986 年)

(1)临床标准:手指肿胀;滑膜炎;肌炎(生物学或组织学证实);雷诺现象;肢端硬化。

(2)血清学标准:抗 U1RNP 抗体滴度≥1:1 600(血凝法)。

(3)确诊标准:血清学标准阳性;及至少 3 项临床标准,必须包括滑膜炎;肌炎。

2. 法国 Kahn 诊断标准(1991 年)

(1)临床标准:手指肿胀;滑膜炎;肌炎;雷诺现象。

(2)血清学标准:存在高滴度的抗 U1RNP 抗体,相应的斑点型 ANA 滴度≥1:1 200。

（3）确诊标准：血清学标准阳性；雷诺现象和手指肿胀、滑膜炎、肌炎 3 项中的至少 2 项。

## 【治疗原则】

本病的治疗以 SLE、PM/DM、RA 和 SSc 的治疗原则为基础，可应用非甾体抗炎药、抗疟药和糖皮质激素。

## 【推荐处方】

### （一）针对雷诺现象

首先注意保暖，避免手指外伤，避免使用振动性工具工作及使用 β 受体拮抗剂，要求戒烟等。

**处方 1** 阿司匹林 100mg，口服，1 次 /d。

**处方 2** 硝苯地平 10mg，口服，3～4 次 /d。

**处方 3** 卡托普利 6.25～25.0mg，口服，1 次 /d。局部可使用前列环素软膏外用。

**处方 4** 如出现指端溃疡或坏死：前列地尔 10μg，静脉注射，1～2 次 /d；或贝前列素 40μg，口服，3 次 /d。其他如波生坦 62.5～125mg，每天两次；西地那非 12.5～50mg/d，分 3 次服用。

### （二）以关节炎为主要表现

**处方 1** 双氯芬酸缓释片 75mg，口服，1～2 次 /d。

**处方 2** 美洛昔康 7.5mg，口服，1～2 次 /d。

**处方 3** 塞来昔布 200mg，口服，1～2 次 /d。

**处方 4** 白芍总苷 0.6g，口服，2～3 次 /d。

**处方 5** 双氯芬酸缓释片 75mg，口服，1～2 次 /d；
合用白芍总苷 0.6g，口服，2～3 次 /d。
或者美洛昔康 7.5mg，口服，1～2 次 /d；
合用白芍总苷 0.6g，口服，2～3 次 /d。
或者塞来昔布 200mg，口服，1～2 次 /d；
合用白芍总苷 0.6g，口服，2～3 次 /d。

**处方 6** 或者上述非甾体抗炎药合用羟氯喹 0.1～0.2g，口服，2 次 /d。

**处方 7**　关节痛予非甾体抗炎药等效果不佳，可予小剂量泼尼松加羟氯喹等药物联用。

泼尼松 5～10mg，口服，1 次 /d。

羟氯喹 0.1～0.2g，口服，2 次 /d。

白芍总苷 0.6g，口服，2～3 次 /d。

### （三）以肌炎为主要表现者

糖皮质激素加甲氨蝶呤或其他免疫抑制剂。

**处方 1**　泼尼松 10～30mg，口服，1 次 /d（适用于轻症和慢性病程不伴间质性肺炎）。

羟氯喹 0.1～0.2g，口服，2 次 /d。

白芍总苷 0.6g，口服，2～3 次 /d。

甲氨蝶呤初始 7.5mg，口服，1 次 /w；逐渐加量，维持在 10～20mg/w。

**处方 2**　硫唑嘌呤初始 50mg，口服，1 次 /d；1 周后加至 2mg/（kg•d），口服，分 2 次。

**处方 3**　环孢素 3～5mg/（kg•d），口服，2 次 /d（适用于难治性肌炎）。

**处方 4**　他克莫司 0.5～1.0mg，2 次 /d（适用于难治性肌炎）。

**处方 5**　伴间质性肺炎：在泼尼松、羟氯喹、白芍总苷的基础上加环磷酰胺，一般使用方法为 0.8～1.0g/m²，静脉滴注，1 次 /m，剂量为连续 6 个月。

### （四）急性起病和重症患者

**处方 1**　泼尼松 60～100mg，口服，1 次 /d；同时加用甲氨蝶呤或其他免疫抑制剂。

**处方 2**　泼尼松 60～100mg，口服，1 次 /d。同时加用环磷酰胺 0.5～1.0mg/（kg•d），口服，分 2 次；0.5～1.0g/m²，静脉滴注，1 次 /m。

**处方 3**　免疫球蛋白冲击治疗，一般剂量为 400mg/（kg•d），静脉滴注，连续 3～5 日。

### （五）针对肺动脉高压者

肺动脉高压是 MCTD 患者致死的主要原因，所以应该早期、积极治疗。

**处方1** 同雷诺现象的治疗（处方4）。

**处方2** 中至大剂量糖皮质激素，免疫抑制剂首选环磷酰胺和甲氨蝶呤等。

**处方3** 环磷酰胺 0.5～1.0mg/（kg•d），口服，分2次；0.5～1.0g/m²，静脉滴注，1次/m。或甲氨蝶呤片初始7.5mg，口服，1次/w；逐渐加量，维持在10～20mg/w。

**处方4** 肺间质纤维化时用小分子抗纤维化药物。

吡非尼酮200mg，口服，3次/d为初始剂量；逐渐加量到600mg，口服，3次/d。

**（六）针对肾脏病变者**

有肾脏病变时可选用糖皮质激素。肾病综合征可加用环磷酰胺或吗替麦考酚酯等免疫抑制剂。肾衰竭患者应进行透析治疗。

**【注意事项】**

1. 应用糖皮质激素及其他免疫抑制剂时注意药物的禁忌证，特别是活动性乙肝、结核、肿瘤等。

2. 为预防长期使用糖皮质激素的不良反应，需要同时补钙、保护胃黏膜并监测血压、血糖、血脂。

3. 应用甲氨蝶呤等免疫抑制剂需密切监测患者的血常规和肝功能，特别是用药的第1个月，建议每周检查1次。环孢素用药期间应监测血压及肾功能，当血清肌酐增加＞30%时应停药。使用甲氨蝶呤时需同时补充叶酸。

4. 羟氯喹的常用剂量为200～400mg/d，在此剂量下很少出现眼底损害，但为慎重起见，应在用药前进行1次眼科检查，低风险人群可每5年左右检查1次眼底；少数患者有心脏传导阻滞的不良反应。

5. 非甾体抗炎药不推荐2种及2种以上联用，也不推荐与糖皮质激素合用，以免加大消化道出血等风险。

# 第七节    重叠综合征

## 【概述】

重叠综合征（overlap syndrome，OLS）的病因尚不清楚，主要与免疫功能异常、环境因素和遗传背景等相关。目前发病机制还不清楚，临床上只能依据症状、体征及相应的实验室特异性检查指标，将同时或先后出现 2 种或 2 种以上结缔组织病，并均可满足各自的诊断条件者称为重叠综合征。组合的形式可有系统性红斑狼疮（SLE）与系统性硬化病（SSc）重叠；SSc 与多发性肌炎（PM）或皮肌炎（DM）重叠；SLE 与 PM 重叠；SLE 与类风湿关节炎（RA）重叠；SLE 与结节性多动脉炎（PN）重叠等。亦可出现以上 6 种结缔组织病与其近缘疾病之间的重叠，如与白塞综合征、干燥综合征、结节性脂膜炎或肉芽肿性多血管炎之间的重叠，还可与桥本甲状腺炎、自身免疫性溶血性贫血等自身免疫病之间的重叠。实际上所见到的病例以 SLE、PM/DM 和 SSc 之间的重叠为主。

## 【临床特征】

对重叠综合征的分类不甚统一，大多采用藤真分类。我国秦万章等将本病分为 4 型，Ⅰ、Ⅱ和Ⅲ型基本与藤真分类一致；Ⅳ型是指 CTD 近缘疾病间或 CTD 近缘疾病与其他自身免疫病的重叠，如 SSc＋白塞综合征、SSc＋自身免疫性溶血性贫血等。Ⅳ型能否作为重叠综合征尚未得到公认。

1. SLE 和 SSc 的 OLS 具有以下特征；①一般开始有典型的 SLE，但面颊部红斑的发生率低，雷诺现象及肾脏受累较多；随后出现皮肤硬化、色素沉着、吞咽及张口困难等 SSc 的特征性表现。②γ- 球蛋白、免疫球蛋白增高。③LE 细胞阳性率低。④ANA 阳性呈高滴度。⑤抗 dsDNA 抗体阳性率低且为低滴度。⑥与单纯 SLE 不同，荧光抗体类型为斑点型。

2. SLE 和 PM/DM 的 OLS 与单纯 PM/DM 不同,具有以下特征:①女性占绝大多数。②大多年龄在 40 岁以下。③ SLE 伴有近端肌肉的肌痛和肌力低下。④既有 SLE 的面颊部红斑,又有 DM 的眶周红斑,有时还伴有 SLE 的盘状红斑和 DM 的 Gottron 征。⑤多脏器损伤的发生率高且较严重。⑥实验室检查显示尿肌酸及血清肌酶活性明显增高;ANA 阳性率高;肌电图异常。

3. SLE 和 RA 的 OLS 具有以下特征:① SLE 出现明显的类风湿结节、关节炎、关节畸形和强直。②多脏器损害,尤其有明显的肾脏损害。③实验室检查见 ANA 阳性,多为斑点型;血清类风湿因子(RF)多为阳性。

4. SLE 和 PN 的 OLS 表现为 SLE 伴有周围神经炎、皮下结节、肺部症状及腹痛等症状。实验室检查除有 OLS 的一般免疫学异常外,血白细胞减少不明显,常伴有嗜酸性粒细胞增加;部分尚有乙肝表面抗原(HBsAg)阳性。

5. SLE 和血栓性血小板减少性紫癜(TTP)的 OLS 具有以下特征:SLE 伴有明显的紫癜、溶血性贫血及中枢神经系统症状。实验室检查除有 SLE 的一般免疫学改变外,可有非溶血性贫血、血小板明显减少、外周血破碎红细胞增多。

鉴别诊断:MCTD 的临床表现为 SLE、SSc、PM 等各自临床症状的混合,但又不具备单独诊断上述某一疾病的条件。

临床特征:病情较轻,内脏损害(尤其肾脏)少;对糖皮质激素治疗反应好;预后良好。实验室检查需同时具备以下 4 个条件:①抗 RNP 抗体阳性呈高滴度(>1∶1 024);②抗 Sm 抗体阴性;③ ANA 阳性,呈斑点型;④免疫病理学示皮肤表皮棘细胞核荧光染色体阳性。

## 【治疗原则】

由于重叠综合征的本质尚不清楚,其治疗方法也有待研究。治疗是基于对临床特征的分析,根据炎性关节炎,雷诺现象，炎性肌病，浆膜炎，间质性肺病，肺动脉高压，消化道、肾脏、神经系统表现和血管炎的表现不同，采取与之对应的治疗管理措施。以 SLE、RA 或 SSc 为主要临床表型的重叠综合征其免疫异常显著，临床症状明显，常呈现坏死性血管炎的病理学特点，一般均采用大剂量糖皮质激素治疗，也有合并应用免疫抑制剂者。对于 RA 相关重叠综合征出现严重的关节畸形，可行适当的手术矫形，以助其恢复功能。对与其他结缔组织病重叠的患者，则应遵循相重叠的 2 个原发病的治疗原则，既针对疾病本质进行免疫抑制治疗，也应注意对病变器官的对症处理。对各型重叠综合征患者进行生活指导，如防止受寒、避免感染和疲劳等。

### 【推荐处方】

遵循相重叠的 2 个原发病的治疗原则，针对疾病本质进行免疫抑制治疗，也应注意对病变器官的对症处理。

**（一）以乏力、关节炎、肌痛、头痛等非特异性表现为主**

处方　泼尼松 5～10mg，口服，1 次 /d。

　　　羟氯喹 0.1～0.2g，口服，2 次 /d。

　　　白芍总苷 0.6g，口服，2～3 次 /d。

　　　双氯芬酸缓释片 75mg，口服，1～2 次 /d。

　　　或者美洛昔康 7.5mg，口服，1～2 次 /d。

　　　或者塞来昔布 200mg，口服，1～2 次 /d。

**（二）针对雷诺现象**

处方 1　阿司匹林 100mg，口服，1 次 /d。

处方 2　硝苯地平 10mg，口服，3～4 次 /d。

处方 3　卡托普利 6.25～25.0mg，口服，1 次 /d。局部可试用前列环素软膏外用。

处方 4　如出现指端溃疡或坏死：前列地尔 10μg，静脉注射，1～2 次 /d；或贝前列素 40μg，口服，3 次 /d。其他如波生坦 62.5～125mg，每天两次、西地那非 12.5～50mg/d，分 3 次服用。

### （三）以肌炎为主要表现者

选用糖皮质激素和加用甲氨蝶呤或其他免疫抑制剂。

**处方 1**　泼尼松 10~30mg，口服，1 次 /d（适用于轻症和慢性病程不伴间质性肺炎）。

羟氯喹 0.1~0.2g，口服，2 次 /d。

白芍总苷 0.6g，口服，2~3 次 /d。

甲氨蝶呤初始 7.5mg，口服，1 次 /w；逐渐加量，维持在 10~20mg/w。

**处方 2**　硫唑嘌呤初始 50mg，口服，1 次 /d；1 周后加至 2mg/（kg·d），口服，分 2 次。

**处方 3**　环孢素 3~5mg/（kg·d），口服，2 次 /d（适用于难治性肌炎）。

**处方 4**　他克莫司 0.5~1.0mg，2 次 /d（适用于难治性肌炎）。

**处方 5**　伴间质性肺炎：在泼尼松、羟氯喹、白芍总苷的基础上加环磷酰胺，一般使用方法为 0.8~1.0g/m²，静脉滴注，1 次 /m，剂量为连续 6 个月。

### （四）针对肺动脉高压者

肺动脉高压是 OLS 患者致死的主要原因，所以应该早期、积极治疗：抗凝、吸氧、靶向药物如：波生坦、西地那非。

**处方 1**　中至大剂量糖皮质激素，免疫抑制剂首选环磷酰胺和甲氨蝶呤。

环磷酰胺 0.5~1.0mg/（kg·d），口服，分 2 次；0.5~1.0g/m²，静脉滴注，1 次 /m。或甲氨蝶呤片初始 7.5mg，口服，1 次 /w；逐渐加量，维持在 10~20mg/w。

**处方 2**　肺间质纤维化时用小分子抗纤维化药物。

吡非尼酮 200mg，口服，3 次 /d 为初始剂量；逐渐加量到 600mg，口服，3 次 /d。

**处方 3**　肺动脉高压靶向药

波生坦 62.5~125mg，口服，2 次 /d；西地那非 12.5~50mg/d，口服，分 3 次。

### （五）针对肾脏病变者

有肾脏病变时可选用糖皮质激素。肾病综合征可加用他克莫司、吗替麦考酚酯、环磷酰胺等免疫抑制剂。有肾衰竭则可予护肾排毒等治疗，尿毒症期患者以肾脏替代治疗为主。

### （六）合并血液系统受累

1. 自身免疫性贫血或血小板减少、TTP

**处方**　大剂量糖皮质激素为首选药物。初始泼尼松 1~2mg/（kg•d），晨起顿服，维持 4~8 周开始递减，减量速度通常是高剂量时每 1~2 周减 5mg。糖皮质激素的疗程一般在 2~3 年甚至更长。同时加免疫抑制剂如环孢素、他克莫司、吗替麦考酚酯等。

2. 症状严重的患者，如严重的血小板减少

**处方**

（1）5% 葡萄糖注射液 250ml + 甲泼尼龙粉针 500~1 000mg 冲击治疗，连续静脉滴注，1 次 /d，连续 3 日，疗程间隔 5~30 日；间隔期和冲击后改为泼尼松，0.5~1.0mg/kg，口服，1 次 /d。

（2）免疫球蛋白 0.2~0.4g/kg，连续静脉滴注，1 次 /d，疗程为 3~5 日，必要时 2~3 周后可重复使用。

（3）利妥昔单抗 375mg/m²，静脉滴注，1 次 /w。

### （七）合并 TTP 及严重的神经病变、炎性肌病，呼吸肌、吞咽肌严重受累

**处方**

（1）5% 葡萄糖注射液 250ml + 甲泼尼龙粉针 500~1 000mg 冲击治疗，连续静脉滴注，1 次 /d，连续 3 日，疗程间隔 5~30 日；间隔期和冲击改为泼尼松，0.5~1.0mg/kg，口服，1 次 /d。

（2）免疫球蛋白 0.2~0.4g/kg，连续静脉滴注，1 次 /d，疗程为 3~5 日，必要时 2~3 周后可重复使用。

（3）环磷酰胺 0.8~1.0g/m²，静脉滴注，每月 1 次。

（4）血浆置换疗法。

## 【注意事项】

同 SLE、炎性肌病等弥漫性结缔组织病的注意事项,主要注意糖皮质激素、免疫抑制剂等药物的相关不良反应。

# 第八节　未分化结缔组织病

## 【概述】

未分化结缔组织病(UCTD)是具有自身免疫病的症状和体征,但不符合任何 CTD 诊断的一种疾病状态。该病的病因和发病机制像大多数结缔组织病一样不清楚。遗传因素,自身抗体,T 和 B 细胞异常,环境因素如紫外线照射,感染等可能与发病有关。自身抗体中的 ANA、抗 SSA 抗体和抗 SSB 抗体常阳性。临床表现因人而异,复杂,缺乏特异性。UCTD 患者在起病 1~3 年后病情会发生变化,一部分患者会演变成符合 CTD,大部分患者会维持 UCTD 的疾病状态。

## 【临床特征】

1. 以青年女性多见,发病平均年龄超过 30 岁。

2. 具有自身免疫病的症状和体征,常见的症状和体征有发热、关节痛、关节炎、光过敏、颧部皮疹、脱发、眼干、口干、浆膜炎、中枢神经系统受累、贫血和血小板减少等。

3. 有一种自身抗体阳性。

4. 自身免疫病的病程至少超过 1 年。

5. 部分患者会演变为 CTD。

6. 很少累及心、脑、肾等重要器官。

## 【治疗原则】

由于临床症状和体征轻微,一般以对症治疗为主。以低剂量、短疗程糖皮质激素、非甾体抗炎药、抗疟药和钙通道阻滞剂为主，也可使用环孢素、硫唑嘌呤、甲氨蝶呤等。

## 【推荐处方】

### （一）针对雷诺现象

**处方1**　阿司匹林 100mg，口服，1 次/d。

**处方2**　硝苯地平 10mg，口服，3～4 次/d。

**处方3**　贝前列素 40μg，口服，3 次/d。

### （二）以关节炎等为主要表现者

**处方1**　塞来昔布 200mg，口服，1～2 次/d。

**处方2**　泼尼松 5～10mg，口服，1 次/d。

**处方3**　羟氯喹 0.1～0.2g，口服，2 次/d。

**处方4**　甲氨蝶呤初始 7.5mg/w；逐渐加量，维持在 10～20mg/w。

**处方5**　硫唑嘌呤初始 50mg，口服，1 次/d；1 周后加至 2mg/(kg·d)，口服，分 2 次。

## 【注意事项】

1. 应用糖皮质激素及其他免疫抑制剂时注意药物的禁忌证，特别是活动性乙肝、结核、肿瘤。

2. 为预防长期使用糖皮质激素的不良反应，需要同时补钙、保护胃黏膜并监测血压、血糖、血脂。

3. 应用甲氨蝶呤等免疫抑制剂需密切监测患者的血常规和肝功能，特别是用药的第 1 个月，建议每周检查 1 次。予甲氨蝶呤，同时补充叶酸。

4. 羟氯喹的常用剂量为 200～400mg/d，在此剂量下很少出现眼底损害，但为慎重起见，应在用药前进行 1 次眼科检查，低风险人群可每 5 年左右检查 1 次眼底；少数患者可出现心脏传导阻滞的不良反应。

5. 非甾体抗炎药不建议 2 种及 2 种以上联用，也不宜与联合糖皮质激素使用，以免增加消化道出血等风险。

（袁金忠　李丽雅　张显明　文振华　桂　明）

# 参考文献

[1] 中华医学会风湿病学分会. 系统性硬化病诊断及治疗指南. 中华风湿病学杂志, 2011 (4): 256-259.

[2] HOOGEN F, KHANNA D, FRANSEN J, et al. 2013 classification criteria for systemic sclerosis: an American college of rheumatology/European league against rheumatism collaborative initiative. Arthritis & rheumatology, 2013, 65 (11): 2737-2747.

[3] KOWAL-BIELECKA O, FRANSEN J, AVOUAC J, et al. Update of EULAR recommendations for the treatment of systemic sclerosis. Annals of the rheumatic diseases, 2017, 76 (8): 1327-1339.

[4] FIRESTEIN G S, BUDD R C, GABRIEL S E, 等. 凯利风湿病学. 10 版. 栗占国, 左晓霞, 朱平, 等译. 北京: 北京大学医学出版社, 2020.

[5] 张奉春. 风湿病学. 北京: 中国协和医科大学出版社, 2017: 3-14.

# 第四章

# 成人斯蒂尔病、血管炎及
# 原发性抗磷脂综合征

## 第一节　成人斯蒂尔病

【概述】

成人斯蒂尔病是一种发病率低且病因未明的全身炎症反应性疾病。成人斯蒂尔病缺乏特异性的血清学和病理学表现，其诊断属于排他性诊断，必须完善检查以排除肿瘤、感染性疾病、其他风湿免疫病等其他疾病的可能性。成人斯蒂尔病的发病机制较为复杂，通常认为其主要为自身免疫因素参与的自身炎症反应性疾病。通常见于年轻人，发病高峰在15~46岁。其主要表现为发热、皮疹、咽痛和关节痛等，并常伴有血白细胞升高、肝功能指标异常及铁蛋白增高等实验室检查异常。该疾病的临床特点与脓毒症有许多共同点，曾称为"变应性亚败血症"。但成人斯蒂尔病的预后差异很大，从良性预后到慢性破坏性多发性关节炎甚至出现严重的器官受累，如噬血细胞综合征、急性呼吸窘迫综合征、肝衰竭等。因为发病率低、临床表现各异，且缺乏特异性的诊断指标及临床特征，成人斯蒂尔病往往不容易诊断。目前主要采用 Yamaguchi 诊断标准或 Cush 诊断标准，但必须先排除其他类似疾病。

## 【临床特征】

依据患者的临床表现不同，成人斯蒂尔病可分为①单循环型/自限型（30%）：指患者仅发病1次，病程持续数周到数月，经治疗可完全缓解；②多循环型/间歇型（30%）：指患者多次复发，复发间隔时间通常<2个月，伴或不伴关节表现；③慢性关节炎型（40%）。常见症状及实验室指标改变如下：

1. 发热最常见、最早出现，多为弛张热，多高于39℃。一日内至少1次体温可达正常。

2. 皮疹多见于躯干、四肢、面部。橘红色斑疹或斑丘疹随体温的降升而隐现是最有诊断意义的，但皮疹为多形性的，如荨麻疹样皮疹也不少见。四肢及下腹按压和热敷可引发淡红色皮疹出现或颜色加深，即Koebrer现象。

3. 关节痛，不一定有关节炎，多影响大关节（膝、腕踝、肘），但也可累及小关节。其中部分患者的腕关节可最终强直，而其他关节的残毁罕见。

4. 可有咽痛、淋巴结和/或肝、脾大、肌痛、胸膜炎或心包炎等。

5. 血白细胞增高，有时呈类白血病反应。血清铁蛋白水平升高，且其水平与病情活动呈正相关。肝功能异常较多见，而抗核抗体和类风湿因子常阴性。

目前传统一线治疗方案为NSAID及糖皮质激素，改善病情抗风湿药（disease-modifying anti-rheumatic drug，DMARD）通常用于糖皮质激素治疗无效的成人斯蒂尔病患者，或用于对疾病的维持治疗，其中最常用的DMARD为甲氨蝶呤。严重或难治性病例可考虑使用生物制剂，如TNF-α拮抗剂、白细胞介素-6受体拮抗剂等。

## 【推荐处方】

**处方1**　布洛芬0.4～0.8g，口服，3次/d。

**处方2**　美洛昔康7.5～15mg，口服，1次/d。

**处方 3**　甲氨蝶呤 7.5～15mg，口服，1 次/w。

**处方 4**　泼尼松 5～15mg，口服，1 次/d，病情缓解后逐步减量。

**处方 5**　硫唑嘌呤 1～2mg/(kg·d)，口服，分 2 次（必要时）。

**处方 6**　环磷酰胺 1～2mg/(kg·d)，口服，分 2 次。

**处方 7**　环孢素 2～5mg/(kg·d)，口服，分 2 次。

**处方 8**　柳氮磺吡啶 250～750mg，口服，分 2 次。

**处方 9**　来氟米特 10～20mg，口服，1 次/d。

**处方 10**　TNF-α 拮抗剂 25mg，皮下注射，2 次/w，疼痛缓解后逐步减量。

**处方 11**　IL-6 受体拮抗剂如托珠单抗 8mg，静脉滴注，每 4 周 1 次。

**处方 12**　IL-1 受体拮抗剂如阿那白滞素 100mg，皮下注射，1 次/d。

## 【注意事项】

成人斯蒂尔病尚无特异性诊断方法。作为排他性诊断，成人斯蒂尔病需与一切其他发热性疾病相鉴别，但临床中最易遇到的仍是与恶性肿瘤、感染性疾病及其他风湿性疾病这三大类疾病相鉴别。国内外曾制定了许多标准，但至今仍无统一公认的标准。目前推荐应用较多的是 Yamaguchi 诊断标准，主要标准为发热≥39℃并持续 1 周以上、关节痛持续 2 周以上、典型皮疹、WBC≥15×10$^9$/L；次要标准为咽痛、淋巴结或者脾大、肝功能异常、RF 和 ANA 阴性；确诊需要符合上述至少 5 项条件，其中至少满足 2 项主要条件，并排除恶性肿瘤、感染性疾病和其他风湿性疾病等。诊断时首先应排除其他疾病。成人斯蒂尔病是一种涉及全身多系统的自身免疫病，往往需要排除大量与之临床症状相似的疾病方可作出诊断。诊断一经确立，需立即进行快速有效的治疗。传统的治疗方法疗效差且不良反应较大，因此出现新型的生物靶向治疗药物，其中 IL-6 受体拮抗剂和 IL-1 受体拮抗剂的疗效可能比抗 TNF-α 拮抗剂更好，但目前还缺乏足够的循证医学证据。

# 第二节　血　管　炎

## 一、大动脉炎

### 【概述】

大动脉炎是指主动脉及其主要分支的慢性进行性非特异性炎性疾病。大动脉炎引起血管不同部位的狭窄或闭塞，少数患者可出现动脉扩张或动脉瘤，为全层动脉炎，可累及主动脉的各个节段及其主要分支如颈动脉、锁骨下动脉、肾动脉、脾动脉、肠上动脉、肠系膜下动脉、髂动脉、肝动脉、冠状动脉等。本病的病因未明。

### 【临床特征】

临床表现主要包括非特异性炎性症状和血管狭窄或闭塞后导致的组织或器官缺血两组症状。

1. 非特异性炎性表现　患者在出现组织或器官缺血症状前数周至数月有较为明显的炎性症状，如乏力、发热、食欲缺乏、体重下降、盗汗和月经不调等；绝大多数患者在出现缺血症状前并无明显的系统症状。在出现缺血症状后出现明显的系统性炎性表现提示病情的急剧加重。部分患者出现皮肤、关节症状，如皮肤结节性红斑、血管神经性水肿、对称性关节肿痛等。

2. 组织或器官缺血症状　累及的血管不同，组织或器官的缺血症状亦不同，临床上可分为 5 种类型：头臂动脉型（主动脉弓综合征）、胸、腹主动脉型，主 - 肾动脉型，混合型和肺动脉型。

（1）头臂动脉型（主动脉弓综合征）：颈动脉和椎动脉狭窄和闭塞，可引起脑缺血症状。表现为头昏、眩晕、头痛、记忆力减退、单侧或双侧视力减退、视野缺失，甚至导致失明；严重脑缺血者可出现反复晕厥、抽搐、失语、偏瘫或昏迷。上肢缺血可出现单侧或双侧上肢无力、发凉、酸痛、麻木，甚至肌肉萎缩。少数可有锁骨下动脉盗血综合征，由于一侧锁骨下动脉或无名动脉狭窄 50% 以上，或堵塞侧椎动脉的压力降低 10mmHg（1.33kPa）以上，使对侧椎动脉的血液反流到狭窄侧的椎动脉和锁骨下动脉，当患侧上肢活动时，其血流可增 50%～100%，于狭窄部位的远端引起虹吸现象，从而加重脑缺血，产生一过性头晕或晕厥。

（2）胸、腹主动脉型：病变位于胸、腹主动脉及其分支，尤其是腹主动脉和两侧髂总动脉，可出现下肢发凉、麻木、无力和间歇性跛行等症状。体格检查时可在腹部或背部闻及收缩期血管杂音，下肢脉搏减弱或消失，血压降低；上肢血压可升高。可有肠功能紊乱，甚至肠梗阻。

（3）主 - 肾动脉型：高血压为本病的重要临床表现，尤其是舒张压升高明显。其机制可能是胸降主动脉严重狭窄，使心脏排出的血液大部分流向上肢而引起阶段性高血压；肾动脉狭窄引起肾血管性高血压；主动脉瓣关闭不全可致收缩期高血压。在单纯肾血管性高血压中，下肢收缩压较上肢高 20～40mmHg；而单纯降主动脉狭窄则上肢血压高，下肢血压低或测不出。

（4）混合型（广泛型）：具有上述 3 种类型中 2 种以上的临床表现，多数患者的病情较重。

（5）肺动脉型：约一半的患者有肺动脉病变，本型常与主动脉炎合并受累，尚未发现单纯肺动脉受累者。临床上可有心悸、气短，但症状较轻；晚期可出现肺动脉高压。肺动脉瓣区可闻及收缩期杂音和肺动脉第二音亢进。

【治疗原则】

强调早期诊断和早期治疗，以避免或延缓不可逆性的组织脏器病理损害。应根据病情的轻重程度给予个体化治疗,病情活动且病重者应予积极的抗感染和免疫抑制治疗,病情缓解后予维持治疗。

1. 内科治疗原则

(1)抗感染治疗控制感染,阻止病情发展。

(2)糖皮质激素治疗对早期或活动期患者的效果较好,可短期内改善症状。如口服泼尼松等。

(3)免疫治疗。

(4)血管扩张药可改善脑和肢体血运。

(5)使用抗血小板药如阿司匹林肠溶片等。

(6)使用抗高血压药:单用 1 种抗高血压药对本病的疗效不佳,常需要 2 种以上药物合并应用。

2. 经皮腔内血管成形术　目前已用于治疗肾动脉狭窄及腹主动脉、锁骨下动脉狭窄等,获得较好的疗效。球囊扩张的应用较广泛,但支架植入术由于可引起动脉炎的特点,需慎重应用。

3. 手术治疗　在病变稳定后可采取手术治疗,包括体温、血沉、白细胞计数、IgG 均正常。手术原则是在脏器功能尚未丧失时进行动脉重建。

(1)对于头臂动脉型患者可行胸外途径或胸内途径人工血管重建术、内膜血栓摘除术等。

(2)胸或腹主动脉严重狭窄者可行人工血管重建术。

(3)肾动脉狭窄者可行肾脏自身移植或血管重建术,患侧肾脏明显萎缩者可行肾切除术。

(4)冠状动脉狭窄者可行冠状动脉搭桥术或支架植入术。

## 【推荐处方】

**处方 1**　泼尼松 0.5～1.0mg/kg,口服,1 次 /d;疾病控制后,剂量逐渐减至 5～10mg/d 维持。

**处方 2**　环磷酰胺 1～2mg/(kg·d),口服,分 2 次。

**处方 3**　甲氨蝶呤 7.5～15mg,口服,1 次 /w。

**处方 4**　硫唑嘌呤 1～2mg/(kg·d),口服,分 2 次。

**处方 5**　环孢素 3～5mg/（kg·d），口服，分 2 次。

**处方 6**　来氟米特 10～20mg，口服，1 次 /d。

## 【注意事项】

充分控制感染，辅助治疗可使用血管扩张药、抗血小板聚集药，对有高血压者使用抗高血压药治疗，有确切结核者予以抗结核治疗。预后主要取决于高血压的程度及脑供血情况。其并发症有脑出血、脑血栓、心力衰竭、肾衰竭、心肌梗死、主动脉瓣关闭不全、失明等。

# 二、巨细胞性动脉炎

## 【概述】

巨细胞性动脉炎（giant cell arteritis，GCA）又称颞动脉炎、脑动脉炎或肉芽肿性动脉炎，是一种原因不明的系统性坏死性血管炎，主要累及主动脉发出的脑动脉分支，也可累及其他血管。血管炎常呈节段性，可有肉芽肿形成。临床表现因受累的血管不同而表现各异，典型者表现为颞部头痛、间歇性下颌运动障碍及视力受损。

常伴风湿性多肌痛，为一组临床综合征，表现为颈、肩胛带及骨盆带肌肉疼痛和僵硬，通常伴有全身反应，如红细胞沉降率增快等。因本病与 GCA 关系密切，且常出现于同一患者，有学者认为两者为同一疾病的不同时期，常被一起讨论。

## 【临床特征】

GCA 的发病年龄均在 50 岁以上，平均发病年龄为 70 岁，偶有不典型的年轻病例。女性多于男性，男、女比例为 1∶2～1∶4。本病可突然起病，也可隐匿起病，但确诊前症状已经持续数周或数月。多数患者有乏力、食欲缺乏、发热、体重下降等全身症状，这些可以是早期或首发症状而导致误诊。发热一般无规律，多为中、低度热，但也可达

39～40℃。多数患者在病程中会有器官受累的表现,主要由病变血管炎症、管腔狭窄造成相应器官供血不足和受损所致。

1. 头痛、头皮触痛或头皮结节 头痛是 GCA 最常见的症状,2/3 以上的患者会出现特异性头痛,常出现于病程早期或为首发症状。头痛一般位于一侧或双侧颞部,多为持续性,也可为间歇性,头痛明显,呈针刺样、烧灼痛或钝痛。头痛为脑动脉受累的表现,但与严重程度并不相关。头皮触痛可局限于受累的脑动脉分布区,也可无明确的边界。

2. 眼部表现 GCA 的眼部表现多样,发生率为25%～50%。常见表现为复视、上睑下垂、一过性或持续性部分或完全失明。眼动脉或后睫状动脉受累引起缺血性视神经炎是失明最常见的原因,也可因视网膜中央动脉阻塞所致,罕见动脉炎症致枕部梗死所引起的失明。失明是本病最严重的并发症之一,也是其主要的致残原因。近年来由于重视诊治,失明率已明显下降。失明可为首发症状,也可在病程中出现,常于头痛消失后出现,呈无痛性,起初表现为视物模糊、视野缺损,24～48 小时后可进展为完全失明,失明可为单侧或双侧,一侧失明如不及时治疗,对侧眼通常于1～2 周后也将受累,甚至可在 24 小时内发生。

3. 间歇性运动障碍 约 2/3 的患者出现间歇性运动障碍,可影响颌面部、舌肌及四肢。典型者为颌部间歇性运动障碍,多数为单侧颌部受累,表现为长时间咀嚼后颌部明显疼痛,甚至被迫停止活动,休息后症状缓解,严重者可影响吞咽。还可有味觉迟钝或说话多后吐字不清,均系由于面部动脉血管炎后引起血管狭窄甚至阻塞,导致供血不足的结果。这些症状出现较晚,但对诊断有高度特异性。有些患者还可出现下颌肌肉痉挛。间歇性运动障碍也可影响四肢,但较少见,表现为间歇性跛行、上肢活动不便。

4. 神经系统表现 30% 的患者可有神经系统受累,表现不一,常见的为短暂性脑缺血发作、脑卒中及周围神经病变。中枢神经系统表现在急性期高达 10%～15%，主要表现为躯体瘫痪、头晕、运动失调、延髓外侧综合征、斜视、谵妄、听力受损等，其中椎基底动脉血栓形成或梗死是 GCA 最常见的死亡原因。周围神经病变包括单神经炎或周围多神经病变，可累及四肢。

5. **呼吸系统表现**　约有 10% 的患者有呼吸道症状，包括干咳、咽痛及声音嘶哑等。当呼吸系统症状严重或为 GCA 的首发症状时，常不易想到本病的可能性。

6. **心血管系统表现**　10%～15% 的患者有大动脉受累的表现，如上肢间歇性运动障碍、雷诺现象等。体格检查见颈部、锁骨下、腋下及分支动脉搏动减弱或消失，上述部位可闻及血管杂音并有触痛。患者还可表现为颈动脉窦的敏感性增高，有时可发生主动脉瘤形成或破裂。

7. **其他**　可合并精神症状、甲状腺功能异常及肝损害。

## 【治疗原则】

GCA 常侵犯多处动脉，易引起失明等严重的并发症，因此一旦明确诊断应立即给予糖皮质激素治疗。一般主张用大剂量持续疗法，如泼尼松，维持到症状缓解、血沉下降到正常或接近正常时开始减量，总疗程约需数月，不宜过早减量或停用，以免病情复燃。病情稳定后改晨间 1 次给药或改隔日疗法是可取的有效方案。非甾体抗炎药如吲哚美辛等虽可减轻或控制部分症状，如解热、镇痛、改善全身不适等，但不能防治失明等缺血性并发症。对有糖皮质激素使用禁忌证者，可采用非甾体抗炎药与细胞毒性免疫抑制剂如环磷酰胺、甲氨蝶呤等联合治疗。也可试用雷公藤多苷治疗。

## 【推荐处方】

**处方 1**　泼尼松 1mg/kg，口服，1 次 /d；疾病控制后，剂量逐渐减至 5～10mg/d 维持。必要时可使用甲泼尼龙冲击治疗：5% 葡萄糖注射液 250ml ＋甲泼尼龙琥珀酸钠

500～1 000mg，连续静脉滴注，1 次 /d，连续 3 日。

**处方 2** 环磷酰胺 50～100mg，口服，1 次 /d。

或 0.9% 氯化钠注射液 500ml＋环磷酰胺 0.5～1.0g，静脉滴注，1 次 /m，疗程为 6～12 个月；或 0.5g，静脉滴注，每 2 周 1 次，疗程为 6～12 个月；病情缓解后，每 3 个月 1 次，疗程为 1～2 年。

**处方 3** 甲氨蝶呤 7.5～15mg，口服，1 次 /w。

**处方 4** 硫唑嘌呤 100～150mg/d，顿服。

## 【注意事项】

早诊断和正确的治疗可使预后大为改观。注意与其他血管炎相鉴别。巨细胞性动脉炎早期可能出现风湿性多肌痛综合征的表现，在此情况时应特别注意寻找血管炎的证据，以明确诊断。糖皮质激素减量维持是一个重要的治疗步骤，减量过快可使病情复发，减量过慢增加糖皮质激素的不良反应。依据病情逐步减停免疫抑制剂，病情稳定后 1～2 年（或更长时间）可停药观察。

# 三、结节性多动脉炎

## 【概述】

结节性多动脉炎（polyarteritis nodosa，PAN）是一种主要侵害中、小动脉全层的坏死性动脉血管炎，病变可侵犯全身各血管，也可局限于某个脏器或组织的血管，如肾、皮肤、肌肉和外周神经等，可有肾小动脉血管炎，但没有肾小球肾炎及微动脉、毛细血管和小静脉的血管炎。一般呈节段性，常见于动脉分支处，易形成小动脉瘤。病理改变急性期为血管壁纤维蛋白样坏死、炎症细胞浸润和管腔内血栓形成；慢性期为血管壁纤维性增生。其临床表现的个体间差异很大，多数病因不明。该病的致死原因主要是肾衰竭、冠状动脉炎所致的心肌梗死和心力衰竭。可发生于任何年龄，男性多于女性（约 4:1）。

## 【临床特征】

典型病例以发热、乏力、体重下降、出汗、肌痛或关节痛起病，继之出现某些系统损害的表现。常见的表现如下：

1. **皮肤表现**  20%～50% 的患者出现皮肤损害。皮疹为多形性，表现为隆起性紫癜和荨麻疹样皮疹，其他包括网状青斑、皮下出血、溃疡、指（趾）末端缺血或坏死及雷诺现象。比较典型的改变是痛性红斑性皮肤和皮下结节，大小为数毫米至数厘米。可见于本病的任何时期，多分布于四肢，尤其是下肢并沿动脉走行分布。常成群发生，分批出现，可持续几日至几个月。皮肤活检主要表现为小血管和毛细血管的坏死性炎症。

2. **关节表现**  关节痛或关节炎见于约半数以上的患者。最多表现为关节痛，常见于疾病早期，为游走性；较少表现为关节炎，通常为下肢大关节的非对称性发作性炎症，常侵犯踝和膝关节，偶见于手和足小关节单个或多个关节受累；极少表现为慢性多关节炎，类似于类风湿关节炎改变或骨关节炎改变。当其他全身症状出现时，关节症状多消退，不遗留永久性关节损害。滑膜检查正常或仅有轻度白细胞浸润，滑液分析所见为炎性关节液。其他症状有肌痛或软弱无力，尤以下肢为甚，活动后加重；间歇性跛行。

3. **肾脏表现**  绝大多数患者有不同程度的肾脏损害，表现为蛋白尿、镜下血尿甚至肉眼血尿、细胞管型及其他管型尿、肾病综合征、肾性高血压、肾梗死及急性或慢性肾功能不全。少数出现单侧和双侧输尿管狭窄，可无症状或出现尿闭及肾衰竭。本病主要是血管性肾病，肾血管造影显示多发性动脉瘤及梗死灶。多发性肾梗死可导致急进性肾衰竭。一般无肾小球肾炎的表现。

4. **神经系统表现**  40%～60% 的患者可出现周围神经损害，30%～40% 的患者可出现中枢神经受累，其临床表现取决于血管受累的部位、范围和程度。周围神经受累可引起单神经炎、多发性单神经炎及多发性神经炎,表现为受累神经分布区域的疼痛、麻木、感觉异常、肌无力或运动障碍。中枢神经系统受累可引起脑病、脑出血、脑梗死、蛛网膜下腔出血及脑神经受累等,表现为头痛、抽搐、偏瘫、功能障碍及精神症状等。

5. 消化系统表现　腹痛是结节性多动脉炎最常见的临床表现之一,并且与病变部位有关。其他包括反酸、嗳气、消化道溃疡、穿孔、呕血、黑便、肠梗阻、肠套叠、胰腺炎、氨基转移酶升高、肝硬化等,少数表现为腹泻、体重下降和吸收不良综合征。常因肠缺血、肠系膜动脉部分梗死或其分支梗死或小动脉瘤破裂而引起。阑尾或胆囊的血管炎较少见。尸检可发现肝脏片状梗死、肝周围炎、肝硬化和肝脏肉芽肿形成。持续出现严重的消化道症状者预后不良。

6. 心脏表现　因肾性高血压或冠状动脉炎可造成心动过速、心绞痛、心律失常、心肌梗死、心包炎、心包出血、心脏扩大及心力衰竭。心力衰竭是本病的主要死亡原因之一。

7. 其他表现　附睾、睾丸、眼部等受累,可出现附睾及睾丸疼痛、硬结和肿胀,中心视网膜动脉阻塞、视神经乳头水肿、眼葡萄膜炎等。肺受累少见。

## 【治疗原则】

本病可由多种病因引起,避免滥用药物,防止药物过敏和感染,尤以乙型肝炎病毒感染有重要意义。

糖皮质激素是治疗本病的首选药物,未经治疗者的预后较差,及早使用可改善预后。病情较轻、无严重内脏损害者以糖皮质激素单独治疗,如泼尼松 1mg/(kg·d) 口服。如病情重、糖皮质激素治疗 1 个月效果不佳者可联合选用细胞毒性药物,如环磷酰胺、硫唑嘌呤、甲氨蝶呤等。首推环磷酰胺最有效,常用剂量为 2mg/(kg·d) 口服,如因消化道反应不能耐受者，可予静脉给药。临床上用糖皮质激素联合环磷酰胺治疗的效果更好，即使对有高血压和肾病的患者也曾获得令人满意的疗效。本病常有血栓形成，加用非糖皮质激素类抗炎药，抗凝血药如阿司匹林、双嘧达莫等有相当的对症疗效；如出现血管狭窄，可应用扩血管药如钙通道阻滞剂。乙肝活动期患者应予以抗病毒治疗。重症且糖皮质激素和免疫抑制剂疗效不佳的患者可加血浆置换。肾衰竭者予以透析。

## 【推荐处方】

**处方 1**　泼尼松：活动期 1.0～1.5mg/（kg·d），4～6 周；病情缓解后逐步减量至小剂量维持，病情严重者可采用糖皮质激素冲击治疗。

**处方 2**　环磷酰胺 1～2mg/（kg·d），口服，2 次 /d。

或 0.9% 氯化钠注射液 500ml + 环磷酰胺 0.5～1.0g，静脉滴注，1 次 /m，疗程为 6～12 个月；或 0.5g，静脉滴注，每 2 周 1 次，疗程为 6～12 个月；病情缓解后，每 3 个月 1 次，疗程为 1～2 年。

**处方 3**　硫唑嘌呤 2.0～2.5mg/（kg·d），口服，分 2 次；总剂量不超过 200mg/d。

**处方 4**　甲氨蝶呤 7.5～15mg，口服，1 次 /w。

**处方 5**　环孢素 3～5mg/（kg·d），口服，分 2 次。

**处方 6**　静注人免疫球蛋白 300～400mg/（kg·d），静脉滴注，连用 5～7 日。

**处方 7**　肠溶阿司匹林 100mg，口服，1 次 /d。

**处方 8**　双嘧达莫 50mg，口服，3 次 /d。

**处方 9**　低分子量肝素 3 200IU，皮下注射，1 次 /d。

对于重症患者的糖皮质激素冲击治疗：

**处方 10**　5% 葡萄糖注射液 250ml + 甲泼尼龙粉针 500～1 000mg，连续静脉滴注，1 次 /d，连续 3 日。

**【注意事项】**

本病是一种侵犯多脏器和多系统的、原因未明的结缔组织病，临床表现多样，以皮肤结节为特征，沿浅表动脉排列或不规则地聚集在血管近旁，有痛感及压痛，呈玫瑰红、鲜红或接近正常皮色，病情严重者可致死亡或致残。因此，具有上述症状与体征的患者必须到条件较好的医院住院明确诊断，给予系统治疗，并按医嘱坚持服药和定期随诊。同时不要滥用药物，防止药物及食物过敏和感染，尤其是乙型肝炎病毒感染。早诊断和正确的治疗可使预后大为改观。注意与其他血管炎类疾病相鉴别。

# 四、结节性脂膜炎

**【概述】**

结节性脂膜炎是一种原发于脂肪小叶的非化脓性炎症，又称特发性小叶性脂膜炎、Weber-Christian 综合征或回归性发热性非化脓性脂膜炎。好发于中青年女性，皮肤型病变只侵犯皮下脂肪组织，不累及内脏；系统型病变有皮肤型病变的表现及内脏受累。

**【临床特征】**

1. 皮损 皮下结节是本病的主要特征。其直径通常为1~2cm，大者可达10cm以上。起始于皮下的部分结节向上发展，皮面可轻度隆起，呈现红斑和水肿；部分则潜于皮下，表面皮肤呈正常皮色，结节常与皮肤粘连，活动度小。有疼痛感，触痛明显。结节常成批发生，对称分布，好发部位为臀部和下肢，但下前臀、躯干和面部也可出现。经数周或数月后结节自行消退，消退处局部皮肤凹陷并有色素沉着。这是由于病变处脂肪发生坏死、萎缩和纤维化的结果。结节每隔数周或数月反复发作，多数作发病有发热，热型不定，有低热、不规则热或高热，高者可达40℃，呈弛张热型，持续1～2周逐渐下降。除发热外，还可有乏力、食欲减退、肌肉和关节酸痛等。

偶有少数结节，脂肪坏死时其上之皮肤也被累及而发生坏死破溃，并有黄棕色油状液体流出，称为"液化性脂膜炎"。

2. 内脏损害　内脏损害有的与皮肤损害同时出现；有的皮损在前，内脏损害在后；也有少数病例为广泛的内脏累及在前，皮损在后，内脏损害的临床症状取决于受累的内脏部位，其特征性症状在损害较大时才显示。肝脏损害可出现右胁痛、肝大、黄疸和肝功能异常。小肠受累可有脂肪痢和肠穿孔。肠系膜、大网膜和腹膜后脂肪组织受累可出现上腹部疼痛、腹胀和包块等。此外，骨髓、肺、胸膜、心肌、心包、脾、肾和肾上腺等均可受侵。内脏广泛受累者的预后很差，可死于循环衰竭、出血、败血症和肾衰竭。

## 【治疗原则】

本病尚无特效治疗。纤维蛋白溶解药、羟氯喹、硫唑嘌呤、环磷酰胺等有一定的疗效。在急性炎症期或有高热等情况下，糖皮质激素如泼尼松 40～60mg/d 和非甾体抗炎药有明显的效果。

## 【推荐处方】

**处方1**　非甾体抗炎药：
布洛芬 0.4～0.8g，口服，2 次/d。
美洛昔康 7.5～15mg，口服，1 次/d。
塞来昔布 0.1～0.2g，口服，2 次/d。
阿司匹林肠溶片 100mg，口服，1 次/d。
**处方2**　双嘧达莫 50mg，口服，3 次/d。
**处方3**　沙利度胺 50～100mg，口服，1 次/晚。
**处方4**　羟氯喹 0.1～0.2g，口服，2 次/d。
**处方5**　硫唑嘌呤 2.0～2.5mg/(kg·d)，口服，分 2 次；总剂量不超过 200mg/d。

**处方 6**　环孢素 3.0mg/（kg•d），口服，2 次 /d。

**处方 7**　泼尼松 1mg/kg，口服，1 次 /d，病情稳定后逐步减量。

**处方 8**　环磷酰胺 1～2mg/（kg•d），口服，分 2 次。

## 【注意事项】

需注意与结节性红斑、硬红斑、皮下脂质肉芽肿等疾病相鉴别。

# 五、肉芽肿性多血管炎

## 【概述】

肉芽肿性多血管炎（granulomatosis with polyangiitis，GPA）又称韦格纳肉芽肿（Wegener granulomatosis，WG），是一种以毛细血管及微小动、静脉受累为主的系统性坏死性血管炎，是抗中性粒细胞胞质抗体相关小血管炎的一种，主要侵犯上、下呼吸道（肺）和肾脏。该病若不积极治疗，预后很差。

## 【临床特征】

GPA 的临床表现多样，可累及多系统，以下根据受累部位分述。

1. 一般症状　GPA 的初始症状包括发热、疲劳、虚弱、抑郁、食欲缺乏、关节痛、盗汗和尿色改变。部分患者起病时可以没有任何症状。

2. 呼吸道症状　上呼吸道症状有鼻窦炎、鼻损害、中耳炎、神经性耳聋、口腔溃疡；下呼吸道症状有咳嗽、少量咯血、气短、胸闷、肺内阴影、肺泡性出血可导致呼吸困难甚至呼吸衰竭。

3. 肾脏损害　约 20% 的患者在起病时即具有肾脏病变，在整个病程中约有 80% 的患者会出现肾脏损害。肾脏损害包括蛋白尿、尿红细胞、白细胞增多及管型尿，严重者有高血压和肾病综合征、肾衰竭致死亡。肾衰竭是 GPA 的主要死亡原因之一。

4. 其他　皮肤黏膜损伤有紫癜、红斑、皮疹、皮下结节；眼受累如眼球突出、视神经及眼肌损伤、结膜炎、视网膜血管炎、视力障碍等；也可出现多发性神经炎、心肌炎及胃肠道病变。

## 【治疗原则】

治疗取决于疾病的严重程度、受累的器官、病情是否活动等因素。早期诊断和及时治疗可提高治疗效果。治疗可分为 3 期：诱导缓解、维持缓解和控制复发。轻型或局限型早期病例可单用糖皮质激素治疗，若疗效不佳应尽早用环磷酰胺。有肾受累或下呼吸道病变的患者，开始治疗即应联合应用糖皮质激素与环磷酰胺。泼尼松（龙）至少用药 4 周，症状缓解后逐渐减量维持。危重症可用大剂量甲泼尼龙冲击治疗。环磷酰胺是治疗本病首选的免疫抑制剂，口服或静脉注射。不能耐受环磷酰胺可选用甲氨蝶呤，1 次 /w，维持至病情缓解。治疗效果不佳可加用环孢素等。重症且糖皮质激素和免疫抑制剂治疗效果不佳的患者可加血浆置换。肾衰竭者予以透析。

## 【推荐处方】

**处方 1**　泼尼松：活动期 $1.0\sim1.5mg/(kg\cdot d)$，$4\sim6$ 周；病情缓解后逐步减量至小剂量维持，病情严重者可采用糖皮质激素冲击治疗。

**处方 2**　环磷酰胺 $1\sim3mg/(kg\cdot d)$，口服，分 2 次。

或 0.9% 氯化钠注射液 500ml + 环磷酰胺 $0.5\sim1.0g$，静脉滴注，1 次 /m，疗程为 $6\sim12$ 个月；或 0.5g，静脉滴注，每 2 周 1 次，疗程为 $6\sim12$ 个月；病情缓解后，每 3 个月 1 次，疗程为 $1\sim2$ 年。

**处方 3**　硫唑嘌呤 $2.0\sim2.5mg/(kg\cdot d)$，口服，2 次；总剂量不超过 200mg/d。

**处方 4**　甲氨蝶呤 7.5～15mg，口服，1 次 /w。

**处方 5**　环孢素 3～5mg/(kg•d)，口服，2 次 /d。

**处方 6**　吗替麦考酚酯 1～2g/d，口服，2 次 /d。

**处方 7**　静注人免疫球蛋白 300～400mg/(kg•d)，静脉滴注，连用 5～7 日。

**处方 8**　TNF-α 拮抗剂 25mg，皮下注射，2 次 /w，疼痛缓解后逐步减量。

对于重症患者的糖皮质激素冲击治疗：

**处方 9**　5% 葡萄糖注射液 250ml+ 甲泼尼龙粉针 500～1 000mg，连续静脉滴注，1 次 /d，连续 3 日。

## 【注意事项】

此病若延误诊断、未及时治疗，死亡率很高。目前大部分患者经正确治疗能维持长期缓解，80% 的患者其存活时间可超过 5 年。影响预后的主要因素是难以控制的感染和不可逆的肾脏损害、年龄在 57 岁以上、血肌酐水平升高。

# 六、嗜酸性肉芽肿性多血管炎

## 【概述】

嗜酸性肉芽肿性多血管炎 (eosinophilic granulomatosis with polyangiitis，EGPA) 又称变应性肉芽肿性血管炎、Churg-Strauss 综合征。累及以中、小动脉为主的系统性坏死性血管炎，病变部位有大量嗜酸性粒细胞浸润和血管外肉芽肿形成及坏死性血管炎，主要累及肺、心、肾、皮肤和外周神经，是一种临床上少见的疾病，目前还没有详细的流行病学资料。病因仍不清楚，发病机制与免疫异常有密切关系。该病与 GPA 及显微镜下多血管炎又合称为 ANCA 相关性血管炎。

## 【临床特征】

典型的 EGPA 可分为 3 个时期。①前驱期：主要有多种过敏性疾病的临床表现,如变应性鼻炎、鼻息肉和哮喘等以呼吸道受累为主的临床表现。此期时间较长,一般10年左右可进展为血管炎期。②血管炎期:开始时可伴有全身症状,如全身不适、消瘦、发热、腿部肌肉痉挛性疼痛等,特别是腓肠肌疼痛常是早期血管炎的特点,应予以重视。此期因累及不同的脏器而使临床表现复杂。血管炎可以急性发作、急剧恶化,威胁生命。③血管炎后期:通常表现为重症哮喘及系统性血管炎所引起的继发性病变,如高血压、慢性心功能不全、外周神经损伤等后遗症。

1. 呼吸系统

(1)变应性鼻炎:常常是EGPA的最初症状,约70%的患者可以出现,并可同时伴有反复发作的鼻窦炎、鼻旁窦炎和鼻息肉病。主要表现为鼻塞,可伴有脓性或血性分泌物,鼻息肉病严重时可阻碍呼吸道引起呼吸困难,需手术切除,偶有鼻中隔穿孔。鼻黏膜活检常见血管外肉芽肿形成伴组织嗜酸性粒细胞浸润。

(2)哮喘:是EGPA的主要表现之一,80%~100%的患者出现此表现。发病早期的症状较轻微、发作次数少、间隔时间较长,不易引起注意;以后可逐渐加剧,无诱因发作次数频繁、间隔时间缩短。对症治疗的效果不好。

(3)肺内的浸润性病变:是EGPA在呼吸系统的主要表现之一,可出现于72%~93%的患者中,一般出现的时间较短,病变呈游走性、复发性,可迅速消失。临床表现为短暂的咳嗽,伴有胸痛、少痰。胸部X线检查约50%的患者可出现斑片状、游走性肺炎样浸润(类似于Loffler综合征);部分患者胸片呈双侧结节样浸润,浸润可伴有弥漫分布的肺间质改变,但极少形成空洞样表现。病变无固定的肺叶或肺段分布的特点,也没有特定的好发部位。

(4)呼吸系统的其他表现:约30%的患者可以出现胸膜受累的表现,表现为胸腔积液和胸膜摩擦音;肺出血是本病少见的并发症之一,一旦出现,说明病情较严重,表现为咯血、呼吸困难、低氧血症、血红蛋白明显下降,X线片可显示双侧肺部的大面积团块状阴影。

2. 皮肤　各种皮肤损害均可见于 EGPA，发生率高于结节性多动脉炎，约 70% 的患者有皮肤受累。Strauss 等将皮肤病变分为 3 种类型。

（1）红色斑丘疹性皮疹：类似于多形红斑，大小不等，压之褪色。

（2）出血性皮疹：瘀点、紫癜或皮肤梗死、坏死均可见到，大多数皮疹略高于皮面，类似于过敏性紫癜的皮损。

（3）皮肤结节或皮下结节：是 EGPA 最常见的皮肤损害，对 EGPA 的诊断有高度特异性。结节活检往往能显示其典型的组织病理学特点。

3. 神经系统　70%~90% 的 EGPA 患者可以出现神经系统损害，是系统性血管炎的早期表现之一。常可见外周神经受累及的表现，如多发性单神经炎或对称性感觉运动神经末梢病变等，很少累及中枢神经系统。

4. 心血管系统　心脏受累也很常见，引起心脏病变的主要原因是嗜酸性粒细胞浸润心肌及冠状动脉所造成的心肌病变和血管炎，主要表现为心包炎、心力衰竭和心肌梗死，有时可见二尖瓣脱垂。

5. 消化系统　EGPA 可侵犯消化系统各器官，出现多种临床表现，但以胃肠道受累为主要表现。

（1）大量嗜酸性粒细胞浸润胃肠道黏膜时表现为嗜酸性粒细胞性胃肠炎，症状以腹痛、腹泻及消化道出血最为常见，如黏膜受累严重时可以导致胃肠道黏膜穿孔。部分患者出现黏膜下嗜酸性粒细胞浸润，严重者伴肉芽肿形成时可出现结节性团块，压迫胃肠道，引起胃肠梗阻。

（2）嗜酸性粒细胞还可侵犯腹膜，引起腹膜炎，出现腹水，表现为腹胀、移动性浊音阳性腹水内可见大量嗜酸性粒细胞，具有一定的特征性。

（3）结肠受累较少见，表现为回盲部和降结肠的多发性溃疡，可出现脓血便或稀便等；累及肝脏和大网膜时常形成腹部包块。

6. 肾脏　肾脏受累以血尿、蛋白尿多见，极少进展为肾衰竭。

7. 关节和肌肉　关节和肌肉受累表现为游走性关节痛、关节肿胀、小腿肌肉痉挛。

## 【治疗原则】

本病的治疗原则是如果患者病情严重、临床表现典型，伴有外周血嗜酸性粒细胞增高，即使缺乏病理检查，也要开始治疗。因早期治疗不但能使病情减轻，甚或可预防重要脏器损害，改善预后。本病对糖皮质激素反应良好，可改善过敏症状及降低嗜酸性粒细胞，缓解血管炎。大剂量糖皮质激素反应不佳时尽早加用细胞毒性药物，如环磷酰胺或硫唑嘌呤。

1. 病情较轻的患者单用糖皮质激素治疗。开始的数周给予泼尼松 40～60mg/d，口服，以后给予小剂量维持至少 1 年。糖皮质激素的用药方式、剂量和疗程可依据患者的具体情况来决定。停药后应长期随访。

2. 重症患者给予甲泼尼龙 500～1 000mg/d，静脉滴注，3～5 日为 1 个疗程；后改为口服泼尼松维持治疗。若单用糖皮质激素疗效不佳时可加用环磷酰胺、硫唑嘌呤或环孢素治疗。另外，对于急重症患者，血浆置换和血浆吸附治疗也可以试用。

3. 近年研究提示利妥昔单抗对 ANCA 相关性血管炎有一定的疗效。

4. 其他对症治疗。

## 【推荐处方】

**处方 1**　泼尼松：活动期 1～2mg/(kg•d)，4～6 周；病情缓解后逐步减量至小剂量维持，病情严重者可采用糖皮质激素冲击治疗。

**处方 2**　环磷酰胺 1～2mg/(kg•d)，口服，2 次/d。

或 0.9% 氯化钠注射液 500ml + 环磷酰胺 0.5～1.0g，静

脉滴注，1 次 /m，疗程为 6～12 个月；或 0.5g，静脉滴注，每 2 周 1 次，疗程为 6～12 个月；病情缓解后，每 3 个月 1 次，疗程为 1～2 年。

**处方 3** 硫唑嘌呤 2.0～2.5mg/(kg•d)，口服，2 次；总剂量不超过 200mg/d。

**处方 4** 甲氨蝶呤 7.5～15mg，口服，1 次 /w。

**处方 5** 静注人免疫球蛋白 300～400mg/(kg•d)，静脉滴注，连用 5～7 日。

对于重症患者的糖皮质激素冲击治疗：

**处方 6** 5% 葡萄糖注射液 250ml ＋ 甲泼尼龙琥珀酸钠 500～1 000mg，连续静脉滴注，1 次 /d，连续 3 日。

## 【注意事项】

合理应用抗生素及其他药物预防发生药物性过敏反应；尤其对高敏体质人群，更应注意避免各种致敏因素。对感染患者应积极抗感染治疗。对高危人群应及时注射疫苗，以预防引发本病。变应性肉芽肿性血管炎在病情控制后部分患者会复发，因此对门诊患者的密切随访、对复发病例治疗的及时性和力度是提高预后的必要条件。

# 七、显微镜下多血管炎

## 【概述】

显微镜下多血管炎（microscopic polyangitis，MPA）是一种系统性、坏死性、抗中性粒细胞胞质抗体（ANCA）相关性免疫复合物性小血管炎。本病在临床上和组织学上影响小血管（毛细血管、微静脉和微动脉），而与肉芽肿形成无关，常表现为坏死性新月体性肾小球肾炎和出血性肺毛细血管炎。本病也可影响小动脉和中动脉，故与结节性多动脉炎有时很难相鉴别。免疫病理检查见血管壁无或只有少数免疫复合物沉积。本病与 ANCA 强相关，尤其是靶抗原为髓过氧化物酶（MPO）的核周型 ANCA（p-ANCA），由于本病也影响微静脉和毛细血管，故称为显微镜下多血管炎较显微镜下多动脉炎更确切。

## 【临床特征】

发病年龄平均为 50 岁，但儿童和老年人亦可发病，男、女之比为（1～1.8）:1。本病可以急性或暴发性起病，急剧出现新月体性肾小球肾炎和肺出血，表现为肺出血 - 肾炎综合征；有时起病又相当隐匿，发病时多有发热、关节痛、肌痛和皮肤紫癜等全身症状，全身症状、轻度肾病和咯血可出现于本病"暴发"期前数月甚至数年。本病是一种系统性疾病，可累及多系统和多器官。

1. 肾脏表现　肾脏是本病最常累及的器官，几乎见于所有 MPA 患者。病程也多种多样，特点为不经治疗将急剧恶化。80% 的患者有镜下血尿，20% 的患者有肉眼血尿，90% 的患者会出现肾功能不全，不少于 30% 的患者会出现少尿症状，25%～45% 的患者需接受透析治疗。

MPA 的肾脏病理改变是坏死性肾小球肾炎，病变特点包括节段性坏死、新月体形成（毛细血管外增生）、轻度或无毛细血管内增生、免疫荧光显示微量或无免疫沉积、电镜检查显示微量或无电子致密物沉积。上述病变特点与免疫复合物介导的肾小球肾炎和抗肾小球基底膜抗体介导的疾病（肺出血 - 肾炎综合征）明显不同，但与 GPA 的肾脏病变和特发性快速进展性新月体性肾小球肾炎难以相区别。

2. 肺部表现　半数以上的 MPA 患者有肺受累，表现为肺泡出血、肺炎（肺部浸润影）和胸膜炎。弥漫性肺泡出血（diffuse alveolar hemorrhage）最为严重，见于 12%～29% 的患者。大多数患者急性发病，临床表现复杂多样，轻者仅出现轻度气短和贫血，无明显的咯血；重症患者出现大量出血和严重的低氧血症。弥漫性肺泡出血的影像学检查没有特异性，表现为斑片状或弥漫性肺泡浸润影，临床上与充血性心力衰竭和感染有时很难相鉴别。需要指出的是，即使存在大量弥漫性肺泡出血时，临床上显性咯血也并非见于全部患者，1/3 的患者可无咯血。因此，临床无咯血并不提示病情不严重。MPA 肺损害的另一表现是肺间质纤维化，为反复弥漫性肺泡出血的慢性改变，见于病程较长的患者。

组织病理学特点是肺毛细血管炎，肺泡间隔断裂引起毛细血管网的弹性丧失，致使红细胞漏到肺泡腔；肺泡壁增厚、水肿，最后出现纤维素样坏死；肺泡隔有明显的中性粒细胞浸润，常伴白细胞破碎；免疫荧光罕见免疫沉积。其他改变有毛细血管血栓、Ⅱ型肺泡上皮细胞增生和淋巴浆细胞浸润。上述临床和组织学特点可见于多种情况，较常见于 GPA、SLE 和孤立型肺泡出血。

3. 其他表现　MPA 的其他临床特点与其他类型的 ANCA 相关性血管炎和经典 PAN 的表现相似。关节痛、肌痛和发热常见，见于 65%～72% 的患者；皮肤也常受累，表现为紫癜；周围神经病变仅见于少数患者，较其他 ANCA 相关性血管炎和 PAN 少见；32%～58% 的患者可出现腹痛，29% 的患者可出现胃肠道出血。

## 【治疗原则】

本病的治疗主要依据疾病的病变范围、进展情况及炎症的程度来决定。

MPA 的治疗可以分为 3 个阶段。第一阶段为诱导缓解；第二阶段为维持缓解，此阶段可以中等剂量的泼尼松治疗并维持环磷酰胺治疗 12 个月，或换用硫唑嘌呤、甲氨蝶呤等维持缓解；第三阶段为治疗复发。

对于伴有肺出血的肺泡毛细血管炎的病情严重患者应联合治疗或行血浆置换治疗。

## 【推荐处方】

**处方 1**　泼尼松：活动期 1.0～1.5mg/（kg·d），晨起顿服；4～6 周病情缓解后逐步减量至小剂量维持，病情严重者可采用糖皮质激素冲击治疗。

**处方 2**　环磷酰胺 1~3mg/(kg•d)，口服，分 2 次。

或 0.9% 氯化钠注射液 500ml + 环磷酰胺 0.5~1.0g，静脉滴注，1 次 /m，疗程为 6~12 个月；或 0.5g，静脉滴注，每 2 周 1 次，疗程为 6~12 个月；病情缓解后，每 3 个月 1 次，疗程为 1~2 年。

**处方 3**　硫唑嘌呤 2.0~2.5mg/(kg•d)，口服，2 次；总剂量不超过 200mg/d。

**处方 4**　甲氨蝶呤 7.5~15mg，口服，1 次 /w。

**处方 5**　环孢素 3~5mg/(kg•d)，口服，分 2 次。

**处方 6**　吗替麦考酚酯 1~2g/d，口服，分 2 次。

**处方 7**　静注人免疫球蛋白 300~400mg/(kg•d)，静脉滴注，连用 5~7 日。

**处方 8**　TNF-α 拮抗剂 25mg，皮下注射，2 次 /w，疼痛缓解后逐步减量。

对于重症患者的糖皮质激素冲击治疗：

**处方 9**　5% 葡萄糖注射液 250ml + 甲泼尼龙琥珀酸钠 500~1 000mg，连续静脉滴注，1 次 /d，连续 3 日。

## 【注意事项】

早诊断和正确的治疗可使预后大为改观。注意与其他继发性血管炎鉴别。糖皮质激素减量维持是一个重要的治疗步骤，减量过快可使病情复发，减量过慢增加激素的不良反应。免疫抑制剂的减停亦应依据病情，病情稳定后 1~2 年（或更长时间）可停药观察。重症且糖皮质激素免疫抑制剂疗效不佳可加血浆置换。肾衰竭者予以透析治疗。

# 八、白塞综合征

## 【概述】

白塞综合征（又称贝赫切特综合征）是一种全身性、慢性、血管炎性疾病，临床上以口腔溃疡、生殖器溃疡、眼葡萄膜炎为其特殊表现，此外还可累及全身多个脏器，如消化道、心血管系统、神经系统等。

## 【临床特征】

1. 溃疡　包括口腔溃疡和生殖器溃疡。口腔溃疡几乎在所有患者中出现，并多为首发症状，可以出现唇黏膜、牙龈、颊黏膜、舌及咽等部位的痛性溃疡，单发或多发；亦可为疱疹样，直径为 2～10mm，中央呈黄白色，周边有红晕，可在 1～2 周内自行愈合，一般不留瘢痕，但可反复发生。生殖器溃疡的发生率为 78%，男性位于阴囊、阴茎和环肛门周围区域，女性位于外阴口，一般比口腔溃疡更深、更痛，持续时间更长，1～3 周内渐消退且遗留瘢痕，但复发较少。需注意女性阴道、子宫颈溃疡的症状常不明显。

2. 皮肤表现　最常见的表现为假性毛囊炎和结节性红斑样皮肤损害，约半数患者可出现。前者在男性中多见，多在下肢，亦可在面、颈、胸、背部出现；后者在女性中多见，为下肢痛性结节，可在病程中多次出现，持续数周。另外，尚有丘疹、大疱、肢端坏死等皮损。而针刺试验后出现的非特异性高敏反应则是作为一项具诊断意义的皮肤表现，即 48 小时后在针刺处的无菌性红色丘疹、脓疱疹 >2mm。

3. 眼部受累　白塞综合征可出现各类眼部受累的症状，发生率为 43%～72%，包括前、后、中葡萄膜炎，玻璃体炎，视网膜炎，白内障，青光眼，视网膜水肿，视神经乳头水肿，视网膜脱离，动、静脉栓塞等。其中 25% 的患者致失明，80% 的患者双侧眼受累。前房积脓虽可短暂缓解，但常反复发生，是较常见的失明原因。从症状出现到失明约 5 年。

4. 关节炎及关节痛　40%～60% 的患者表现为关节痛和外周关节炎。外周关节炎可以为单关节、少关节或多关节,主要影响下肢,最容易受累的关节依次为膝、腕、踝、肘,一般不引起关节破坏或畸形,极少为慢性过程。

5. 血管损害　从大血管到毛细血管均可累及,静脉较多见。主要分 4 类:动脉闭塞、动脉瘤、静脉栓塞、静脉曲张。临床报道较多见者为深静脉血栓、浅表血栓性静脉炎、静脉曲张、动脉栓塞、动脉瘤、巴德 - 基亚里综合征。而动脉瘤是一种有潜在危险的并发症,一旦破裂出血,病死率高。

6. 神经系统受累　神经系统受累时有人称之为神经白塞综合征,发生率为 3%～10%,男性高于女性,运动神经障碍多于感觉神经障碍。老年病例的预后差,病死率约为 10%。中枢神经受累可以出现局灶或弥漫性病变的症状,症状较复杂,可表现为急性脑膜脑炎的症状,亦可表现为头痛、癫痫,常和广泛的血管炎、颅内压增高有关,局灶定位症状可出现锥体束征、脑干损害、延髓小脑症状、精神障碍。

7. 其他非常见的症状

(1)消化道:在日本的发生率较高,为 5%～6%,亦有称之为肠白塞综合征,以消化道溃疡最常见,可出现于食管、胃、肠道的任何部位,单发或多发,主要症状为腹泻,严重者溃疡可出血、穿孔,引起较严重的并发症。

(2)肺:受累时可表现为肺的结核样空洞、肺动脉高压、胸膜炎、肺门淋巴结病变、肺动脉瘤和肺栓塞,临床可出现反复的呼吸困难、咳嗽、胸痛、咯血和发热。

(3)心脏:可表现肉芽肿性心内膜炎、反复的心律失常、心肌炎、瓣膜功能障碍、冠状动脉炎、心包炎、心内膜及心肌纤维化等。

(4)泌尿生殖系统:男性附睾炎是本病较特异性的症状。肾脏受累不常见,可表现为微小病变、增殖性肾小球肾炎甚至新月体性肾小球肾炎。肾动脉受累可出现肾性高血压,肾衰竭较少见。

另外,部分患者可出现发热、全身淋巴结肿大等症状。

## 【治疗原则】

　　白塞综合征以药物治疗为主，需要服用药物的时间长短不一。多数患者需要较长期服药，主要是免疫调节剂或免疫抑制剂，包括外用药物及口服糖皮质激素、甲氨蝶呤、秋水仙碱、沙利度胺、硫唑嘌呤、环磷酰胺、环孢素、吗替麦考酚酯和 TNF-α 拮抗剂等。在药物治疗之外还可选择手术治疗或介入治疗，但都应以药物治疗为基础。

## 【推荐处方】

　　**处方 1**　非甾体抗炎药：

　　　　布洛芬 0.4～0.8g，口服，3 次 /d。

　　　　美洛昔康 7.5～15mg，口服，1 次 /d。

　　　　塞来昔布 0.1～0.2g，口服，2 次 /d。

　　　　肠溶阿司匹林 75～100mg，口服，1 次 /d。

　　**处方 2**　泼尼松：活动期 1.0～1.5mg/(kg•d)，晨起顿服；4～6 周后病情缓解后逐步减量至小剂量维持，病情严重者可采用糖皮质激素冲击治疗。

　　**处方 3**　环磷酰胺 1～2mg/(kg•d)，口服，2 次 /d。

　　或 0.9% 氯化钠注射液 500ml＋环磷酰胺 0.5～1.0g，静脉滴注，1 次 /m，疗程为 6～12 个月；或 0.5g，静脉滴注，每 2 周 1 次，疗程为 6～12 个月；病情缓解后，每 3 个月 1 次，疗程为 1～2 年。

　　**处方 4**　苯丁酸氮芥 2mg，口服，3 次 /d。

　　**处方 5**　沙利度胺 50～100mg，口服，1 次 / 晚。

　　**处方 6**　秋水仙碱 0.5～1.0mg，口服，1 次 /d。

　　**处方 7**　柳氮磺吡啶 250～700mg，口服，2 次 /d。

　　**处方 8**　硫唑嘌呤 2.0～2.5mg/(kg•d)，口服，2 次；总剂量不超过 200mg/d。

　　**处方 9**　雷公藤多苷 20mg，口服，3 次 /d。

　　**处方 10**　甲氨蝶呤 10～25mg，口服，1 次 /w。

　　**处方 11**　环孢素 3～5mg/(kg•d)，口服，分 2 次。

**处方 12** 吗替麦考酚酯 1～2g/d，口服，分 2 次。

**处方 13** 静注人免疫球蛋白 300～400mg/(kg·d)，静脉滴注，连用 5～7 日。

**处方 14** TNF-α 拮抗剂 25mg，皮下注射，2 次 /w，疼痛缓解后逐步减量。

对于重症患者的糖皮质激素冲击治疗：

**处方 15** 5% 葡萄糖注射液 250ml ＋ 甲泼尼龙琥珀酸钠 500～1 000mg，连续静脉滴注，1 次 /d，连续 3 日。

## 【注意事项】

本病以某一系统的症状为突出表现者易误诊为其他系统的疾病。高度怀疑有结核者建议予以诊断性抗结核治疗。重症肠白塞综合征的复发率高，故选择手术时应慎重，一般不主张手术治疗。

# 第三节 原发性抗磷脂综合征

## 【概述】

抗磷脂综合征（APS）是一种非炎性自身免疫病，临床上以动、静脉血栓形成，病态妊娠和血小板减少等症状为表现，血清中存在抗磷脂抗体（antiphospholipid antibody，APA），上述症状可以单独或多个共同存在。APS 可分为原发性 APS 和继发性 APS，继发性 APS 多见于系统性红斑狼疮（SLE）或类风湿关节炎（RA）等自身免疫病（悉尼标准建议不用原发性和继发性 APS 这一概念，但目前的文献多仍沿用此分类）。此外，还有一种少见的恶性 APS（catastrophic APS），表现为短期内进行性广泛血栓形成，造成多器官功能衰竭甚至死亡。原发性 APS 的病因目前尚不明确，可能与遗传、感染等因素有关。多见于年轻人。男、女的发病比率为 1∶9，女性的中位发病年龄为 30 岁。

## 【临床特征】

2006 年悉尼国际 APS 会议修订的分类标准：诊断 APS 必须具备下列至少 1 项临床标准和 1 项实验室标准。

1. 临床标准

（1）血管栓塞：任何器官或组织发生 1 次以上的动、静脉或小血管血栓，血栓必须被客观的影像学或组织学证实。组织学还必须证实血管壁附有血栓，但没有显著的炎症反应。

（2）病态妊娠：①发生 1 次以上 10 周或 10 周以上的不可解释的形态学正常的死胎，正常形态学的依据必须被超声或直接检查所证实；或②在妊娠 34 周之前因严重的子痫或先兆子痫或严重的胎盘功能不全所致 1 次以上的形态学正常的新生儿早产；或③在妊娠 10 周以前发生 3 次以上的不可解释的自发性流产。必须排除母体生殖系统解剖异常、性激素水平异常及双亲染色体异常。

2. 实验室标准

（1）血浆中出现狼疮抗凝物（LA）至少发现 2 次，每次间隔至少 12 周。

（2）用标准酶联免疫吸附试验（ELISA）在血清中检测到中至高滴度的 IgG/IgM 类 aCL 抗体（IgG 型 aCL>40GPL；IgM 型 aCL>40GPL；或滴度 > 第 99 个百分位数），至少 2 次，间隔至少 12 周。

（3）用标准 ELISA 在血清中检测到 IgG/IgM 型抗 $\beta_2$-GPI 抗体，至少 2 次，间隔至少 12 周（滴度 > 第 99 个百分位数）。

3. 诊断注意事项

（1）APS 的诊断应避免临床表现和 APA 阳性之间的间隔 <12 周或 >5 年。

（2）当共存遗传性或获得性引起血栓的因素时也能诊断 APS，但应注明存在或不存在其他引起血栓的因素。危险因素包括年龄（男性 >55 岁、女性 >65 岁）；存在已知的心血管危险因素（如高血压、糖尿病、总胆固醇和低密度脂蛋白升高、高密度脂蛋白降低、吸烟、心血管疾病早发的家族史、体重指数≥30kg/m²、微量白蛋白尿、肾小球滤过率<60ml/min）、遗传性血栓倾向、服用口服避孕药、肾病、恶性肿瘤、卧床和外科手术。因此，符合 APS 分类标准的患者应该按照血栓发生的原因分层。

（3）过去发生的血栓可以认为是 1 项临床标准，但血栓必须是经过确切的诊断方法证实的，而且没有其他导致血栓的病因。

（4）浅表静脉血栓不包括在临床标准中。

（5）普遍接受的胎盘功能不全包括以下 4 个方面：①异常或不稳定的胎儿监护试验，如非应激试验阴性提示有胎儿低氧血症；②异常的多普勒流量速度波形分析提示胎儿低氧血症，如脐动脉舒张末期无血流状态；③羊水过少，如羊水指数≤5cm；④出生体重在同胎龄儿平均体重的第10 个百分位数以下。强烈推荐临床医师对 APS 患者进行分型：Ⅰ，1 项以上（任意组合）的实验室指标阳性；Ⅱa，仅LA 阳性；Ⅱb，仅 aCL 阳性；Ⅱc，仅抗 $\beta_2$-GPL 抗体阳性。

## 【治疗原则】

对原发性 APS 的治疗主要是对症处理、防止血栓和流产再发生。一般不需用糖皮质激素或免疫抑制剂治疗，除非对于继发性 APS，如继发于 SLE 或伴有严重的血小板减少（<$50 \times 10^9$/L）或溶血性贫血等特殊情况。抗凝治疗主要应用于 APA 阳性伴有血栓的患者，或抗体阳性又有反复流产史的孕妇。对无症状的抗体阳性患者一般不需进行抗凝治疗。

## 【推荐处方】

### （一）抗凝治疗

**处方 1** 低分子量肝素 2 500～3 000U，皮下注射，1 次/d 或每 12 小时 1 次。

**处方 2** 华法林 2.5～5.0mg，口服，1 次 /d。

**（二）抗血小板聚集治疗**

**处方 1** 阿司匹林片 50～300mg，口服，1 次 /d。

**处方 2** 磺吡酮 0.2g，口服，3 次 /d。

**处方 3** 双嘧达莫 25～50mg，口服，3 次 /d。

**处方 4** 噻氯匹定 0.25g，口服，1～2 次 /d。

**处方 5** 氯吡格雷 75mg，口服，1 次 /d。

**处方 6** 羟氯喹 0.2g，口服，2 次 /d。

**（三）血小板减少的治疗**

对血小板 $>50 \times 10^9$/L 的轻度血小板减少而不合并血栓的患者可以观察；对有血栓而血小板 $<100 \times 10^9$/L 的患者要谨慎抗凝治疗；血小板 $<5 \times 10^9$/L 者禁止抗凝，用泼尼松 1～2mg/（kg•d）、大剂量静注人免疫球蛋白 0.4g/（kg•d），静脉滴注，连用 3～5 日，待血小板上升后抗凝。

**（四）恶性 APS 的治疗**

一般主张抗凝并同时使用较大剂量的糖皮质激素，必要时联合血浆置换、免疫吸附和静注人免疫球蛋白。其他治疗如抗 CD20 抗体也可以使用。

**【注意事项】**

1. 测定肝素治疗的实验室指标通常用活化部分凝血酶原时间（APTT），以使肝素的剂量控制在健康对照的 1.5～2.0 倍为宜。

2. 华法林的用药监测用国际标准化比值（INR）评估，INR 的目标值不得超过。

3. 华法林过量引起的出血可以用维生素 K 拮抗治疗。本药有致畸作用，孕妇禁用。

（阳石坤 张显明 文振华）

## 参考文献

[1] 李施阳,张晓莉.成人 Still 病临床诊治的研究进展.疑难病杂志,2020,19（5）：537-540.

[2]　赵梦珠，沈敏. 成人 Still 病发病机制及治疗新进展. 中华全科医师杂志，2018，17（10）：830-834.

[3]　顾史洋，姜林娣，陈慧勇，等. 成人 Still 病发病机制、诊断标志物及鉴别诊断. 内科理论与实践，2015，10（1）：60-63.

[4]　张吕丹，乔永杰，薛庆亮，等. 成人 Still 病研究进展. 国际呼吸杂志，2016，36（17）：1347-1352.

[5]　石晶，聂振华. 成人 Still 病的研究进展. 国际皮肤性病学杂志，2015，41（1）：12-14.

[6]　姜林娣，马莉莉，薛愉，等. 大动脉炎诊疗规范. 中华内科杂志，2022，61（5）：8.

[7]　宋志博，张卓莉. 美国风湿病学会 / 血管炎基金会发布 2021 年抗中性粒细胞胞质抗体相关血管炎管理指南. 中华风湿病学杂志，2022，26（2）：5.

[8]　李春. 抗磷脂综合征的诊断及处理. 中华风湿病学杂志，2019，23（7）：2.

# 第五章

# 脊柱关节病

## 第一节　强直性脊柱炎

### 【概述】

强直性脊柱炎的病因不明,与 HLA-B27 基因阳性、环境等因素相关,多见于年轻男性。强直性脊柱炎主要侵犯脊柱、中轴骨和肢体近段大关节,出现脊柱骨化、强直和肌腱末端炎,也可累及其他器官如眼、皮肤、肠道、心脏和肺等。临床表现轻重不一,轻者可以无症状,重者可因强直而不能活动甚至致残,而最常见的是后背疼痛及僵硬;如果轻微外伤后出现急性后背疼痛,应怀疑是否有骨折。强直性脊柱炎需与腰骶椎间盘病变、脊柱退行性关节病、弥漫性特发性骨质增生及致密性髂骨炎相鉴别。

### 【临床特征】

1. 多见于年轻男性,起病隐匿,表现为持续性后背钝痛和 / 或僵硬。

2. 晨起和长时间休息后症状明显,活动后有所减轻。

3. 将近一半的患者有外周关节炎的表现,尤其是髋关节病变,除用于诊断强直性脊柱炎外,还可用作评估病情严重程度和致残性的预测指标。

4. 关节外症状主要在眼,多达 40% 的患者有眼受累,最常见的是急性前色素层炎(虹膜炎),其他如主动脉关闭不全和主动脉炎、心脏传导缺陷及肺纤维化均为不常见的症状。

5. 可发生椎体骨折、马尾综合征、骨质疏松等并发症。

## 【治疗原则】

强直性脊柱炎不能根治,其治疗目标是缓解患者疼痛并维持生理功能,防止患者的脊柱发生畸变甚至致残。用药原则是在物理治疗的基础上,控制患者疼痛和炎症,阻止疾病从炎症向强直转变,必要时可考虑外科治疗。

## 【推荐处方】

### (一)适用于改善症状的治疗

**处方1** 吲哚美辛 25mg,口服,1～2 次 /d。

**处方2** 双氯芬酸钠 50mg,口服,2～3 次 /d。

**处方3** 美洛昔康 7.5mg,口服,1 次 /d。

**处方4** 塞来昔布 200mg,口服,1～2 次 /d。

### (二)适用于中枢关节炎的治疗

**处方1** 英夫利西单抗 5mg/kg,静脉滴注,分别在第 0、2 和 6 周给药,然后每隔 8 周给药。

**处方2** 依那西普 25mg,皮下注射,2 次 /w。

**处方3** 阿达木单抗 40mg,皮下注射,每 2 周 1 次。

**处方4** 沙利度胺 50～100mg,口服,1 次 /d。

**处方5** 阿仑膦酸钠 70mg,口服,1 次 /w。

### (三)适用于外周关节炎的治疗

**处方1** 柳氮磺吡啶 0.25g,口服,2 次 /d;疗效不佳时可加量,最大剂量为 2g/d。

**处方2** 甲氨蝶呤 2.5mg,口服,7.5～10mg/w;叶酸 5mg,口服,1 次 /w。

**处方3** 英夫利西单抗 5mg/kg,静脉滴注,分别在第 0、2 和 6 周给药,然后每隔 8 周给药。

**处方4** 依那西普 25mg,皮下注射,2 次 /w。

**处方5** 阿达木单抗 40mg,皮下注射,每 2 周 1 次。

## 【注意事项】

1. 运动锻炼是强直性脊柱炎的治疗基础，不能只依靠药物。

2. 各种非甾体抗炎药的疗效无差别，如果使用一种2周仍无缓解症状的效果，则建议换用另一种；如果连续使用2种不同的非甾体抗炎药不能缓解，则需加用其他药物。另外，使用非甾体抗炎药需警惕消化道溃疡及出血的风险，必要时可换用消化道不良反应轻的选择性环氧合酶-2抑制剂，长期使用这类药物需注意心血管疾病方面的不良反应。

3. 生物制剂适用于对非药物治疗和至少使用2种非甾体抗炎药治疗4周效果不佳的患者，并且使用前需要评估患者是否患有结核或乙型肝炎病毒感染，治疗过程中警惕过敏反应、输液反应、感染、心力衰竭和皮肤反应等不良反应。

4. 沙利度胺的不良反应有嗜睡、口渴、氨基转移酶增高、镜下血尿、外周神经受损、血细胞下降等。在用药初期应定期查血常规、尿常规和肝肾功能；对长期用药者应定期做神经系统检查，以便及时发现可能出现的外周神经炎。

5. 阿仑膦酸钠不作为强直性脊柱炎的常规应用，仅用于伴有骨质疏松或者有骨折高风险的患者。

6. 柳氮磺吡啶和甲氨蝶呤对强直性脊柱炎病变的治疗效果欠理想，仅对部分强直性脊柱炎患者的外周关节炎可能有效。

# 第二节 反应性关节炎与莱特尔综合征

## 【概述】

反应性关节炎（reactive arthritis）是一种继发于某些特定部位感染之后出现的关节炎，与感染、遗传标记和免疫失调有关。本病主要分为性传播型和肠道型,前者主要见于 20～40 岁的男性,因衣原体或支原体感染泌尿生殖系统后发生;后者以革兰氏阴性杆菌为主要病原菌,男、女的发病率无明显差异。其中,对于具有典型的尿道炎、结膜炎和关节炎三联征者,称为莱特尔综合征。反应性关节炎常见的累及部位为韧带和关节囊附着点,病理改变为非特异性炎症。临床上需同多种风湿免疫病,如急性风湿热、痛风性关节炎和脊柱关节病的其他类型相鉴别。

## 【临床特征】

1. 全身症状常突出,感染后数周出现发热、肌痛、乏力、大汗,发热可自行缓解。

2. 典型关节炎出现于感染后 1～6 周,急性起病,多为单一或少关节炎,呈非对称分布,疼痛程度轻重不一,足部小关节的腊肠趾比较常见。

3. 患者在性接触后 7～14 日出现无菌性尿道症,男性以尿道炎、膀胱炎或前列腺炎为主要表现,女性多见无症状或症状轻微的膀胱炎和宫颈炎。

4. 皮肤黏膜病变常见,最具特征性的表现为手掌及足底的皮肤溢脓性角化症。

5. 可累及眼部,以结膜炎为主;也可累及内脏,引起心脏传导阻滞;少数患者会出现蛋白尿、血尿等症状。

## 【治疗原则】

目前尚无特异性或根治性治疗方法,和其他炎性关节病一样,治疗目的在于控制和缓解疼痛、防止关节破坏、保护关节功能。

## 【推荐处方】

（一）适用于改善症状的治疗

**处方 1**　美洛昔康 7.5mg,口服,1 次 /d。

**处方 2**　塞来昔布 200mg,口服,1 次 /d。

**处方 3** 吲哚美辛 25mg, 口服, 3 次 /d。

**（二）糖皮质激素**

对 NSAID 不能缓解症状的个别患者可短期使用，关节腔内注射糖皮质激素可暂时缓解膝关节和其他关节的肿胀。

**处方** 复方倍他米松 1ml, 关节腔内注射, 1 次。

**（三）慢作用抗风湿药**

**处方 1** 柳氮磺吡啶 0.25g, 口服, 2 次 /d; 疗效不佳时可加量，最大剂量为 2g/d。

**处方 2** 甲氨蝶呤 2.5mg, 口服, 7.5～10mg/w; 叶酸 5mg, 口服, 1 次 /w。

**（四）生物制剂**

**处方 1** 英夫利西单抗 5mg/kg, 静脉滴注, 分别在第 0、2 和 6 周给药，然后每隔 8 周给药。

**处方 2** 依那西普 25mg, 皮下注射, 2 次 /w。

**处方 3** 阿达木单抗 40mg, 皮下注射, 2 次 /w。

## 【注意事项】

1. 非甾体抗炎药具有抗炎、缓解疼痛的作用，长期使用须注意消化道及肾脏等的不良反应；单药用量过大或者多药联用不能增加疗效，反而会增加不良反应。

2. 糖皮质激素不推荐全身应用，也不推荐长期应用；对足底筋膜炎或跟腱滑囊炎引起的疼痛和压痛，局部应用糖皮质激素可使踝关节早日活动，以免发生失用性跟腱变短和纤维性强直，但应避免直接跟腱内注射，因为会引起跟腱断裂。

3. 柳氮磺吡啶和甲氨蝶呤使用时需注意不良反应，从小剂量开始，在耐受的情况下逐渐加大剂量。甲氨蝶呤注意使用方法为 1 次 /w, 叶酸片可隔日服用。

4. TNF-α 拮抗剂具有免疫抑制作用，用于对非甾体抗炎药治疗效果不佳的患者，使用前需要评估患者是否患有结核或乙型肝炎病毒感染。

5. 对抗生素治疗仍有争议。对于获得性反应性关节炎,短期使用抗生素(氧氟沙星或大环内酯类抗生素)治疗并发的尿道感染能减少有反应性关节炎病史患者的关节炎复发风险,但是对于已有的关节炎本身是否有益尚缺乏证据,另外也不推荐长期使用抗生素治疗慢性反应性关节炎。而对于肠道型反应性关节炎,抗生素治疗常常是无效的,并不推荐于反应性关节炎发生之后使用。

# 第三节　炎性肠病性关节炎

## 【概述】

炎性肠病主要包括溃疡性结肠炎和克罗恩病,都有一些肠道外表现,最常见于肌肉骨骼系统,包括关节周围炎(Ⅰ和Ⅱ型)、无症状的骶髂关节炎、强直性脊柱炎和肌腱附着点炎等,其特征是血清类风湿因子阴性,并且有与HLA-B27 密切相关的家族性聚集现象;除关节外,也可同时伴有前葡萄膜炎、皮肤黏膜炎,偶伴主动脉炎和心脏传导阻滞。需要注意的是,在所有表现形式的脊柱关节病中,均发现亚临床的肠道炎症的原始表现。

## 【临床特征】

1. **Ⅰ型少关节炎**　累及的关节少(少于 5 个关节),呈不对称性关节炎,可包括 1 个大关节;起病可早于炎性肠病或同时出现,但是病程短,呈急性自限性发作(<10 周);活动度与肠道炎症程度相关,控制肠道炎症可同时改善关节症状。

2. **Ⅱ型多关节炎**　累及对称的多关节(多于 5 个关节),通常是手部小关节;起病在炎性肠病后,持续时间长;与肠道炎症程度相独立,需要对关节炎进行有针对性的治疗。

3. **中枢关节炎**　累及骶髂关节及脊柱,病程漫长,关节炎症状态与肠道炎症状态无相关性,约 50% 的患者

HLA-B27 阳性。

4. 有其他肠道外表现,如急性前葡萄膜炎或结节性红斑。

## 【治疗原则】

对Ⅰ型少关节炎患者,治疗方案应针对肠道炎症;对Ⅱ型多关节炎患者及中枢关节炎患者,治疗需同时针对肠道炎症及关节症状。

## 【推荐处方】

**处方 1** 柳氮磺吡啶 0.25g,口服,2 次 /d;疗效不佳时可加量,最大剂量为 2g/d。

**处方 2** 硫唑嘌呤 1～4mg/(kg·d),分两次口服。

**处方 3** 甲氨蝶呤 2.5mg,口服,7.5～10mg/w;叶酸片 5mg,口服,1 次 /w。

**处方 4** 英夫利西单抗 5mg/kg,静脉滴注,分别在第 0、2 和 6 周给药,然后每隔 8 周给药。

**处方 5** 阿达木单抗 40mg,皮下注射,2 次 /w。

**处方 6** 沙利度胺 50mg,口服,2 次 /d。

## 【注意事项】

1. 由于使用非甾体抗炎药有时会加重肠病,因此与其他脊柱关节病不同,需慎重使用非甾体抗炎药。

2. 柳氮磺吡啶、硫唑嘌呤、甲氨蝶呤均对治疗关节周围炎有效,而对脊柱关节炎无效,选用时需鉴别患者关节炎的类型。

3. 肿瘤坏死因子拮抗剂仅限于使用英夫利西单抗和阿达木单抗,使用依那西普的效果不佳,且使用前需要评估患者是否患有结核或乙型肝炎病毒感染。

4. 沙利度胺的疗效仍有争议,推荐根据患者情况个体化使用。

# 第四节　银屑病关节炎

## 【概述】

银屑病关节炎是一种与银屑病相关的慢性炎性关节病，具有银屑病皮疹，并通常累及外周关节和中轴骨骼，无性别差异，类风湿因子阴性，与 HLA-B27 相关。大部分患者的关节炎发病比皮肤病变晚 20～30 年，并且皮肤病变的严重程度与关节炎的活动性不相关，而 13%～17% 的患者出现关节炎症状早于皮肤病变，这些综合因素导致银屑病关节炎的诊断困难。本病需与类风湿关节炎、强直性脊柱炎及骨关节炎相鉴别。

## 【临床特征】

1. 银屑病关节炎患者多有银屑病病史，典型的影像学表现包括不对称性远端指间关节侵蚀与强直、铅笔帽畸形、指骨骨质吸收等。

2. 受累关节出现疼痛和晨僵，程度轻于类风湿关节炎。

3. 有 5 种形式，即远端指间关节炎型、毁损性关节炎型、非对称性少关节炎型、对称性多关节炎型、脊柱关节病型，大部分患者可在各种类型间转换。

4. 有附着点炎，如跖肌筋膜炎、外上髁炎、跟腱炎等。

5. 有关节外表现，包括结膜炎、葡萄膜炎、主动脉功能不全。

6. SAPHO 综合征，包括滑膜炎、痤疮、脓疱病、骨肥厚及骨髓炎，通常被认为是银屑病关节炎的变异类型。

## 【治疗原则】

本病的治疗原则是通过抗炎药或免疫抑制剂治疗缓解疼痛，防治关节破坏，保护关节功能；同时需与皮肤科医师合作，兼顾皮肤病变的治疗。

## 【推荐处方】

### （一）适用于改善症状的治疗

**处方 1** 吲哚美辛 50mg，口服，3 次 /d。

**处方 2** 美洛昔康 7.5mg，口服，1 次 /d。

**处方 3** 塞来昔布 200mg，口服，2 次 /d。

### （二）慢作用抗风湿药

**处方 1** 甲氨蝶呤 2.5mg，口服，7.5～10mg/w；叶酸片 5mg，口服，1 次 /w。

**处方 2** 柳氮磺吡啶 0.25g，口服，2 次 /d；疗效不佳时可加量，最大剂量为 2g/d。

**处方 3** 来氟米特 20mg，口服，1 次 /d。

**处方 4** 硫唑嘌呤 100mg，口服，1 次 /d。

**处方 5** 环孢素 25mg，口服，自 2mg/（kg•d）开始滴定，根据患者疗效和药物浓度调整。

### （三）维 A 酸衍生物

**处方** 依曲替酯 25mg，口服，自 0.75～1mg/（kg•d）开始滴定，根据患者疗效调整，最大剂量为 1.5mg/（kg•d）。

### （四）TNF-α 拮抗剂

**处方 1** 依那西普 25mg，皮下注射，2 次 /w。

**处方 2** 英夫利西单抗 100mg，静脉滴注；首次 3～5mg/kg 静脉滴注后，第 2 和 6 周及以后每 8 周给予相同剂量各 1 次。

**处方 3** 阿达木单抗 40mg，皮下注射，2 次 /w。

### （五）IL-12/23 受体拮抗剂

**处方** 优特克单抗注射液的初始剂量为 45mg，皮下注射；使用 4 周后开始改为每 12 周 45mg 皮下注射；对于中至重度斑块银屑病且体重 >100kg 的患者，初始剂量及后续维持剂量都加倍至 90mg 皮下注射。

### （六）IL-17A 受体拮抗剂

**处方** 司库奇尤单抗注射液 300mg，皮下注射，分别在第 0、1、2、3 和 4 周初始给药，随后维持该剂量每 4 周给药 1 次。300mg 剂量分 2 针给药，每针 150mg。

**（七）JAK 激酶抑制剂**

**处方** 枸橼酸托法替布 5mg，口服，2 次 /d。

## 【注意事项】

1. 非甾体抗炎药对于改善轻度关节炎症状的疗效较好，但不能改变疾病进程，因此不主张单用，而是与 DMARD 联用。

2. 银屑病自身可引起肝损伤，因此使用甲氨蝶呤、柳氮磺吡啶、来氟米特、硫唑嘌呤等具有肝损伤不良反应的药物时，需注意复查患者的肝功能。

3. 环孢素的主要不良反应有血压升高、肝肾毒性、神经系统损害、继发感染、肿瘤及胃肠道反应、齿龈增生、多毛等。不良反应的严重程度、持续时间均与剂量和血药浓度有关。服药期间应查血压、血常规、血肌酐和血药浓度等。

4. 依曲替酯胶囊对关节疾病的起效时间较长，通常为 3～4 个月，但是长期使用可使脊柱韧带钙化，因此中轴病变者应避免使用，同时禁用于育龄妇女。

5. 生物制剂使用前需要评估患者是否患有结核或乙型肝炎病毒感染。

# 第五节 未分化脊柱关节病

## 【概述】

未分化脊柱关节病也称为未归类脊柱关节病，指具有脊柱关节病的临床特点，季节性脊柱疼痛或非对称性滑膜炎或以下肢为主的滑膜炎，满足脊柱关节病的诊断标准，但经过严密的体格检查、实验室检查及影像学检查后，仍不能确诊为强直性脊柱炎、反应性关节炎、炎性肠病性关节炎和银屑病关节炎等迄今已明确的任何一种脊柱关节病，是一种排除性诊断。

**【临床特征】**

1. 以附着点炎、非对称性关节炎或骶髂关节炎或虹膜炎起病。

2. 无可鉴定的前驱感染、或者伴随的炎性肠病、银屑病等。

3. 随着病情进展，部分患者最终可分化为符合某一特定类型的脊柱关节病。

**【治疗原则】**

由于未分化脊柱关节病大多进展缓慢，从卫生经济学和药物不良反应方面考虑，在发展至可确诊之前，建议先予以对症处理，不推荐过于积极的治疗。

**【推荐处方】**

**处方1**　吲哚美辛 50mg，口服，3 次 /d。

**处方2**　塞来昔布 200mg，口服，2 次 /d。

**处方3**　柳氮磺吡啶 0.25g，口服，2 次 /d；疗效不佳时可加量，最大剂量为 2g/d。

**处方4**　甲氨蝶呤 2.5mg，口服，7.5～10mg/w；叶酸片 5mg，口服，1 次 /w。

**处方5**　来氟米特 20mg，口服，1 次 /d。

**【注意事项】**

1. 非甾体抗炎药具有抗炎、缓解疼痛的作用，但单药用量过大或者多药联用不能增加疗效，反而会增加不良反应。

2. 当非甾体抗炎药不能控制关节炎症状，或症状持续 3 个月以上，或存在关节破坏的证据时，方可加用柳氮磺吡啶，不推荐早期直接使用。

3. 当柳氮磺吡啶仍不能控制症状时，可考虑加用甲氨蝶呤或来氟米特，使用时注意其肝损伤的不良反应。

4. 需密切随访,对于那些病情进展至可归类的患者,需尽早识别并行相应的治疗。

# 第六节   退行性变

## 【概述】

骨关节炎的发生与年龄、肥胖、炎症、创伤及遗传因素等有关。特征性表现是关节软骨局限性蜕变及关节边缘或软骨下骨赘等新生骨形成,导致以关节痛为主要症状的退行性变。可见于手部关节(远端指间关节最常累及,近端指间关节也常随同累及)、髋关节、膝关节、脊柱、足部(第一跖趾关节最常累及)及颞下颌关节。病因可分为原发性和继发性,原发性多见于中老年人群,无明确的全身或局部诱因,可能与遗传和体质相关;继发性可见于青壮年,继发于创伤、炎症、关节不稳定、积累性劳损或先天性疾病等。发病机制包括机械性及生物性2个方面,打破了正常关节软骨及软骨下骨组织的分解与合成平衡。

## 【临床特征】

1. 原发性骨关节炎

(1)局限性骨关节炎:在远端指间关节出现骨性突起,称为赫伯登结节(Heberden 结节),而其他关节无受累。

(2)全身性骨关节炎:多见于绝经后女性,发作性关节炎,有 3 个以上关节受累。

(3)侵蚀性骨关节炎:也称为炎性骨关节炎,远端和近端指间关节都有受累,影像学检查提示骨赘形成与骨侵蚀现象同时存在,可能是一种独立的疾病类型,也可能是骨关节炎的终末期。

2. 继发性骨关节炎

(1)受累关节包括手部及腕掌关节、跖趾关节及髋、膝、腰椎、颈椎等大关节。

（2）持续存在 1 个或多个关节的隐匿性发作的钝痛，但位置不确定。

（3）疼痛常出现在活动之后，休息时疼痛可缓解，病情进展至严重时，休息时疼痛也不能缓解。

## 【治疗原则】

骨关节炎的治疗方式包括非药物治疗、药物治疗及外科治疗，需按照患者病情选择合适的治疗方式。

## 【推荐处方】

**处方 1**　氟比洛芬凝胶贴膏 1 片，外用，必要时。

**处方 2**　对乙酰氨基酚 500～1 000mg，口服，3 次/d。

**处方 3**　塞来昔布 200mg，口服，2 次/d。

**处方 4**　氨基葡萄糖 250mg，口服，3 次/d。

**处方 5**　双醋瑞因 50mg，口服，1 次/d。

**处方 6**　倍他米松 5mg，关节腔内注射，必要时可重复给药。

**处方 7**　透明质酸钠 20mg，关节腔内注射，必要时可重复给药。

## 【注意事项】

1. 非药物治疗包括减重、关节休息、使用关节支具及物理疗法，虽然起效慢、繁杂，但是治疗的基础。

2. 外用药物需注意皮肤不良反应，并且镇痛效果不佳时可联合口服用药。

3. 因骨关节炎多见于中老年人，因此选用非甾体抗炎药时尽量使用最低剂量，单药用量过大或者多药联用不能增加疗效，反而会增加不良反应；对于合并有心血管疾病的患者，应避免使用非甾体抗炎药。

4. 氨基葡萄糖和双醋瑞因归类为缓解骨关节炎症状的慢作用药物，疗效仍存在争议，不推荐作为一线用药。

5. 反复多次注射倍他米松会对关节软骨产生不良影

响,建议注射间隔至少3个月,每年最多3次。

6.透明质酸钠关节腔内注射对早、中期骨关节炎患者的效果更明显,但其保护软骨、延缓疾病进展的效果存在争议,建议个体化使用。

7.一方面在病情早期,用药物治疗的同时也需注意非药物治疗方法;另一方面在病情晚期,药物治疗效果欠佳时需及时转外科手术治疗。

(李 志　桂 明)

## 参考文献

[1] 谢雅,杨克虎,吕青,等.强直性脊柱炎/脊柱关节炎患者实践指南.中华内科杂志,2020,59(7):511-518.

[2] HARRIS E D, BUDD R S, FIRESTEIN G S,等.凯利风湿病学.7版.左晓霞,陶立坚,肖献忠,译.北京:人民卫生出版社,2007.

[3] GOLDMAN L, AUSIELLO D.西氏内科学.22版.王贤才,译.西安:世界图书出版公司,2009.

[4] 中华医学会风湿病学分会.反应性关节炎诊断及治疗指南.中华风湿病学杂志,2010(10):702-704.

[5] 陆超凡,冷晓梅,曾小峰.《2018年ACR/NPF银屑病关节炎治疗指南》解读.中华临床免疫和变态反应杂志,2019,13(1):5-10.

# 第六章

# 晶体性关节炎和全身疾病相关的关节炎

## 第一节　痛风与假性痛风

### 一、高尿酸血症与痛风

#### （一）高尿酸血症（HUA）

【概述】

尿酸是人体内嘌呤核苷酸的分解代谢产物，嘌呤核苷酸 80% 由人体细胞代谢产生、20% 从食物中获得。嘌呤经肝脏氧化代谢变成尿酸，后者由肾脏和肠道排出。体温 37℃时，血清中单钠尿酸盐（MSU）的饱和溶解度为404.5μmol/L（6.8mg/dl）。

高尿酸血症（hyperuricemia，HUA）是由嘌呤代谢紊乱和 / 或尿酸排泄减少所导致的慢性代谢性疾病。HUA 定义为正常嘌呤饮食下，无论男性还是女性，非同日 2 次空腹血尿酸水平男性 >420μmol/L（7.0mg/dl）、女性 >360μmol/L（6.0mg/dl）。临床上分为原发性和继发性 2 类，原发性多由先天性嘌呤代谢异常所致，常伴有糖脂代谢异常等代谢综合征；继发性多由某些系统性疾病（如慢性肾病、白血病等）或服用某些药物（如阿司匹林、呋塞米等）抑制尿酸排泄所致。HUA 可仅有血尿酸增高而不出现症状，称为无症状性 HUA。而有 5%～15% 的 HUA 患者会发展为痛风，出现反复发作的痛风性急性关节炎、间质性肾炎和痛风石形成，严重者伴关节畸形或尿酸性尿路结石。本病的发生与遗传、生活方式、饮食习惯、年龄、性别等多种因素相关，HUA 发病率的地域差异很大，在我国目前患此疾病的人数约占总人数的 10%。HUA 呈现高流行、年轻化、男性高于女性、沿海高于内地的趋势，与摄入较多嘌呤高的海产品、动物内脏、肉类食品及大量饮用啤酒等因素有关。HUA 是代谢综合征、2 型糖尿病、慢性肾病、心血管疾病、脑卒中发生与发展的独立危险因素。

根据肾脏尿酸排泄分数（FEUA）和 24 小时尿尿酸排泄量（UUE）2 项指标综合判定，将 HUA 分为肾脏排泄不良型（UUE≤600mg/d 且 FEUA<5.5%）、肾脏负荷过多型（UUE>600mg/d 且 FEUA≥5.5%）、混合型（UUE>600mg/d 且 FEUA<5.5%）和其他型（UUE≤600mg/d 且 FEUA≥5.5%）。HUA 尿酸生成增多者仅占 10%，绝大多数由尿酸排泄减少引起。

## 【临床特征】

1. 血尿酸男性 >420μmol/L（7.0mg/dl），女性 >360μmol/L（6.0mg/dl）。

2. 多见于中、老年人，男性占 95%。

3. 常伴有肥胖、高脂血症、高血压、糖耐量减低或 2 型糖尿病、动脉硬化和冠心病等。

## 【治疗原则】

生活方式改变是治疗 HUA 的核心，包括健康饮食、戒烟戒酒、坚持运动等。无症状高尿酸血症患者出现下列情况时起始降尿酸药治疗：血尿酸水平≥540μmol/L（9.0mg/dl）或≥480μmol/L（8.0mg/dl）且有下列合并症之一，包括高血压、脂代谢异常、糖尿病、肥胖、脑卒中、冠心病、心功能不全、尿酸性肾结石、肾功能损害（≥CKD2 期）。

选择降尿酸药时，应综合考虑药物的适应证和禁忌证、患者的肾功能和高尿酸血症的分型，推荐别嘌醇或苯溴马隆为无症状高尿酸血症患者降尿酸治疗的一线用药。单药足量、足疗程治疗血尿酸仍未达标的患者，可考虑联合应用 2 种不同作用机制的降尿酸药。别嘌醇适用于尿酸生成增多型患者，建议从小剂量起始，并根据肾功能调整初始剂量、增量及最大剂量，亚裔人群和 GFR < 60ml/min 的患者在使用别嘌醇之前应进行 *HLA-B*5801* 基因检测。苯溴马隆适用于肾尿酸排泄减少的高尿酸血症患者，对于尿酸合成增多或有肾结石高危风险的患者不推荐使用。

降尿酸的同时并适当碱化尿液，可服用枸橼酸制剂、碳酸氢钠碱化尿液，使晨尿 pH 维持在 6.2～6.9，以降低尿酸性肾结石的发生风险和利于尿酸性肾结石的溶解。HUA 的治疗目标值是无合并症者，建议血尿酸控制在 <420μmol/L（7.0mg/dl）；伴合并症时，建议控制在 <360μmol/L（6.0mg/dl）。同时积极治疗与血尿酸升高相关的代谢性及心血管危险因素（如控制肥胖、代谢综合征、2 型糖尿病、高血压、高脂血症、CHD 或卒中、慢性肾病等）。

## 【推荐处方】

**处方 1**　促尿酸排泄的药物 + 碳酸氢钠：例如苯溴马隆 25～50mg，口服，1 次 /d；若 2～4 周后血尿酸不达标，逐渐增加剂量至 50～100mg，口服，1 次 /d。或丙磺舒 0.25g，口服，2 次 /d；若 2～4 周后血尿酸不达标，逐渐增加剂量至 0.5～1.0g，口服，2 次 /d。

碳酸氢钠 0.5～2.0g，口服，3 次 /d；或枸橼酸氢钾钠颗粒 10g，饭后口服，3～4 次 /d。

**处方 2**　抑制尿酸生成的药物：例如别嘌醇 50～100mg，口服，1～2 次 /d；若 2～4 周后血尿酸不达标，可递增 50～100mg，直至常用有效剂量至 200～300mg/d，最大剂量为 800mg，分 2～3 次服用。或非布司他 20～40mg，口服，1 次 /d；若 2～4 周后血尿酸不达标，逐渐增加剂量，最大剂量为 80mg，1 次 /d。

## 【注意事项】

1. 降尿酸药应从小剂量开始,逐渐增加至有效剂量,同时应多饮水。

2. 亚裔人群和 GFR<60ml/min 的患者使用别嘌醇之前应进行 *HLA-B\*5801* 基因检测。一旦出现皮疹,应立即停用,及时到皮肤科诊治。

3. 别嘌醇在 CKD3～4 期的最大剂量为 200mg/d,CKD5 期禁用。

4. 用药前及用药期间要定期检查血尿酸、24 小时尿尿酸水平、pH,作为调整药物剂量的依据。

5. 苯溴马隆不用于严重肾功能不全(肾小球滤过率<20ml/min)、24 小时尿尿酸排泄量>3.57mmol(600mg)或肾结石患者,在使用过程中应密切监测肝功能。

6. 非布司他存在潜在的心血管风险,合并心脑血管疾病的老年人应谨慎使用,并密切关注心血管事件。

### (二)痛风

痛风是指血尿酸过高而导致单钠尿酸盐(MSU)结晶沉积在关节、组织中造成多种损害的一组异质性疾病,严重者可并发心脑血管疾病、肾衰竭,最终可能危及生命。痛风按形成原因可分为原发性、继发性和特发性 3 类。原发性痛风是先天性的,由遗传因素和环境共同致病,多数为尿酸排泄障碍,具有家族遗传性;继发性痛风主要由继发的遗传性疾病、肾脏病、药物、嘌呤食物摄入、肿瘤化疗或放疗等引起;特发性痛风的病因未知。痛风常伴高血压、糖尿病、高脂血症、肥胖、动脉粥样硬化和冠心病等。痛风的自然病程分为 4 个阶段:①无症状高尿酸血症;②急性痛风性关节炎;③间歇期;④慢性痛风石及慢性痛风性关节炎。多在午夜或清晨突然起病,关节剧痛,以单侧第一跖趾关节最常见;数小时内受累关节出现红、肿、热、痛和功能障碍;多呈自限性,多于 2 周内自行缓解;可伴高尿酸血症,但部分急性发作时血尿酸水平正常。

## 【临床特征】

1. 血尿酸 > 420μmol/L（7mg/dl），部分患者急性发作时血尿酸水平不高。

2. 急性发作期的白细胞计数为（10～20）× $10^9$/L，很少超过 20× $10^9$/L；血沉升高，通常 < 60mmHg。

3. 夜间或清晨急性发作，疼痛剧烈，以足拇趾关节为好发部位。

4. 痛风石常见于耳郭、跖趾关节、掌指关节、肘关节等部位。

5. 肾脏病变可表现为痛风性肾病、尿酸性肾结石、急性肾衰竭。

6. 关节液或痛风石内容物在偏光镜下可见针形尿酸盐结晶。

7. 关节超声可见双轨征或不均匀低回声与高回声混杂团块影。

8. 双能CT显示尿酸盐沉积。

9. X线显示手和/或足至少有1处骨侵蚀。

## 【治疗原则】

痛风的一般治疗原则是合理控制饮食；充足的水分摄入；规律的生活节奏；适当的体育运动；有效的药物治疗。治疗的总体目标是促进晶体溶解及防止晶体形成和沉积，控制急性关节炎发作及复发，防止慢性关节炎进展，防止尿酸性肾结石、痛风性肾病及肾功能损害。合理的综合治疗能提高患者的生命质量，减少并发症的发生，改善预后。痛风的治疗主要包括非药物治疗和药物治疗，必要时可手术剔除痛风石，对残毁关节进行矫形治疗。

1. 非药物治疗　禁烟限酒，减少高嘌呤食物摄入，防止剧烈运动或突然受凉，减少含果糖饮料摄入，大量饮水（2 000ml/d 以上），控制体重，增加新鲜蔬菜摄入，规律饮食和作息，规律运动。

2. 药物治疗

（1）急性痛风性关节炎：痛风急性发作期患者应卧床休息，抬高患肢。急性期的治疗目的是快速控制炎症，缓解患者疼痛。推荐尽早使用小剂量秋水仙碱或非甾体抗炎药（NSAID）（足量、短疗程）控制症状，常见的 NSAID 有双氯芬酸、吲哚美辛、萘普生、布洛芬、塞来昔布、美洛昔康、依托考昔、罗非考昔等，依托考昔的疗效优于其他 NSAID，且不良反应发生率低于其他 NSAID；对上述药物不耐受、疗效不佳或存在禁忌证的患者，可考虑短期应用糖皮质激素，推荐药物有泼尼松、促肾上腺皮质激素（ACTH）。急性期不推荐使用降尿酸药。

有消化道出血风险或需长期使用小剂量阿司匹林患者，建议优先考虑选择性环氧合酶-2（COX-2）抑制剂；痛风急性发作累及多关节、大关节或合并全身症状的患者建议首选全身糖皮质激素治疗；疼痛视觉模拟评分法（VAS）评分≥7 分或≥2 个大关节受累，或多关节炎，或 1 种药物疗效差的患者建议 2 种抗炎镇痛药联合治疗，如小剂量秋水仙碱＋NSAID 或小剂量秋水仙碱＋全身性糖皮质激素，不推荐 NSAID＋糖皮质激素。急性发作累及 1～2个大关节，全身治疗效果不佳者，可考虑关节腔内注射短效糖皮质激素，避免短期内重复使用。急性发作期不进行降尿酸治疗，已服用降尿酸药者不需要停药，以免引起血尿酸波动，导致发作时间延长或再次发作。

（2）间歇期和慢性痛风性关节炎：间歇期治疗的主要目的是维持血尿酸在 380μmol/L 以下，预防急性发作，防止痛风结节及肾结石形成，保护肾功能。对于间歇期和慢性痛风性关节炎的痛风患者，当下列情况发生时，开始降尿酸药治疗，①血尿酸≥480μmol/L；②血尿酸≥420μmol/L且合并下列任何情况之一，包括痛风发作次数≥每年 2 次、痛风石、慢性痛风性关节炎、肾结石、慢性肾脏病、高血压、糖尿病、血脂异常、脑卒中、缺血性心脏病、心力衰竭和发病年龄＜40 岁。合并上述情况之一时，控制血尿酸水平

＜300μmol/L；不建议将血尿酸长期控制在＜180μmol/L。建议痛风急性发作完全缓解后2～4周开始降尿酸药治疗，降尿酸药的选择应根据患者的伴随症状、合并症、肾功能情况和尿酸水平合理实施。降尿酸药分为促尿酸排泄的药物、抑制尿酸合成的药物和促进尿酸分解的药物。促尿酸排泄的常见药物有苯溴马隆、丙磺舒、磺吡酮，苯溴马隆在疗效方面优于丙磺舒、磺吡酮，不良反应和不良事件的发生率低于丙磺舒、磺吡酮。抑制尿酸合成的药物有别嘌醇和非布司他，非布司他在疗效和安全性方面优于别嘌醇。新型的促尿酸分解的药物为重组尿酸氧化酶，代表药物有拉布立酶、培戈洛酶，这类药物的降尿酸作用更强、更持久。苯溴马隆、别嘌醇、非布司他为痛风患者降尿酸治疗的一线用药，从小剂量开始，逐渐加量，根据血尿酸调整至最小有效剂量，长期甚至终身维持。单药足量、足疗程治疗，血尿酸仍未达标的患者，可考虑联合应用2种不同作用机制的降尿酸药，但不推荐尿酸氧化酶与其他降尿酸药联用。

（3）降尿酸治疗初期痛风急性发作的预防：痛风患者开始降尿酸时，可同时服用秋水仙碱或NSAID或糖皮质激素，预防急性痛风发作，剂量为可预防症状不发作的最小维持剂量，至少维持3～6个月。

## 【推荐处方】

### （一）痛风急性发作期的治疗

**处方1** NSAID：例如依托考昔120mg，口服，1次/d；或双氯芬酸50mg，口服，2～3次/d；或吲哚美辛50mg，3～4次/d；或塞来昔布100～200mg，口服，2次/d。

**处方2** 秋水仙碱首剂1mg，1小时后0.5mg，12小时后0.5mg，口服，总剂量为4～8mg/d。

**处方3** 糖皮质激素：例如泼尼松30～35mg，口服，1次/d，连服3～5日；或曲安奈德60mg＋2%利多卡因1～2ml，关节腔内注射，每3～6个月1次；或复方倍他米松 0.5~2.0ml + 2% 利多卡因 1~2ml，关节腔内注射，每 3~6 个月 1 次；或甲泼尼龙粉针 20~40mg，静脉注射或肌内注射，1 次。

**（二）间歇期和慢性痛风性关节炎的治疗**

**处方 1**　抑制尿酸生成的药物：例如别嘌醇 50~100mg，口服，1~2 次 /d；若 2~4 周后血尿酸不达标，可递增 50~100mg，直至常用有效剂量至 200~300mg/d，最大剂量为 800mg，分 2~3 次服用。或非布司他 20~40mg，口服，1 次 /d；若 2~4 周后血尿酸不达标，逐渐增加剂量，最大剂量为 80mg，1 次 /d。

秋水仙碱 0.5~1.0mg，口服，1 次 /d；或泼尼松 5~10mg，口服，1 次 /d。或 NSAID（不超过常规剂量的 50%）：如依托考昔 60mg，口服，1 次 /d；塞来昔布 100mg，口服，1 次 /d。

**处方 2**　促进尿酸排泄的药物：例如苯溴马隆 25~50mg，口服，1 次 /d；若 2~4 周后血尿酸不达标，逐渐增加剂量至 50~100mg，最大剂量为 100mg，1 次 /d。或丙磺舒 0.25g，口服，2 次 /d；若 2~4 周后血尿酸不达标，逐渐增加剂量至 0.5~1.0g，口服，2 次 /d。

秋水仙碱 0.5~1.0mg，口服，1 次 /d；或泼尼松 5~10mg，口服，1 次 /d。或 NSAID（不超过常规剂量的 50%）：如依托考昔 60mg，口服，1 次 /d；或塞来昔布 100mg，口服，1 次 /d。

碳酸氢钠 0.5~2.0g，口服，3 次 /d；或枸橼酸氢钾钠颗粒 10g，饭后口服，3~4 次 /d。

**处方 3**　促进尿酸分解的药物：例如拉布立酶 0.2mg/（kg·d）+ 生理盐水 50ml，静脉滴注 30 分钟，疗程为 5~7 日；或培戈洛酶 8mg + 生理盐水 250ml，静脉滴注 > 2 小时，每 2~4 周 1 次，连用 6 个月。

**【注意事项】**

1. 对亚裔人群和 eGFR < 60ml/min 患者使用别嘌醇之

前应进行 *HLA-B\*5801* 基因检测。

2. 非布司他存在潜在的心血管风险，合并心脑血管疾病的老年人中应谨慎使用，并密切关注心血管事件。

3. 苯溴马隆不用于尿酸合成增多或有肾结石高危风险的患者，在使用过程中应密切监测肝功能。

4. 在治疗期间如果痛风发作，无须终止服药。应根据患者的个体情况，对痛风进行相应的治疗。

5. 使用 NSAID 要注意胃肠道反应、心血管风险及监测肝肾功能。

6. 不能用抗生素控制痛风急性发作。

7. 正在接受硫唑嘌呤、巯嘌呤治疗的患者，避免使用别嘌醇和非布司他。

8. 使用秋水仙碱出现恶心、呕吐、腹泻、腹痛等胃肠道反应时应立即停药；如停药 3 小时仍有症状，应立即就医。

9. 应警惕重组尿酸氧化酶的过敏反应、与其他药物的配伍不相容性。

10. 痛风伴肾功能损害、血尿素氮 > 28.6mmol/L 者不宜使用促进尿酸排泄的药物。

## 二、假性痛风

### 【概述】

假性痛风也称关节软骨钙化病或焦磷酸钙沉积病，是由二羟焦磷酸钙沉积引发的晶体性关节炎，与遗传、年龄、代谢障碍、关节损伤有关，可继发于高钙血症、甲状旁腺功能亢进或减退、肝豆状核变性、组织中含铁过多（血色素沉着病）或低镁血症等代谢性疾病。通常发生在中老年人，年龄越大则患病率越高，男、女的发病率相同。多见于大关节，最常累及膝关节，其次为肩、肘、腕、踝，以及包括第一跖趾关节在内的其他滑膜关节。临床上容易漏诊或误诊为类风湿关节炎或骨关节炎。关节液穿刺检查是诊断假性痛风的金标准。假性痛风可呈无症状的静止状态；也可突然起病，关节呈红、肿、热、痛的表现，症状的严重程度通常比痛风小，关节腔内常有积液，发作可因创伤、手术或严重的内科疾病诱发，无系统性症状。

## 【临床特征】

1. 无性别差异，多见于中老年人。

2. 常间歇性发病，发病时间自数小时至数周不等，发病的间隔时间无规律。

3. 多发生于膝关节，其次为踝、腕、肘、髋、肩等，具有自限性。

4. 血尿酸多正常。

5. 关节液穿刺检查可见焦磷酸钙结晶体。

6. 影像学表现为关节内纤维软骨和透明软骨的线性钙化，呈双侧对称性。

7. 病理改变为关节纤维软骨和透明软骨的内点状和条状钙化，同时可累及滑膜、关节囊、肌腱、关节内韧带及半月板。

## 【治疗原则】

由于目前尚无针对假性痛风病因的特异性药物，因此一般治疗包括关节制动、休息、NSAID 抗炎镇痛。治疗目的是缓解急性期症状；寻找并消除急性发作的诱因，包括对一些原发病的积极治疗。当急性期症状缓解后应积极主动地进行康复运动，尽早进行康复运动可以防止许多因长期卧床而导致的并发症。对于 1 或 2 个大关节的急性假性痛风可行关节液抽取及关节腔内注射糖皮质激素；对于 2 个以上关节急性发作可使用 NSAID、秋水仙碱和糖皮质激素进行全身性抗感染治疗。对于每年发生 3 次或 3 次以上急性焦磷酸钙结晶沉积症（CPPD）发作的患者可使用秋水仙碱（0.5mg，2 次 /d）进行预防，而不是将治疗限于每次急性发作期间；不能耐受较低剂量的秋水仙碱者可用 NSAID 替代治疗。

## 【推荐处方】

**处方1**　NSAID：例如依托考昔 120mg，口服，1 次 /d；或双氯芬酸 50mg，口服，2～3 次 /d；或吲哚美辛 50mg，3～4 次 /d；或塞来昔布 100～200mg，口服，1～2 次 /d；或布洛芬 400～600mg，口服，3 次 /d；或美洛昔康 7.5～15mg，口服，1 次 /d；或萘普生 500mg，口服，2 次 /d。

**处方2**　糖皮质激素类药物：例如曲安奈德 60mg＋2% 利多卡因 1～2ml，关节腔内注射，每 3～6 个月 1 次；或复方倍他米松 0.5～2.0ml＋2% 利多卡因 1～2ml，关节腔内注射，每 3～6 个月 1 次；或泼尼松 30～40mg，口服，1～2 次 /d，症状消退后逐渐减量至停用。

**处方3**　秋水仙碱 0.5mg，口服，3 次 /d。

## 【注意事项】

1. 关节腔内注射糖皮质激素建议每年应用最多不超过 2～3 次，注射的间隔时间不应短于 3～6 个月。

2. 评估服用 NSAID 的风险，包括上消化道、脑、肾、心血管疾病风险后选择性用药。

3. 口服 2 种不同的 NSAID 不但不会增加疗效，反而会增加不良反应的发生率。

# 第二节　淀粉样变

## 【概述】

淀粉样变（amyloidosis）是由于一组由遗传、变性和感染等不同因素引起的蛋白质分子折叠异常所致的淀粉样蛋白沉积在局部或全身的细胞外基质中，造成沉积部位组织和器官损伤的一组疾病，可累及包括肾、心脏、肝、皮肤软组织、外周神经、肺、内分泌腺等在内的多种器官及组织。淀粉样变可呈良性或恶性，可分为原发性和继发性，继发性病因可能是自身免疫病、慢性炎性疾病、遗传病或肿瘤等。依据淀粉样纤维丝形成的前体蛋白类型,可分为系统性轻链(AL)型淀粉样变、淀粉样 A 蛋白(AA)型淀粉样变、遗传性淀粉样变等主要类型。由于沉积的淀粉样蛋白和受累器官有所不同,因此临床表现各异。其中系统性轻链(AL)型淀粉样变是临床最常见的一种系统性淀粉样变,并且发病率呈现出逐年升高的趋势。

系统性轻链(AL)型淀粉样变是由单克隆免疫球蛋白轻链错误折叠形成淀粉样蛋白并沉积于组织器官(心、舌、脾、淋巴结、关节、周围神经和皮肤)内,造成组织结构破坏、器官功能障碍进行性进展的疾病。临床表现为疲劳、体重下降、声音嘶哑、感觉异常、呼吸困难等类似于常见病的症状,以及累及相应器官时表现出相应的症状和体征。

【临床特征】

1. 多发生于 40 岁以上的中老年人。

2. 首发表现多为体重减轻、易倦感。

3. 肾最常受累,出现大量蛋白尿或肾病综合征,蛋白尿以白蛋白尿为其特点,多不伴血尿,可有肾衰竭。

4. 可有脱发伴滑膜增厚的淀粉样关节病,胸闷、气促等心力衰竭的表现,外周感觉神经病变及腹泻与便秘交替发生等自主神经病变。

5. 特殊体征为眶周紫癜、低血压、肾脏增大、左室肥厚、肝大、舌体及腺体增大等。

6. 尿中的本周蛋白阳性。

7. 组织切片的刚果红染色阳性,高锰酸钾预处理后仍为阳性,在偏振光下呈苹果绿色双折光。

【治疗原则】

系统性淀粉样变目前无根治方法,对各种类型的淀粉样变的治疗重点是降低淀粉样前蛋白的生成,对受损脏器的保护、替代和支持治疗。常用的治疗方法有常规化疗、自体造血干细胞移植治疗,可根据不同的类型采取不同的方法。

AL 型淀粉样变的化疗方案主要包括以硼替佐米为主、以来那度胺为主、以沙利度胺为主及以美法仑为主的方案。对于 AL 型淀粉样变的治疗,主要是对恶性单克隆浆细胞的清除。含硼替佐米的方案可作为新确诊患者和复发患者的 AL 型淀粉样变的一线治疗方案。本病的预后差,发病后只能存活 2 年,有心、肾功能不全者的预后更差。

## 【推荐处方】

**处方 1**　以硼替佐米为主的化疗方案:硼替佐米 $1.3mg/m^2$ + 地塞米松 $15\sim20mg$,第 1、4、8 和 11 日静脉给药或皮下注射,随后停用 10 日,21 日为 1 个疗程;或硼替佐米 $1.3mg/m^2$ + 地塞米松 $15\sim20mg$,第 1、4、8 和 11 日静脉给药 + 环磷酰胺 $300mg/m^2$,静脉给药,1 次 /w,随后停用 10 日,21 日为 1 个疗程。

**处方 2**　以来那度胺为主的化疗方案:来那度胺 $5\sim15mg$,口服,1 次 /d;或来那度胺 15mg,口服,1 次 /d + 地塞米松 $15\sim20mg$,口服,1 次 /w,28 日为 1 个疗程。

**处方 3**　以沙利度胺为主的化疗方案:沙利度胺初始 50mg,口服,1 次 /d,如能耐受再缓慢加量,最大剂量为 200mg/d;或沙利度胺初始 50mg,口服,1 次 /d + 地塞米松 $15\sim20mg$,口服,1 次 /w,28 日为 1 个疗程。

**处方 4**　以美法仑为主的化疗方案:美法仑 $0.18\sim0.22mg/(kg\cdot d)$ + 地塞米松 $15\sim20mg$,口服,连服 4 日,28 日为 1 个疗程。

## 【注意事项】

1. 硼替佐米导致周围神经病变常见,若发生神经病变应调整剂量,对于Ⅲ～Ⅳ级神经病变患者应避免使用硼替佐米。

2. 沙利度胺、来那度胺等导致深静脉血栓的发病率升高，应评估血栓风险，并预防性抗凝。

3. 用药过程中应注意监测血象。

4. 治疗期间需每隔 30～60 日进行 1 次疗效评估，包括血液学反应和器官反应 2 个方面。

# 第三节　结　节　病

## 【概述】

结节病是一种多系统损害的非感染性肉芽肿性疾病，所有器官均可受累，但主要累及肺（90%），其病因和发病机制尚不明了，遗传因素、微生物感染、化学物质和自身免疫病等均可能是本病的病因之一，淋巴结、皮肤、眼部病变也很常见。20%～35% 可合并皮肤损害，其皮损形态多种多样，最常见的是结节性红斑，其次是面部和颈部的色素沉着性丘疹。

## 【临床特征】

1. 多见于 40～60 岁的女性。

2. 主要累及肺（90% 以上），表现为咳嗽、呼吸困难等，72.7% 合并双侧肺门淋巴结病。

3. 肺外损害 20%～35% 可合并皮肤损害，皮下结节病常发于双前臂等四肢部位，可有风湿病样表现如葡萄膜炎、腮腺炎、关节炎、指炎、肝脾大，并可累及神经和肾脏，累及外周神经时造成肢体麻木。

4. 结节病的组织病理学表现为非干酪性非坏死性肉芽肿，皮下结节病的病理学表现为皮下脂肪层非干酪性上皮细胞样裸结节，部分可累及真皮深层。其间可见多核巨细胞和细胞内星状体，周围有结缔组织包裹，界限清楚，结节周围有少量淋巴细胞浸润。抗酸染色阴性。网状纤维染色显示结节周固有完整的网状纤维包绕。

## 【治疗原则】

临床上治疗方案缺乏特异性。部分皮下结节病具有自限性，2～5 年内可以自然消退。是否开始免疫抑制治疗取决于症状和器官功能障碍程度。

## 【推荐处方】

### （一）糖皮质激素

糖皮质激素为大多数症状的一线治疗。

**处方**　泼尼松 0.5mg/（kg·d），晨起顿服，待病情控制后逐渐减量，维持剂量为 5～10mg，持续约 1 年。

### （二）免疫抑制剂

**处方 1**　甲氨蝶呤 2.5mg，口服，3～4 片 /w；叶酸片 5mg，口服，1 次 /w。

**处方 2**　沙利度胺 50mg，口服，50～200mg/d。

**处方 3**　羟氯喹 0.1～0.2g，口服，2 次 /d。

**处方 4**　硫唑嘌呤　初始 50mg，口服，1 次 /d；1 周后加至 2mg/（kg·d），口服，分 2 次。

**处方 5**　环孢素 3～5mg/（kg·d），口服，2 次 /d。

**处方 6**　他克莫司 0.5～1.0mg，口服，2 次 /d。

**处方 7**　吗替麦考酚酯 0.50～0.75g，口服，2 次 /d。

**处方 8**　来氟米特 10～20mg，口服，1 次 /d。

### （三）TNF-α 拮抗剂

**处方 1**　英夫利西单抗 3～5mg/kg，静脉滴注，分别在第 0、2 和 6 周给药，然后每隔 8 周给药。

**处方 2**　阿达木单抗 40mg，皮下注射，2 次 /w。

## 【注意事项】

1. TNF-α 拮抗剂具有免疫抑制作用，用于对糖皮质激素治疗效果不佳的患者，并且使用前需要评估患者是否患有结核或乙型肝炎病毒感染。

2. 沙利度胺的不良反应有嗜睡、口渴、氨基转移酶增高、镜下血尿、外周神经受损、血细胞下降等，因此在用药初期应定期查血、尿常规和肝肾功能。对长期用药者应定期做神经系统检查，以便及时发现可能出现的外周神经炎。该药物有很强的致畸性，育龄妇女使用期间需严格避孕。

3. 应注意甲氨蝶呤的使用方法为每周 1 次，不良反应有骨髓抑制、口腔溃疡、氨基转移酶增高等，因此在用药初期应定期查血、尿常规和肝肾功能。为减少药物不良反应，可次日服用叶酸片。

# 第四节　血　色　病

## 【概述】

血色病是一种因食物中铁的过度吸收，使机体组织内的铁含量过多的疾病。遗传性血色病是包括欧罗巴人种在内的最常见的常染色体隐性遗传性疾病，主要遗传缺陷是血色素基因发生点突变并由此产生 C282Y 蛋白（C 代表胱氨酸，Y 代表酪氨酸）。继发性血色病是由于铁利用增加，无效的红细胞生成增多或铁代谢异常引起体内铁负荷增加的疾病。临床表现为疲乏、关节肿痛、皮肤红斑、体重减轻、腹痛，可出现肝硬化、肝细胞癌、糖尿病、心脏疾病等并发症。遗传性血色病常见。

## 【临床特征】

1. 多见于中年男性。

2. 典型的临床表现为疲乏、关节肿痛、皮肤红斑、体重减轻、腹痛，可出现肝功能异常、糖尿病、心脏疾病等并发症。

3. 关节可广泛累及，但第二、第三掌指关节的改变最具特征性。

4. 肝功能异常，铁蛋白和转铁蛋白饱和度水平升高。

5. C282Y 纯合子或 C282Y/H63D 杂合子。

## 【治疗原则】

临床上治疗方案主要是去除机体中的铁。

## 【推荐处方】

**处方 1**　放血疗法:每周放血 500ml。

**处方 2**　红细胞去除术。

**处方 3**　铁螯合剂:如地拉罗司 20mg/(kg•d),口服,1 次/d;去铁胺 0.5g,口服,2 次/d。

**处方 4**　质子泵抑制剂:如泮托拉唑胶囊 40mg,口服,1～2 次/d。

**处方 5**　维生素 C 1～2 片,口服,3 次/d(心脏受累者慎用)。

以关节炎为主要表现者:

**处方 1**　双氯芬酸缓释片 75mg,口服,1～2 次/d。

**处方 2**　美洛昔康 7.5mg,口服,1～2 次/d。

**处方 3**　塞来昔布 200mg,口服,1～2 次/d。

**处方 4**　骨质疏松者:碳酸钙维生素 $D_3$ 0.6g,口服,1～2 次/d。

## 【注意事项】

1. 建议食用维生素 C 含量高的饮食,避免食用动物内脏等高铁食物,避免饮酒。

2. 放血疗法应避免贫血,血清铁蛋白控制在 50μg/L。

**(李佐军　张显明　桂 明　文振华)**

## 参考文献

[1] 王辰,王建安. 内科学. 3 版. 北京:人民卫生出版社,2015.

[2] 田伟. 积水潭实用骨科学. 北京:人民卫生出版社,2008.

[3] 廖二元. 内分泌代谢病学. 3 版. 北京:人民卫生出版

社, 2012.

[4] 中华医学会风湿病学分会, 中国医学科学院北京协和医学院北京协和医院风湿免疫科, GRADE 中国中心 / 兰州大学循证医学中心. 2016 中国痛风诊疗指南. 中华内科杂志, 2016, 55(11): 892-899.

[5] 高尿酸血症相关疾病诊疗多学科共识专家组, 第二军医大学附属长征医院, 复旦大学附属华山医院, 等. 中国高尿酸血症相关疾病诊疗多学科专家共识. 中华内科杂志, 2017, 56(3): 235-248.

[6] RAHUL V, KUMAR S A, KUMAR G K, et al. Management of asymptomatic hyperuricemia: Integrated Diabetes & Endocrine Academy(IDEA)consensus statement. Diabetes & metabolic syndrome: clinical research & reviews, 2020, 14(2): 93-100.

[7] 中国慢性肾脏病患者合并高尿酸血症诊治共识专家组, 中山大学附属第一医院肾内科, 广东医科大学. 中国慢性肾脏病患者合并高尿酸血症诊治专家共识. 中华肾脏病杂志, 2017, 33(6): 463-469.

[8] 中华医学会内分泌学分会. 高尿酸血症和痛风治疗的中国专家共识. 中华内分泌代谢杂志, 2013, 29(11): 913-920.

[9] 中华医学会内分泌学分会. 中国高尿酸血症与痛风诊疗指南(2019). 中华内分泌代谢杂志, 2020, 36(1): 1-13.

[10] 黄叶飞, 杨克虎, 陈澍洪, 等. 高尿酸血症 / 痛风患者实践指南. 中华内科杂志, 2020, 59(7): 519-527.

[11] RICHETTE P, DOHERTY M, PASCUAL E, et al. 2016 updated EULAR evidence-based recommendations for the management of gout., 2017, 76(1): 29-42.

[12] 中国医师协会肾脏内科医师分会, 复旦大学附属中山医院肾内科, 解放军总医院肾脏病科, 等. 中国肾脏疾病高尿酸血症诊治的实践指南(2017 版). 中华医

学杂志，2017，97（25）：1927-1936.

[13] 中华医学会器官移植学分会，中国人民解放军总医院第八医学中心全军器官移植研究所，中国人民解放军总医院第八医学中心内分泌科，等. 中国肾移植术后高尿酸血症诊疗技术规范（2019 版）. 器官移植，2019，10（1）：10-15.

[14] KHANNA D, KHANNA P P, FITZGERALD J D, et al. 2012 American college of rheumatology guidelines for management of gout. Arthritis care & research，2012，64（10）：1431-1461.

[15] 中国系统性淀粉样变性协作组，国家肾脏疾病临床医学研究中心，南京总医院肾脏科国家肾脏疾病临床医学研究中心，等. 系统性轻链型淀粉样变性诊断和治疗指南. 中华医学杂志，2016，96（44）：3540-3548.

[16] 中国抗癌协会血液肿瘤专业委员会，中华医学会血液学分会白血病淋巴瘤学组，中国医学科学院北京协和医院. 原发性轻链型淀粉样变的诊断和治疗中国专家共识（2016 年版）. 中华血液学杂志，2016，37（9）：742-746.

[17] WECHALEKAR A D, GILLMORE J D, BIRD J, et al. Guidelines on the management of AL amyloidosis. Br J Haematol，2015，168（2）：186-206.

[18] FIRESTEIN G S, BUDD R C, GABRIEL S E, 等. 凯利风湿病学. 10 版. 栗占国，左晓霞，朱平，等译. 北京：北京大学医学出版社，2020.

[19] 蒋明，张奉春. 风湿病诊断与诊断评析. 上海：上海科学技术出版社，2004.

[20] 葛均波，徐永健. 内科学. 8 版. 北京：人民卫生出版社，2013.

[21] 中国医学科学院北京协和医学院北京协和医院风湿免疫科国家皮肤与免疫疾病临床医学研究中心，安徽省立医院风湿免疫科，深圳市人民医院风湿免疫

科, 等. 原发性干燥综合征诊疗规范. 中华内科杂志, 2020, 59(4): 269-276.

[22] 中华医学会风湿病学分会. 原发性干燥综合征诊断及治疗指南. 中华风湿病学杂志, 2010, 14(11): 766-768.

[23] 中华医学会风湿病学分会. 多发性肌炎和皮肌炎诊断及治疗指南. 中华风湿病学杂志, 2010, 14(12): 828-831.

[24] 中华医学会风湿病学分会. 抗磷脂综合征诊断和治疗指南. 中华风湿病学杂志, 2011, 15(6): 407-410.

[25] LIMPER M, DE LEEUW K, LELY A T, et al. Diagnosing and treating antiphospholipid syndrome: a consensus paper. Neth J Med. 2019 Apr; 77(3): 98-108.

[26] 中华医学会风湿病学分会. 混合性结缔组织病诊断及治疗指南. 中华风湿病学杂志, 2011, 15(1): 42-45.

[27] 中华医学会呼吸病学分会间质性肺疾病学组, 中国医师协会呼吸医师分会间质性肺疾病工作委员会. 中国肺结节病诊断和治疗专家共识. 中华结核和呼吸杂志, 2019, 42(9): 685-693.

[28] 金晶兰, 赵旭, 李光明, 等. 美国肝病学会血色病诊治指南要点. 临床肝胆病杂志, 2013, 29(5): 403-405.

# 第七章
# 感染相关性关节炎

## 第一节　细菌性关节炎

### 【概述】

细菌性关节炎指关节腔及其组成部分的细菌性感染，又称急性化脓性关节炎，关节感染多来自血流感染。感染关节的细菌最常见的为金黄色葡萄球菌（40%～60%），绝大多数分离菌对青霉素耐药。在许多地区，超过半数的分离菌对甲氧西林耐药，淋球菌仍是细菌性关节炎的常见病原菌。在人工关节感染中，最常见的病原菌为表皮葡萄球菌、金黄色葡萄球菌和革兰氏阴性细菌。在儿童中，最常见的病原菌为金黄色葡萄球菌和流感嗜血杆菌。细菌性关节炎最常见的危险因素有年龄超过80岁、合并类风湿关节炎、糖尿病、人工膝或髋关节、其他关节手术、皮肤感染等。

### 【临床特征】

1. 多见于儿童，以髋关节和膝关节最易受累；因创伤感染而导致的化脓性关节炎则常见于成年人。

2. 急性起病，寒战、高热，体温可达40℃以上，可出现脓毒血症或菌血症。

3. 关节红肿热痛，疼痛是最早期的局部症状，活动时受累关节痛加重。脓液增多可使关节呈被动体位、功能障碍，可致关节破坏呈脱位或半脱位。

## 【治疗原则】

1. 卧床休息,急性期患肢制动,营养支持治疗。

2. 在确定致病菌的种类之前,按可能性最大的致病菌给予抗生素治疗,可选用广谱青霉素或第二、第三代头孢菌素。

3. 若局部肿胀明显或有波动感,应及时引流或切开排脓。

## 【推荐处方】

经验性使用抗生素(药敏试验结果回报后根据药敏试验结果选择):

**处方1**　耐药葡萄球菌感染首选萘夫西林 30mg/kg,静脉滴注或肌内注射,6 次 /d。

**处方2**　革兰氏阳性菌感染首选青霉素 5 000U/kg,静脉滴注或肌内注射,6 次 /d。

**处方3**　G⁻ 杆菌首感染选头孢曲松 2g,静脉滴注或肌内注射,1 次 /d;或哌拉西林 50mg/kg,静脉滴注或肌内注射,6 次 /d。

## 【注意事项】

注意抗生素的使用应早期足量、足疗程,尽可能选择能覆盖常见致病菌的抗生素;急性期注意患肢制动;关节有脓液或脓肿形成后及时排脓。

# 第二节　莱 姆 病

## 【概述】

莱姆病(Lyme disease)是一种全身性、慢性炎性蜱媒螺旋体病,疾病初期常以慢性游走性红斑为特征,因在美国莱姆镇首发而命名。该病的分布具有地区性和季节性。

螺旋体在蜱的中肠中发育，蜱叮咬人体后在局部形成红斑，螺旋体经皮下，经血液、淋巴系统播散到眼、心、神经系统、单核吞噬细胞系统及骨骼肌肉中。骨骼肌肉表现包括关节痛和间歇性发作的游走性关节炎，通常为单关节炎或不对称性少关节炎；慢性关节炎通常累及膝关节。

## 【临床特征】

1. 早期　感染后第 1 周。以皮肤慢性游走性红斑为首发症状。一般在蜱虫叮咬后 3～32 日发生充血性红斑，由中心逐渐向四周呈环形扩大，边缘色鲜红而中心淡，扁平或略隆起，表面光滑，偶有鳞屑，有轻度灼热感或瘙痒感。多发在肢体近端。皮损同时可伴全身不适。

2. 中期　①起病后 1～4 个月，约 15% 的患者在皮损同时或消退后出现神经系统症状，表现为脑膜炎、脑神经炎、舞蹈症、脊髓炎等；②发病后数周内约 8% 的患者发生心脏受累，多表现为房室传导阻滞；③发病数周内约 11% 的患者发生结膜炎、虹膜睫状体炎或全眼炎、视神经炎等；④肌肉、关节痛、疲乏等症状持续存在。

3. 晚期　数月至几年后可进入晚期。表现为关节、肌腱、关节囊、肌肉或骨骼游走性疼痛，关节呈间断性肿胀、疼痛，常为大关节非对称性受累，膝关节多见，其次是肩、肘、踝、髋、腕、下颌关节及四肢小关节；也可有肌炎、腱鞘炎、环形肉芽肿、骨膜炎、滑膜炎、肌腱炎、骨髓炎等。

4. 其他　可伴有全身症状，如发热、乏力，以及头痛、淋巴结肿大、肝脾大、蛋白尿、镜下血尿及睾丸肿大等。

## 【治疗原则】

1. 卧床休息，患肢制动，营养支持。

2. 选用适当的抗生素，及时治疗可迅速控制症状和防止晚期病变。

## 【推荐处方】

抗生素：

**处方1**　成人多用多西环素（早期）100mg，口服，2次/d。孕妇、哺乳期妇女和儿童用青霉素。

**处方2**　第三代头孢菌素（晚期）：如头孢曲松2g，静脉滴注，1次/d，疗程为14日。

## 【注意事项】

早诊断和正确的治疗可使预后大为改观；仔细详细地询问病史对正确的诊断有非常重要的作用。

# 第三节　骨、关节结核分枝杆菌感染

## 【概述】

结核性关节炎是结核分枝杆菌引起的关节及其周围软组织的感染性疾病。常继发于肺结核，其次继发于消化道结核，但也有很多患者没有既往的结核病史。好发于儿童和青少年。常见的病变部位是脊柱，约占50%；其次是膝关节、髋关节与肘关节。骨、关节结核的临床类型包括脊柱炎、骨髓炎、外周关节感染和软组织脓肿。典型的关节结核是发生在大中关节的单关节炎，最常见的是髋关节和膝关节，骶髂关节、肩关节、肘关节、踝关节、腕关节和跗骨关节也可累及。感染首先发生在滑膜，关节破坏的进展比化脓性关节炎稍慢。

## 【临床特征】

1. 多有肺结核或消化系统结核病史。

2. 起病缓慢，有低热、乏力、盗汗、消瘦、食欲缺乏及贫血等症状。

3. 病变部位多为单发性，少数为多发性，但对称性十分罕见。

4. 关节痛,早期不甚严重,每于运动后加剧。

5. 关节肿胀与关节变形,浅表关节可查出肿胀,疾病后期关节肌肉萎缩,关节呈梭形肿胀。

6. 冷脓肿形成。

## 【治疗原则】

1. 加强营养,注意休息,支架保护,急性期局部制动。

2. 抗结核药治疗,常用药物有异烟肼、利福平、链霉素、对氨基水杨酸、乙胺丁醇和阿米卡星。目前以异烟肼、利福平和乙胺丁醇为一线药物,可采用 1 年半的标准方案、6 个月疗法和 9 个月疗法。

## 【推荐处方】

抗结核药:

**处方 1** 异烟肼 300mg/d,顿服。

**处方 2** 利福平 450mg/d,顿服。

**处方 3** 乙胺丁醇 750mg/d,顿服。

**处方 4** 吡嗪酰胺 0.5g,口服,3 次 /d。

## 【注意事项】

早期全程联合规律、适量、足疗程的抗结核治疗;积极寻找并控制原发灶,并在使用抗结核药的过程中监测肝肾功能、血常规,注意各种抗结核药的不良反应。

# 第四节 病毒性关节炎

## 【概述】

病毒性关节炎是病毒感染后所引起的急性发作、对称性、多发性关节炎。滑膜炎表现明显,多在 3~10 日内病情缓解。常见的致关节炎的病毒有乙型肝炎病毒、风疹病毒和细小病毒 B19,其他病毒如流行性腮腺炎病毒、肠道病毒、EB 病毒、单纯疱疹病毒、水痘 - 带状疱疹病毒、腺病毒等较少引起关节炎症。其中细小病毒 B19 感染在世界范围内均较常见,由呼吸道分泌物传播,多暴发于冬末及春季,亦有少数夏、秋发病的。最初感染后关节红、肿、热等客观表现多于数周内消退;一小部分患者的症状可持续数月至数年,容易误诊为类风湿关节炎。

## 【临床特征】

1. 急性起病,对称性、多发性。

2. 3～10 日病情可缓解,预后良好。

## 【治疗原则】

1. 以对症治疗为主,注意休息、营养支持。

2. 使用非甾体抗炎药镇痛、抗炎。

## 【推荐处方】

非甾体抗炎药:

**处方 1**　布洛芬 1～2 片,口服,1 次 /d。

**处方 2**　双氯芬酸 1 粒,口服,1 次 /d。

## 【注意事项】

急性期卧床休息,加强营养,提高免疫力,避免使用免疫抑制剂。使用非甾体抗炎药时注意胃肠道反应,避免过量引起消化道出血。

# 第五节　人类免疫缺陷病毒与关节炎

## 【概述】

本病是反应性关节炎的一种,发生在人类免疫缺陷病毒(HIV)感染者中,以瑞特综合征最常见,表现为尿道炎、结膜炎、关节炎。

### 【临床特征】

1. 多见于中年男性,发病前多有不洁性交史。

2. 急性起病,关节炎多呈多发性、不对称性,程度不一,多见于下肢关节,以膝关节、踝关节多见。

### 【治疗原则】

治疗原发病,控制关节炎症。

### 【推荐处方】

非甾体抗炎药:

**处方1**　布洛芬1～2片,口服,1次/d。

**处方2**　双氯芬酸1粒,口服,1次/d。

### 【注意事项】

急性期关节制动,症状缓解后尽早进行功能锻炼;使用非甾体抗炎药时注意胃肠道反应,避免过量引起消化道出血。

## 第六节　骨和关节的真菌感染

### 【概述】

真菌感染引起的骨髓炎和关节炎一般是通过受累组织的培养和活检而确诊的。真菌的骨关节感染可以很隐匿、起病缓慢,患者甚至可以无痛。但在免疫抑制患者,感染可以十分急骤。通常可以引起骨髓炎的真菌病包括球孢子菌病、芽生菌病、隐球菌病、念珠菌病和孢子丝菌病,患者常在肺部可以找到原发病灶。真菌性关节炎较少见,可以引起关节炎的真菌病常为孢子丝菌病、球孢子菌病、芽生菌病和念珠菌病等。

## 【临床特征】

1. 多见于免疫低下人群,但也有免疫正常人群的散发感染。

2. 起病缓急与病原体的毒力及宿主的抵抗力相关,多数缓慢起病,患者常因为其他部位如肺部、皮肤等的症状就诊。

## 【治疗原则】

抗真菌治疗,控制关节炎症,必要时外科干预。

## 【推荐处方】

根据病原体不同而不同,一般先静脉使用再口服序贯治疗。

**处方 1**　氟康唑 200～400mg,1 次 /d。

**处方 2**　伏立康唑 0.1～0.2g,2 次 /d。

**处方 3**　伊曲康唑 0.2g,1～2 次 /d。

## 【注意事项】

发现骨或关节真菌感染的患者需要寻找有无其他感染灶,广泛的骨真菌感染有时酷似肿瘤骨转移,在 PET-CT 也可表现为病灶的高 SUV 值,需要相鉴别。

(文振华　孙　剑)

# 参考文献

[1] 穆荣,李鸿斌. 风湿免疫疾病临床诊疗手册. 北京:科学技术文献出版社,2019.

[2] 杨西瑞. 实用风湿免疫性疾病诊疗学. 长春:吉林科学技术出版社,2018.

[3] 唐福林. 风湿免疫科医师效率手册. 2 版. 北京:中国协和医科大学出版社,2010.

[4] 付海香. 风湿免疫科诊疗手册. 北京:人民军医出版

社, 2004.

[5] 张奉春, 栗占国. 内科学: 风湿免疫科分册. 北京: 人民卫生出版社, 2015.

[6] 陈顺乐, 邹和健. 风湿内科学. 2 版. 北京: 人民卫生出版社, 2015.

[7] HARRIS E D, BUDD R S, FIRESTEIN G S, 等. 凯利风湿病学. 7 版. 左晓霞, 陶立坚, 肖献忠, 译. 北京: 人民卫生出版社, 2007.

# 第八章
# 神经血管疾病

## 第一节　神经性关节病

### 【概述】

神经性关节病（Charcot 关节病、沙尔科关节）是继发于神经系统疾病（如糖尿病性神经病、中枢神经系统梅毒等）所致的神经感觉及神经营养障碍的慢性进展性关节病。神经性关节病可发生于外周及中枢关节，多见于 40～60 岁的成人，上肢神经性关节病最常见的病因为脊髓空洞症，下肢神经性关节病最常见的病因为糖尿病。此外，肾衰竭、慢性酒精中毒、麻风病、梅毒等内科合并症及系统性硬化病、淀粉样变等自身免疫病均可导致神经性关节病，发病部位与原发疾病相关。

### 【临床特征】

1. 症状　起病隐匿，长期酗酒及营养不良均为本病诱发因素，早期典型表现为足踝部水肿、温度升高及红斑，常被误诊为下肢血栓形成及蜂窝织炎，既往关节骨折或韧带断裂等创伤史可作为诊断线索。多为单侧起病，最典型的症状为无痛性关节肿胀，也有患者表现为轻至中度疼痛、关节功能受限不明显。关节痛和功能受限与影像学及查体不一致为本病的特点。2 年内为急性期，2 年后为慢性期。并发症为病理性骨折、关节脱位及关节感染。

2. 查体　关节可扪及囊性感或活动性硬块，松弛度高,侧方应力试验阳性或屈伸旋转活动度增加,同时关节周围渗出明显,严重者关节可抽出血性液体,可触及捻发音。患侧肌力及痛温觉较健侧明显下降且深反射可消失。足部水肿消退和温度下降是通常使用的评估神经性关节病急性期转为非急性期的临床指标。

3. 病理进程　可分为吸收型、增生型和混合型。早期可表现为关节面硬化、侵袭及破坏,晚期受累关节出现畸形、关节间隙变窄、半脱位或脱位。关节周围的软组织肿胀,其内可出现钙化或碎骨片。增生型在 Charcot 肘关节中较为多见,而吸收型在 Charcot 肩关节中较为多见。

4. X 线检查　为诊断该疾病的重要检查,改良 Eichenholt 分期包括 0 期:影像学正常,局部有红肿发热,该期进行固定和避免负重可以预防骨骼破坏和畸形的发生;Ⅰ期:影像学可见骨量减少、骨质破坏及关节脱位或半脱位,局部有韧带松弛;Ⅱ期:影像学表现为碎片吸收、硬化并融合,局部红肿较前减轻,皮温降低;Ⅲ期:影像学表现为局部畸形愈合、纤维性关节强直,局部无红肿,仅见关节畸形。

5. CT 检查　对于诊断、确定病变范围及游离体位置可作为重要手段应用。

6. MRI 检查　可早期诊断神经性关节病,能清晰查看骨骼肌肉。骨组织为极低信号,骨髓组织和骨外软组织相对信号较高。作为 X 线片和 CT 检查的补充帮助明确病变范围。对于肩肘 Charcot 关节,颈椎 MRI 是必需的检查,既能够确诊脊髓空洞症,也能够鉴别其他脊髓病变或椎管内肿瘤。CT 脊髓造影可作为备选方案,适用于体内存在金属异物、置入心脏起搏器、难以配合检查等存在 MRI 检查禁忌证的人群。

## 【治疗原则】

尽早治疗可阻止疾病进展,非手术治疗为临床治疗的首选。治疗原则包括原发病的治疗、急性期制动固定、药物治疗、预防感染及物理康复治疗。急性期过后或非手术治疗失败可行手术(关节清理、融合)治疗。

## 【推荐处方】

**处方** 塞来昔布 100mg,口服,1～2 次/d＋阿仑膦酸钠 10mg,口服,1 次/d(晨起餐前 30 分钟,急性期用药)。

## 【注意事项】

1. 临床发现关节肿胀、无痛、关节畸形,X 线片提示骨质改变应考虑此病的可能性,应尽早完善影像学确诊。

2. 应注意与骨关节病(脱位少见)、软骨瘤、痛风(急性期)及蜂窝织炎相鉴别。

3. 注意预防感染,继发感染存在导致截肢的可能性。

# 第二节　雷 诺 病

## 【概述】

病因不明的雷诺现象称为雷诺病,即病因不明的由受寒冷刺激或情绪波动所诱发的血管和神经功能障碍所致的肢端细动脉痉挛性疾病,表现为手指(足趾)皮肤呈对称性的"苍白—青紫—潮红—正常"的周期性变化,伴有感觉异常和疼痛等症状。多发于 20～40 岁的女性,且有家族倾向,冬、春季节或高原寒冷地区多发。该病为单纯由血管痉挛引起的独立疾病,病情一般轻且稳定,其与继发性雷诺现象(多以结缔组织病为病因)统称为雷诺综合征。

## 【临床特征】

1. 症状 呈对称性,表现为由指尖开始继而波及整个手指掌的"苍白—青紫—潮红—正常"的周期性变化,呈间歇性,边界清晰,可伴有针刺样疼痛及麻木。发作过程典型者分为 3 期,即缺血期:早期指端苍白、僵冷伴出汗、麻木或疼痛,多为对称性;缺氧期:受累部位继续缺血造成毛细血管扩张淤血、皮肤发绀、皮温低、疼痛；充血期：保暖时自动发生。个别患者持续 1 小时以上，缺血期局部加温及运动可使发作停止。小指和无名指常最先受累，拇指因血供丰富而不易受累，下肢受累者少见。可反复发作，发作间期可无症状，多累及手指或手指与足趾同时累及，单侧发病或出现指端溃疡、坏疽或手指变短多为继发性雷诺现象。

2．查体　对于临床症状不典型的患者可采用下述实验明确诊断。

（1）冷水试验：将指（趾）浸于 4℃左右的冷水中 1 分钟，若出现典型的指（趾）的特征性颜色变化，则为冷水激发试验阳性。此试验的诱发率在 75% 左右。

（2）握拳试验：令患者的两手握拳 1 分钟后松开手指，如出现上述颜色变化，则为阳性。

3．B 超表现　在血管的形态上表现为血管受凉后痉挛、走行僵直、内径局部纤细。彩色多普勒频谱能在局部狭窄段表现为高速血流频谱，远端可能出现"小慢波"，症状的严重程度与超声表现一致。

【治疗原则】

根据病情轻重选择不同的方案。轻者只需注意保暖、防冻伤，避免诱发因素如紧张、过度劳累、振动等，吸烟者须戒烟；症状重而无指尖萎缩者加用长效钙通道阻滞剂，有指尖萎缩但无开放性溃疡者加用交感神经活性药物；反复发作且缺血重、溃疡或坏死者可静脉滴注血管扩张药如前列腺素 3～5 日。目前有胸交感神经切除术和指（趾）交感神经末梢切除术、针灸、理疗等方法用于治疗雷诺病，CT 引导的经皮胸腔交感神经链射频热凝治疗等疗法也尚在探索中。

【推荐处方】

**处方 1**　硝苯地平控释片 30mg，口服，1 次 /d。

**处方 2**　硝苯地平控释片 30mg，口服，1 次 /d＋利血平

0.1mg，口服，1 次 /d。

**处方 3**　硝苯地平控释片 30mg，口服，1 次 /d ＋ 利血平 0.1mg，口服，1 次 /d ＋ 前列地尔 10μg ＋ 生理盐水 10ml，静脉注射，1～2 次 /d。

## 【注意事项】

1. 雷诺病患者禁用可能导致小血管收缩的药物如 β 受体拮抗剂、可乐定、麦角衍生物等，并且应严格戒烟，并防止二手烟吸入。

2. 结缔组织病、阻塞性动脉疾病、神经系统疾病等都可伴发雷诺现象，有些患者确诊前数年只有雷诺现象，当发现雷诺现象时须完善相关检查排查继发性雷诺现象，不可直接诊断为雷诺病。

3. 雷诺病须与手足发绀症相鉴别，后者为持续性，累及整个手、脚且很少出现指尖萎缩和溃疡；也应与红斑性肢痛症相鉴别，后者以高温及活动为诱发加重因素、低温为缓解因素。

4. 雷诺病有发展成为自身免疫病的可能性，应密切随访，定期筛查自身抗体。

# 第三节　红斑性肢痛症

## 【概述】

红斑性肢痛症（erythromelalgia，EM）是一种可由运动和温度变化促发的阵发性肢端皮肤血管扩张、潮红、皮温增高、灼热疼痛的少见疾病，可分为原发性及继发性。原发性红斑性肢痛症多发于儿童及青少年期，无性别倾向，常累及双侧；继发性红斑性肢痛症多发于存在基础病的中老年患者，可继发于骨髓增殖性疾病、免疫性疾病、糖尿病、炎性肠病、病毒感染、蘑菇及汞中毒等。加重因素包括运动、站立、行走、肢体下垂及温热环境，局部冷敷和抬高肢体可减轻疼痛。研究表明,红斑性肢痛症可能与编码电压门控钠通道的 *SCN9A*、*SCN10A* 及 *SCN11A* 基因突变相关,基因突变导致阈值降低和疼痛信号感觉神经元过度兴奋,同时产生易兴奋的交感神经元。

## 【临床特征】

1. 症状 站立、运动及局部加热可触发双手或足的发作性灼痛,疼痛持续数分钟或数小时,伴局部皮肤红肿。2/3 为下肢受累,也有颈部、耳朵、脸颊、阴囊或外阴等受累的报道,可见皮肤粗糙增厚,偶见关节处皮肤皲裂。部分在疼痛发作期可存在雷诺现象。抬高灼痛肢体、冷敷局部可缓解症状。

2. 查体 除局部红肿、触痛明显及足背动脉搏动有力外,皮肤临界温度试验阳性,即将手或足浸泡在 32～36℃ 的水中有症状出现或加重。

3. 原发性红斑性肢痛症多有明确的家族史,基因筛查 *SCN9A* 基因突变可作为疾病诊断的重要依据。

4. 阿司匹林等非甾体抗炎药对局部红肿热痛的效果欠佳。

5. 最有效的预防手段是在有阳性家族史的孕妇中开展产前分子遗传学诊断和胚胎植入前遗传学诊断。

## 【治疗原则】

发作时可首先抬高患肢,局部冷敷,减少局部浸泡,预防溃疡形成。目前暂无持续有效的药物治疗。有报道称加巴喷丁、普瑞巴林、利多卡因及糖皮质激素有效,可辅以超声波或超短波治疗。药物无效时可行交感神经阻滞、切除,硬膜外阻滞。

## 【推荐处方】

### (一)原发性红斑性肢痛症

**处方 1** 加巴喷丁 0.3g,口服,1 次 /d。第 1 日 0.3g,

口服，2 次 /d；第 2 日 0.3g，口服，3 次 /d；第 3 日及后续维持 + 卡马西平 0.1g，口服，2 次 /d。

**处方 2**　加巴喷丁 0.3g，口服，1 次 /d。第 1 日 0.3g，口服，2 次 /d；第 2 日 0.3g，口服，3 次 /d；第 3 日及后续维持 + 米索前列醇片 0.2mg，口服，3 次 /d。

**（二）继发性红斑性肢痛症**

**处方**

（1）糖皮质激素 10～20mg，口服，1 次 /d（适用于继发于结缔组织病如系统性红斑狼疮、血管炎）。

（2）普瑞巴林 100mg，口服，2 次 /d（适用于对症治疗神经病理性疼痛）。

（3）硫辛酸注射液 500mg 加入生理盐水 100～250ml 中，静脉滴注，1 次 /d（适用于继发于糖尿病者）。

**【注意事项】**

1. 红斑性肢痛症可继发于糖尿病、狼疮、血管炎等自身免疫病及骨髓增生异常综合征等疾病，原发性红斑性肢痛症是排他性诊断，须完善相关检查排查继发性因素后方可明确诊断。

2. 红斑性肢痛症需与坏疽、红皮病、雷诺病及小腿红斑病相鉴别。

3. 原发性红斑性肢痛症有家族聚集倾向，也有遗传异质性因素，目前不能一概而论。

4. 避免治疗过度，如过久浸泡患肢于冷水中可能造成肢端溃疡、坏死、继发感染。若出现继发感染者须早期发现、尽早抗感染。联合镇痛药及抗抑郁药有一定的效果。

（唐又周　桂　明）

## 参考文献

[1] 花克涵，卢帅，陈辰，等. 肩、肘夏科关节病的诊断与治疗. 骨科临床与研究杂志，2019，4（3）：187-192.

[2] 刘培珑，梁晓军，赵宏谋. 糖尿病神经性骨关节病急性

期的诊断和治疗. 中国矫形外科杂志, 2019, 27（9）: 824-828.

[3] 贾素兰, 王晓明, 刘东风, 等. X 线平片、多层螺旋 CT 三维重建及 MRI 对神经性关节病比较影像诊断. 医学影像学杂志, 2011, 21（9）: 1397-1400.

[4] 尹祺, 冯天鹰. 超声诊断雷诺综合征血管病变 1 例. 生物医学工程与临床, 2019, 23（6）: 706-707.

[5] 李妍涵, 金颖, 刘怡, 等. 经基因分析确诊的儿童原发性红斑肢痛症一例报告. 天津医药, 2019, 47（5）: 529-532.

# 第九章

# 骨与软骨病

## 第一节　骨质疏松症

【概述】

　　骨是一种新陈代谢活跃的组织，骨形成和骨吸收的过程是连续的。在正常情况下，成骨细胞和破骨细胞的偶联作用确保骨组织不断更新，维持正常的骨骼结构。如果在生长过程中未能获得最佳的骨量和强度，或者骨吸收和骨形成之间失衡，都可能导致骨质疏松症的发生。骨质疏松症是一种以骨量低下、骨微结构破坏，导致骨脆性增加，易发生骨折为特征的全身性骨病。绝经后妇女及 50 岁以上的男性为骨质疏松症的高危人群，流行病学调查显示，50 岁以上女性骨质疏松症的总体发病率为 20.7%，而男性的发病率为 14%。骨质疏松症分为原发性和继发性两大类，原发性骨质疏松症包括绝经妇女骨质疏松症（Ⅰ型）、老年性骨质疏松症（Ⅱ型）和特发性骨质疏松症（包括青少年型）；继发性骨质疏松症常见于特殊疾病或药物诱导所致，如长期使用糖皮质激素等。随着中国人口老龄化问题的日益严重，骨质疏松症已成为最常见的骨骼疾病，并且是严重的公共卫生健康问题。骨质疏松性骨折也称脆性骨折，多由骨质疏松症导致，是指受到轻微创伤或日常活动中即发生的骨折。脆性骨折的常见部位包括椎体、髋部、前臂远端、肱骨近端和骨盆等，其中最常见的为椎体骨折。有研究显示，发生髋部骨折后 1 年内，约 20% 的患者会死于感染、血栓事件等各种并发症，约 50% 的患者出现残疾、生活质量明显下降。脆性骨折患者的医疗、护理需投入巨大的人力、物力，造成沉重的家庭和社会负担。

骨质疏松症的诊断基于全面的病史采集、体格检查、骨密度测定、影像学检查及必要的生化检查。临床上原发性骨质疏松症的诊断应包括 2 个方面，即确定是否为骨质疏松症和排除继发性骨质疏松症。《原发性骨质疏松症诊疗指南（2017）》提出的诊断标准包括以下 3 项：髋部或椎体脆性骨折；双能 X 线吸收法测量的中轴骨或桡骨远端 1/3 骨密度的 $T$ 值≤-2.5；骨密度测量符合低骨量 / 骨量减少（-2.5＜$T$ 值＜-1.0），伴肱骨近端、骨盆或前臂远端脆性骨折。符合以上 3 项中的任何 1 项即可诊断为骨质疏松症。

## 【临床特征】

从临床角度来看，骨质疏松症常表现为一种无声的疾病，通常在患者发生第 1 次骨折后才被诊断。

1. 绝经妇女骨质疏松症常在绝经后的 5～10 年内发病，常有骨骼疼痛、脊柱变形和脆性骨折。但很多骨质疏松患者在早期常无明显的自觉症状。

2. 特发性青少年骨质疏松症常见于青春期发病的儿童，以背部下端、髋部和脚的隐痛开始，渐渐出现行走困难。常发生膝关节和踝关节痛及下肢骨折。全身的体格检查可以是完全正常的，也可表现为胸腰段的脊椎后凸、脊柱后侧凸、鸡胸、长骨畸形、跛行。

3. 男性骨质疏松症的发生与增龄及雄激素减少有关，常伴有胃肠功能减退、营养不良、体力活动减少及吸烟等危险因素。

4. 糖皮质激素诱发的骨质疏松症为继发性骨质疏松症中最常见的类型，全身应用 7.5mg/d 以上剂量的泼尼松维持 2～3 个月即可发生骨丢失，增加骨折的风险，最终导致患者的骨骼改变即骨坏死、骨生长抑制、骨折延迟愈合，严重影响患者的日常生活和工作。

## 【治疗原则】

明确骨质疏松症的类型,对于继发性骨质疏松症尽可能治疗原发病或者减少诱发因素。对于原发性骨质疏松症建议从调整饮食结构、改善生活方式及药物补充钙和维生素 D 制剂等多个方面予以纠正。骨质疏松症的非药物治疗措施主要包括规律运动及负重练习,可以改善机体敏捷性及平衡性,增强肌肉力量,增加骨密度,减少骨丢失,降低摔倒及骨折的风险;戒烟戒酒,避免过量饮用咖啡及碳酸饮料,尽量避免或少用影响骨代谢的药物等。目前,在骨质疏松症的药物治疗中,钙剂与维生素 D 的补充仍然是治疗的基石。双膦酸盐类依然是骨质疏松症治疗的一线用药,但需关注其长期使用潜在的药物不良反应,针对各种类型的患者,非双膦酸盐类药物也起到很好的二线治疗作用。各种具备全新机制的新药陆续上市,如甲状旁腺激素类似物阿巴洛肽、选择性雌激素受体调节剂巴多昔芬等将为骨质疏松症的药物治疗提供更多的选择。

## 【推荐处方】

**处方 1**　碳酸钙咀嚼片 0.6g,口服,1~2 次 /d。
**处方 2**　骨化三醇 0.25~0.50μg,口服,1 次 /d。
**处方 3**　阿法骨化醇软胶囊 0.25~0.50μg,口服,1 次 /d。
**处方 4**　阿仑膦酸钠 70mg,口服,1 次 /w。
**处方 5**　唑来膦酸 5mg,静脉滴注,每年 1 次。

## 【注意事项】

符合骨质疏松症的诊断后,仍需结合患者的详细既往病史和必要的实验室检查、影像学检查等检查结果,排除影响骨代谢的内分泌疾病和类风湿关节炎等免疫性疾病、肾脏系统疾病、神经肌肉疾病、多发性骨髓瘤等恶性疾病、使用特殊药物等因素后方可诊断为原发性骨质疏松症。绝经后妇女和老年人的钙摄入量为 1 000mg/d,我国老年人平均从饮食中获取钙约 400mg/d，建议应补充的元素钙量为 500~600mg/d。活性维生素 D 对增加骨密度有益，能增加老年人的肌肉力量和平衡能力，降低跌倒的风险，从而降低骨折的风险。对于长期使用糖皮质激素的患者，应定期检测骨密度，在可能的情况下尽量减少糖皮质激素的用量和缩短治疗疗程，多补充钙和维生素 D。更为有效的治疗措施有待将来在糖皮质激素诱发的骨质疏松症的分子生物学发病机制的基础上寻找，降低患者的发病率，预防继发性病理性骨折的增加，提高患者的生存质量。

# 第二节　缺血性骨坏死

## 【概述】

　　缺血性骨坏死又称无菌性骨坏死、无血管性骨坏死，指由于各种原因（机械、生物等）使骨循环中断、骨的活性成分死亡及随后修复的一系列复杂的病理过程。缺血性骨坏死可累及全身的许多关节，其中以股骨头缺血性坏死最为常见，其次为股骨远端和肱骨头（肩部）坏死。腕舟骨、足舟骨和距骨的骨坏死也并不罕见。股骨头缺血性坏死是由于不同的病因破坏股骨头的血液循环，最终导致股骨头塌陷、髋关节功能障碍的一种疾病。股骨头缺血性坏死为起病隐匿的慢性进行性致残性疾病，早期治疗对防止致残和改善预后至关重要，但目前尚未很好地解决这一难题。国际骨循环学会把股骨头坏死分为 5 期，即股骨头坏死 0、Ⅰ、Ⅱ、Ⅲ和Ⅳ期。患者有髋部、膝关节或肩关节等病变部位的疼痛是早期诊断的有力线索。MRI 可以早期发现股骨头或其他骨骼的病变。如果病程不明确，可先进行 X 线检查、CT 扫描。骨扫描比 X 线检查更为灵敏，但缺乏特异性。骨坏死的病理诊断依据为骨髓纤维化、脂肪细胞坏死、骨小梁坏死等。

**【临床特征】**

1. 早期

（1）最先出现的症状为关节部位疼痛、酸胀不适，可呈持续性或间歇性，双侧病变可交替性出现疼痛。

（2）受累关节活动正常或轻微丧失，尤其关节内旋活动受限明显。

（3）股骨头受累可出现间歇性跛行。

（4）股骨头受累可出现大转子叩痛、局部深压痛、内收肌止点压痛、托马斯征阳性、"4"字试验阳性。

2. 晚期 受累关节的各个活动受限，肢体短缩、屈曲、内收挛缩畸形，肌肉萎缩；股骨头受累患者的髋关节可出现半脱位体征、Trendelenburg 征阳性。

**【治疗原则】**

对于病变处于早期的青少年患者可采用非手术治疗，包括严格限制负重、理疗及改善微循环类药物等；对于病变分期较晚的患者可采用手术治疗，如关节置换等。非手术治疗适用于青少年患者，因其有较好的潜在的自身修复能力，随着青少年的生长发育，股骨头常可得到改建；对于成年人，病变属 I、II 期，范围较小者也可采用非手术疗法。①单侧髋关节病变，严格限制患侧负重，可扶拐、带坐骨支架、用助行器走行；②双侧髋关节病变，应卧床或坐轮椅；③如髋部疼痛严重，卧床同时行下肢牵引可缓解症状；④理疗。虽然股骨头坏死的手术治疗方法多种多样，但理想的方法应是保留而不是置换完整的股骨头。重建和改善缺血性坏死股骨头的血供，加强对股骨头软骨下骨的支撑，促进坏死区的骨修复重建，保存自体骨的股骨头，防止塌陷是治疗的主要目标。

**【推荐处方】**

**处方 1** 碳酸钙咀嚼片 0.6g，口服，1～2 次 /d。

**处方 2**　骨化三醇 0.25～0.50μg，口服，1 次 /d。

**处方 3**　0.9% 氯化钠注射液 10ml + 前列地尔 10μg，静脉注射，1 次 /d。

**处方 4**　阿仑膦酸钠 70mg，口服，1 次 /w。

## 【注意事项】

1. 对于早期非创伤性缺血性骨坏死，如果一侧确诊，宜严密观察，建议每 6 个月进行 1 次 MRI 随访。

2. Ⅰ、Ⅱ期缺血性骨坏死如果属于无症状、非负重区、病灶面积小于 15% 者，应积极进行保留关节手术或药物等治疗。

3. ⅢA、ⅢB 期缺血性骨坏死可采用各种植骨术、截骨术、有限表面置换术治疗，症状轻者也可保守治疗。

4. ⅢC、Ⅳ期缺血性骨坏死患者如果症状轻、年龄小，可选择保留关节手术，其他患者可选择表面置换、全髋关节置换术。由于糖皮质激素长期使用是缺血性骨坏死的重要原因，对于长期使用糖皮质激素的患者，在可能的情况下尽量减少糖皮质激素的用量和改变给药方式。

正常人的股骨头滋养动脉主要有旋股内动脉、旋股外动脉、闭孔动脉和圆韧带动脉，以前两者供血为主。介入溶栓治疗股骨头缺血性坏死是新近提出的治疗措施，为非手术治疗股骨头坏死提供新的思路。经股动脉插管到对应病变区靶血管直接注入扩血管、溶栓及低渗药物，使闭塞的血管重新开放，改善股骨头的血供，疏通关节区的微血管和股骨头的营养血管，使其逐步修复正常。然而针对股骨头缺血性坏死目前仍缺乏理想的治疗措施，如何在临床上采用多种干预手段相结合的方法，针对其不同的分期设计对股骨头进行修复与再造的治疗方法，治愈或延缓本病的发展是今后的研究热点。

# 第三节　复发性多软骨炎

【概述】

复发性多软骨炎是一种病因未明确的软骨组织和结缔组织的复发性、退化性、炎性、破坏性疾病，表现为耳、鼻、喉、气管、关节等部位的软骨组织破坏，也可累及眼、心血管等，可与其他结缔组织病并发。好发年龄为30~60岁，男、女的发病率无明显差异，常为慢性反复发作表现。复发性多软骨炎属于临床罕见病，总体发病率为(0.71~9.0)/100万。复发性多软骨炎的发病机制现尚不十分明确，目前临床普遍认为复发性多软骨炎是一种自身免疫病，靶抗原仍未知，在一些急性期复发性多软骨炎患者的血清中可检测到数种胶原蛋白的抗体，主要为Ⅱ、Ⅸ和Ⅺ型胶原抗体；还有一些针对软骨的抗体，如寡聚基质蛋白抗体。目前有研究数据提示，Ⅱ型胶原可能为其靶抗原。复发性多软骨炎的局部表现常与丹毒、耳郭软骨膜炎、甲状软骨炎、哮喘和由于其他原因引起的鞍鼻相混淆；全身表现常与结核、类风湿关节炎、系统性红斑狼疮、结节性动脉周围炎等不易相鉴别。由于缺乏特异性的实验室、组织学及影像学检查指标，复发性多软骨炎的诊断主要是基于典型的临床表现，然而由于部分复发性多软骨炎以非典型的临床表现起病，因此早期诊断有一定的困难。

【临床特征】

复发性多软骨炎常表现为软骨组织及富含蛋白结缔组织的炎症及进行性破坏，全身表现有发热、体重减轻、全身乏力等。临床表现可参考复发性多软骨炎的McAdam(1976年)诊断标准及Michet(1989年)诊断标准。

1. 双耳软骨炎，外耳受累最常见。约90%的患者可表现为一侧或两侧外耳突然疼痛或触痛，长期反复炎症可引起耳外形松弛变软及下垂。

2. 非侵蚀性多关节炎。约70%的患者发生关节病变，典型表现为发作性、非对称性、侵袭性、非变形性关节炎，发作持续期一般为数日至数周；肋软骨及胸锁关节等亦可受累，重者可形成连枷胸。

3. 鼻软骨炎。约60%的患者可发生鼻软骨炎，起病突然，出现鼻部红斑、肿胀与疼痛、形成结节，数日可消退；反复发作可导致软骨塌陷，形成鞍鼻畸形。

4. 眼炎。约55%的患者发生眼部炎症，常见的包括结膜炎、角膜炎、巩膜炎及葡萄膜炎等，少见的有突眼、角膜炎及视神经炎等。

5. 喉和/或气管软骨炎。约70%的患者可累及喉、气管及支气管，为预后不良的表现，可表现为甲状软骨与喉触痛、声音嘶哑、失声、干咳等，气管狭窄时可出现呼吸困难及吸气性哮喘。

6. 耳蜗和/或前庭受损，表现为听力丧失、耳鸣及眩晕。

7. 软骨组织活检证实有软骨炎或多软骨炎。

此外，部分患者可出现心血管系统损害，表现为主动脉瓣关闭不全、大血管血栓形成，以及发生动脉瘤、血管炎、心内膜炎及心包受累等；少数可出现血液系统及肾脏损害，表现为血白细胞增多、贫血、骨髓增生异常综合征、镜下血尿和蛋白尿等。

## 【治疗原则】

目前临床上对于复发性多软骨炎的治疗方法仍无明显的进展，以糖皮质激素及免疫抑制剂等药物治疗为主、气管内支架安置等手术操作为辅。症状轻微的患者通常使用NSAID、氨苯砜、秋水仙碱或小剂量泼尼松，症状严重者可能需用大剂量泼尼松甚至静脉滴注甲泼尼龙冲击治疗。免疫抑制剂主要用于激素抵抗、不能耐受或者停用激素后复发的患者，主要包括甲氨蝶呤、环磷酰胺、硫唑嘌呤等。此外，血浆置换也可以用于辅助治疗。

1. 对症治疗,改善症状,保持气道通畅,预防窒息。

2. 糖皮质激素联合免疫抑制剂控制病情进展,减少发作。

3. 对于气管软骨塌陷引起重度呼吸困难的患者应立即行气管切开术,予以抢救。

## 【推荐处方】

**处方 1**　泼尼松 10～50mg,口服,1 次/d。

**处方 2**　来氟米特 20mg,口服,1 次/d。

**处方 3**　美洛昔康 7.5mg,口服,1 次/d。

**处方 4**　注射用水 1ml + 重组人 II 型肿瘤坏死因子受体 - 抗体融合蛋白 50mg,皮下注射,1 次/w。

**处方 5**　氨苯砜 25～200mg,口服,1 次/d。

## 【注意事项】

复发性多软骨炎因病情复杂,误诊率极高。本病是一种反复发作、慢性进行性发展的多系统非感染性炎症,其确切病因尚不明确,目前认为与自身免疫性损伤及局部蛋白酶的参与有关。本病目前尚无特异性的确诊检查,及时诊疗对本病的预后将有极大的改善。近年来,生物制剂为传统治疗反应不佳的难治性复发性多软骨炎患者带来新的希望,目前应用较多且疗效较为肯定的是 TNF-α 抑制剂及 IL-6 受体拮抗剂。此外,已经有少数病例报道采用自体间充质干细胞移植及同种异体骨髓移植成功用于难治性复发性多软骨炎,造血干细胞移植可能具有治愈复发性多软骨炎的潜力。

（阳石坤　文振华）

## 参考文献

[1]　祝晓雨,张伟光,赵志刚.骨质疏松症国内外药物治疗的研究现状.中国临床药理学杂志,2020,36(5):588-592.

[2] 徐道明,许华宁,徐帅,等.原发性骨质疏松症慢性疼痛的康复治疗进展.中国骨质疏松杂志,2020,26(8):1197-1200.

[3] 吕退,扶琼.原发性骨质疏松症的研究进展与最新指南解读.临床内科杂志,2020,37(5):319-322.

[4] 林斌,王岩,郭志民.成人股骨头缺血性坏死的治疗进展.中国矫形外科杂志,2000,7(7):683-685.

[5] 张长青,宋文奇.股骨头缺血性坏死临床诊断的新进展.国外医学:骨科学分册,2002,23(4):212-215.

[6] 王凯冰,白彬,王宏辉,等.股骨头缺血性坏死治疗的研究进展.介入放射学杂志,2006,15(10):636-639.

[7] 李瑞琦,张国平,任立中,等.股骨头缺血性坏死治疗的研究进展.现代中西医结合杂志,2008,17(26):4208-4209.

[8] 姜依廷,康厚墉,胡国华,等.复发性多软骨炎诊断和治疗进展.临床误诊误治,2016,29(11):111-113.

[9] 亓晓茗,吕春雷.复发性多软骨炎研究进展.中国误诊学杂志,2004,4(12):1995-1997.

[10] 段姣妞,高晋芳,张莉芸.复发性多软骨炎的诊治进展.中华风湿病学杂志,2019,23(5):356-360.

[11] 陈楠,王振刚.复发性多软骨炎病理及发病机制的研究进展.中华风湿病学杂志,2019,23(3):207-211.

[12] 沈慧,沈策.复发性多软骨炎的诊治进展.国外医学:呼吸系统分册,2005,25(5):384-386.

# 第十章
# 儿童风湿病

儿童风湿病与成人相比,发病率低,病程长,常见的有风湿热、幼年型类风湿关节炎、系统性红斑狼疮、川崎病、过敏性紫癜等。儿童风湿病严重危害我国儿童的身心健康,在 20 多年前,许多儿童风湿病的诊治方法不多,导致很多儿童落下终身残疾或器官损害,甚至失去生命。风湿免疫科经过近 20 年的飞速发展,对儿童风湿病的诊治经验也突飞猛进,但由于儿童风湿病目前病因及发病机制不清,涉及多器官系统损害,临床表现复杂,有些表现为良性和自限性,有些则逐渐转为慢性,在此讨论常见儿童风湿病的主要表现及诊治方法。

## 第一节 风 湿 热

【概述】

风湿热是一种咽喉部感染 A 组 β 溶血性链球菌后引起的反复发作的全身性结缔组织的炎性疾病,可见于任何年龄,多见于 5～15 岁的学龄儿童及青少年。主要临床表现为心脏炎、关节炎、环形红斑、皮下结节、舞蹈症,病变可呈急性或慢性反复发作,可遗留心脏瓣膜病变,形成风湿性心瓣膜病。

【临床特征】

1. 前驱症状  在风湿热的典型临床症状出现之前的 2～5 周,常有咽喉炎、扁桃体炎等上呼吸道链球菌感染的临床表现,如发热、咽痛、咳嗽等。

2. 典型的临床表现

(1)发热:50%～70%的患者有发热,热型不规则。

(2)关节炎:呈游走性、多发性,以膝、踝、肘、腕、肩等大关节受累常见。急性发作时受累关节可呈红、肿、灼热、疼痛和压痛,活动受限制。急性期过后不遗留关节变形。

(3)心脏炎:患者常运动后出现心悸、气短、心前区不适、疼痛等。瓣膜炎时可有相应瓣膜受累的杂音,超声心电图或 X 线可提示心脏增大。

(4)环形红斑:为淡红色的环状红晕、中央苍白,多分布在躯干和肢体近端,常在疾病复发时出现。

(5)皮下结节:见于关节伸侧的皮下组织,尤其以肘、膝、腕、枕或胸腰椎棘突处多见,为稍硬的无痛性小结节,常在心脏炎时出现,为风湿活动的表现之一。

(6)舞蹈症:发生在儿童期,多见于女孩,为一种无目的的、不自主的躯干或肢体动作。

(7)其他症状:部分患者可出现非特异性症状,如乏力、多汗、腹痛等。研究发现有典型关节炎的患者一般累及心脏较少,而仅有关节痛患者常合并心脏炎。

## 【治疗原则】

1. 一般治疗　注意休息,避免劳累。根据病情轻重卧床休息,无心脏炎者卧床休息至少 2 周;急性期有心脏炎者卧床休息 4 周,随后于 4 周内逐渐恢复活动;若心脏炎伴心力衰竭,卧床休息至少 8 周,2～3 个月内逐渐增加活动。急性关节炎患者应至红细胞沉降率(ESR)及体温正常后开始活动,舞蹈症患者应安置在较安静的环境中。

2. 清除链球菌感染　首选青霉素治疗,对青霉素过敏者可用第一代头孢菌素或红霉素。

3. 抗风湿治疗　一般病例可采用阿司匹林,总疗程为 6～8 周;有心脏炎合并心力衰竭、全心炎或严重心律失常者应用肾上腺皮质激素治疗,疗程至少 12 周。

4．并发症的治疗　治疗过程中可出现病情反复,可能与药物或机体抵抗力相关,故治疗过程中非甾体抗炎药及激素的剂量和疗程应根据病情调整,避免并发症的出现和病情加重。

## 【推荐处方】

### （一）清除链球菌感染

**处方1**　苄星青霉素,患儿的体重<10kg者为45万U,体重在10kg至20kg之间者为60万U,患儿的体重>20kg者为120万U,肌内注射,每2～3周1次,用前皮试。可用2～3次。

**处方2**　青霉素40万U,肌内注射,2次/d,用前皮试。

**处方3**　口服青霉素V,儿童250mg,3次/d,疗程为10日。

**处方4**　阿莫西林,儿童25～50mg/（kg•d）,口服,3次/d,疗程为10日。

**处方5**　红霉素,儿童25～50mg/（kg•d）,口服,3次/d,疗程为10日。用于对青霉素过敏者。

**处方6**　头孢氨苄,儿童30～50mg/（kg•d）,口服,4次/d,最大剂量<4g/d,疗程为10日。

**处方7**　罗红霉素,儿童5～8mg/（kg•d）,口服,2次/d,疗程为10日。

### （二）抗风湿治疗

1．适用于风湿性关节炎患者

**处方**　阿司匹林,儿童80～100mg/（kg•d）,口服,分3～4次/d,最大剂量≤3g/d;2周后逐渐减量,总疗程为6～8周。

2．适用于风湿性心脏炎患者

**处方**　泼尼松,儿童1.0～1.5mg/kg,口服,3次/d;病情缓解后,可10～15mg/d维持,总疗程至少12周。

### （三）预防风湿热复发

**处方1**　苄星青霉素,患儿的体重<10kg者为45万U,

体重在 10kg 至 20kg 之间者为 60 万 U,患儿的体重 >20kg 者为 120 万 U,肌内注射,每 3 周 1 次,至链球菌感染不再反复发作后,可改为每 4 周肌内注射 1 次,用前皮试。预防至少 5 年,或至 21 岁;有风湿性心脏病者宜终身预防。

**处方 2** 红霉素 25～50mg/(kg·d),口服,3 次 /d,每月的第 1 周服用。用于对青霉素过敏者。用药时间同处方 1。

## 【注意事项】

1. 注意预防细菌性心内膜炎。风湿热或风湿性心脏病患儿当拔牙或行其他手术时,手术前后应给予青霉素静脉滴注以预防细菌感染。

2. 风湿性舞蹈症患儿影响生活者可给予丙戊酸钠或苯巴比妥片镇静,同时予青霉素以清除链球菌感染,并注意加强护理。

# 第二节 川 崎 病

## 【概述】

川崎病又名皮肤黏膜淋巴结综合征,是一种好发于 5 岁以下婴幼儿的全身性血管炎性病变所引起的急性发热出疹性疾病,是目前儿童后天性心脏病的主要病因之一。

## 【临床特征】

1. 川崎病急性期

(1)发热 5 日以上,且抗生素治疗无效。

(2)手足症状:起病时指、趾末端呈梭形肿胀、发红,后期热退脱皮。

(3)皮肤:多形性皮疹、接种卡介苗的部位再现结节性红斑。

（4）黏膜改变：口腔和咽部黏膜可高度充血但罕见溃疡、口唇皲裂、杨梅舌。

（5）双眼球结膜充血，一般无分泌物。

（6）非化脓性颈部淋巴结增大，单侧多见。

（7）冠状动脉瘤或冠状动脉病变是其严重的并发症。

2.静注人免疫球蛋白（IVIG）无反应型川崎病（耐药型川崎病）

（1）已明确诊断为川崎病。

（2）10日内使用大剂量的IVIG治疗后48小时仍有发热（>38℃）；或用药后2周内（一般为2～7日）再次发热，并且出现至少1项川崎病的主要临床表现者。

## 【治疗原则】

最主要的治疗是使用阿司匹林和静注人免疫球蛋白（IVIG）来控制全身血管炎症，防止冠状动脉病变。对于普通病例，阿司匹林需维持2～3个月；如有冠状动脉扩张或冠状动脉瘤形成，则需冠状动脉恢复正常方能停用；如形成巨大冠状动脉瘤，则需加用华法林等抗凝治疗；对有血栓形成者，可用尿激酶或链激酶治疗；如有严重的冠状动脉狭窄，则需冠状动脉搭桥等外科处理。

## 【推荐处方】

### （一）川崎病急性期

**处方**　阿司匹林30～100mg/（kg·d），口服，3次/d，热退3日后开始减量。

静注人免疫球蛋白400mg/（kg·d），静脉滴注，使用5天。

### （二）IVIG无反应型川崎病

**处方1**　阿司匹林30～100mg/（kg·d），口服，3次/d，热退3日后开始减量。

静注人免疫球蛋白400mg/（kg·d），静脉滴注，使用5天。

**处方 2**　阿司匹林 30～100mg/(kg·d)，口服，3 次 /d，热退 3 日后开始减量。

英夫利西单抗 5mg/kg 加入 0.9% 氯化钠注射液中（100mg 加入 250ml 生理盐水中），静脉滴注，单次应用。

**处方 3**　阿司匹林 30～100mg/(kg·d)，口服，3 次 /d，热退 3 日后开始减量。

甲泼尼龙琥珀酸钠 2mg/(kg·d)，静脉滴注，2～3 次 /d，连续 3 日；后继以泼尼松 1～2mg/(kg·d)，口服，病情稳定后减量，总疗程为 6 周。

### （三）川崎病亚急性期

**处方**　阿司匹林 3～5mg/(kg·d)，口服，3 次 /d。

双嘧达莫 3～5mg/(kg·d)，口服，3 次 /d。

### （四）川崎病合并巨大冠状动脉瘤

**处方 1**　阿司匹林 3～5mg/(kg·d)，口服，3 次 /d。

华法林 0.1mg/(kg·d)，口服，3 次 /d。

**处方 2**　阿司匹林 3～5mg/(kg·d)，口服，3 次 /d。

低分子量肝素 1.0～1.5mg/(kg·d)，皮下注射，2 次 /d。

### （五）川崎病合并心肌梗死发作

**处方 1**　阿司匹林 3～5mg/(kg·d)，口服，3 次 /d。

| 5% 葡萄糖注射液 50ml<br>尿激酶 4 400IU/kg | 静脉滴注，10 分钟以上。<br>[或持续静脉滴注 4 400IU/(kg·h)]。 |
| --- | --- |

**处方 2**　阿司匹林 3～5mg/(kg·d)，口服，3 次 /d。

| 5% 葡萄糖注射液 50～100ml<br>重组人组织型纤溶酶原激活剂(rt-PA) 1.25mg/kg | 静脉滴注，1～2 小时内滴完。<br>[或持续静脉滴注 0.1～0.5mg/(kg·h)× 6 小时]。 |
| --- | --- |

**处方 3**　阿司匹林 3～5mg/（kg•d），口服，3 次 /d。

| 5% 葡萄糖注射液 50ml<br>链激酶 1 000～4 000IU/kg | 静脉滴注，30 分钟以上。<br>[或持续静脉滴注 1 000～1 500IU/（kg•h）]。 |

## 【注意事项】

1. 阿司匹林的不良反应有消化道反应、肝损害、凝血功能障碍，在治疗过程中注意检查肝功能、凝血功能。

2. 心肌梗死发作时需溶栓治疗。溶栓治疗开始后的 2～4 小时内应复查纤维蛋白原、凝血酶原时间及 FDP 定量测定。若纤维蛋白原降至 1g/L 以下则有出血危险，FDP＞正常值的 3 倍提示纤维蛋白溶解活力增强。

3. 使用华法林时注意监测凝血酶原时间，以达到正常高值的 1.5～2.5 倍为宜。

4. 在 IVIG 治疗无效时可考虑短期使用糖皮质激素，且应与阿司匹林合并使用。应用泼尼松的剂量为 2mg/（kg•d），热退后逐渐减量，用药 6 周以内。病情严重者可用甲泼尼龙琥珀酸钠冲击治疗，剂量为 15～20mg/（kg•d），静脉滴注，连用 3 日；以后改为泼尼松 2mg/（kg•d），口服，当 C 反应蛋白正常后改为 1mg/（kg•d），2 周内减量至停药。

5. 治疗过程中应注意检查心脏超声、心电图、血小板等。注意随访冠状动脉变化，无冠状动脉改变者也需随访 5 年。

6. 近年来，对耐药型川崎病，临床也应用血小板糖蛋白Ⅱb/Ⅲa 受体拮抗剂（阿昔单抗）、酶蛋白抑制剂（乌司他丁）、环孢素、血浆置换来治疗，取得一定的效果，但远期疗效还需进一步研究。

# 第三节 幼年型类风湿关节炎

## 【概述】

幼年型类风湿关节炎（juvenile rheumatoid arthritis，JIA）是一种儿童的异质性疾病，其病因、起病方式不同而病程和转归各不相同。该病是儿童时期常见的结缔组织病，以慢性关节炎为主要特征，同时可伴有不规则发热、皮疹、肝脾大及淋巴结肿大、胸膜炎及心包炎等全身症状和内脏损害，也是儿童致残和失明的主要原因。该病可分为全身型 JIA、RF 阳性 JIA、与附着点炎症与脊柱炎相关的 JIA、早发 ANA 阳性 JIA、其他类型 JIA、未分类的 JIA 6 种亚型。

## 【临床特征】

1. 幼年型类风湿关节炎（JIA）

（1）18 岁前发病。

（2）病程持续 6 周以上。

（3）典型关节炎的表现是受累关节的疼痛、肿胀、活动受限和局部温度升高。

（4）除外其他已知原因的炎性疾病。

（5）实验室检查：白细胞及血小板可增高；急性期炎症反应指标如血沉、C 反应蛋白明显增高；类风湿因子及 ANA 可阳性；80% 以上的与附着点炎症相关的关节炎患者的 HLA-B27 呈阳性。

2. 全身型 JIA

（1）发热：呈弛张型高热，热退后患儿活动如常，至少持续 2 周以上，每日发作，至少持续 3 日。

（2）皮疹：发热时出现，呈淡红色斑丘疹，随体温恢复正常可消退。

（3）肝脾大、全身淋巴结肿大。

(4)浆膜炎：如胸膜炎及心包炎。

(5)除外其他疾病。

## 【治疗原则】

JIA 的治疗目的是控制疾病活动，改善关节痛和肿胀症状，避免感染和关节炎症的加重，预防关节功能不全和残废，恢复关节功能及生活与劳动能力。因全身型 JIA 合并噬血细胞综合征的预后差，应及时诊断。轻症患者可仅口服非甾体抗炎药改善症状，无法改善或并发心包炎时需使用糖皮质激素治疗。为改善患者病情，通常加用抗风湿药，如甲氨蝶呤或其他免疫抑制剂；根据不同类型，也可选用适当的生物制剂。

## 【推荐处方】

### （一）非甾体抗炎药（NSAID）

适用于各类关节炎改善症状的治疗。

**处方 1**　萘普生 10～15mg/(kg·d)，口服，2 次/d。用于 2 岁以上的儿童。

**处方 2**　布洛芬片或口服液 30～40mg/(kg·d)，口服，3 次/d。用于 6 个月以上的儿童。

**处方 3**　双氯芬酸钠 1～3mg/(kg·d)，口服，3 次/d。用于 6 个月以上的儿童。

### （二）改善病情抗风湿药（DMARD）

起效慢，需数周或数月。

**处方 1**　甲氨蝶呤 10～15mg/m$^2$，口服，1 次/w。

**处方 2**　羟氯喹 5.0～6.5mg/(kg·d)，口服，2 次/d，最大剂量不超过 0.2g/d。

**处方 3**　柳氮磺吡啶 50mg/(kg·d)，口服，1 次/d，最大剂量不超过 2g/d；开始时以 10mg/(kg·d) 为初始剂量，1～2 周后加至足量。

**处方 4**　环孢素 2～3mg/(kg·d)，口服，分 2 次。定期复查血常规及肝功能。

**处方 5** 来氟米特,体重 <20kg 者 10mg 隔日 1 次,体重为 20～40kg 者 10mg 1 次/d,体重 >40kg 者 10～20mg 1 次/d。

### （三）适用于全身型或有内脏受累的病例的治疗

**处方 1** 泼尼松 1.5～2.0mg/（kg·d）,晨起顿服或分次口服,最大剂量不超过 60mg/d;对于有心包炎患者则需 2mg/（kg·d）,分次口服,控制后逐渐减量至停药。

**处方 2** 甲泼尼龙琥珀酸钠 10～30mg/（kg·d）,最大剂量不超过 1g,疗程为 3 日;或隔日 1 次,共 3 次,随后减量至停药。

### （四）适用于传统治疗效果不满意的 JIA 的治疗

早期应用生物制剂有助于糖皮质激素减停,减少糖皮质激素对儿童生长发育的影响。

**处方 1** 依那西普注射液 0.8mg/（kg·w）,皮下注射,分 2 次,最大剂量为 50mg/w。3 个月为 1 个疗程。

**处方 2** 英夫利西单抗注射液首次 3mg/kg 加入生理盐水 200ml 中,静脉滴注。第 1 次用药后,随后第 2 和 6 周及以后每隔 8 周给予 1 次相同剂量。疗效不理想者,可将剂量加至 10mg/kg。

**处方 3** 托珠单抗,体重≥30kg 者 8mg/kg,体重 <30kg 者 12mg/kg,静脉滴注,每 2 周 1 次,最大剂量≤400mg,疗程至少 3 个月;临床缓解后可延长用药间隔时间,改为每 4 或 6 周 1 次,直至停药。

**处方 4** 阿达木单抗,体重为 10～30kg 者每次 20mg/0.2ml,体重 >30kg 者 40mg/0.4ml,皮下注射,每 2 周 1 次。用于 2 岁以上的患儿。

### 【注意事项】

1. 初始的药物应遵循安全、简单、保守的原则,如果此方法效果不满意,则采用循序渐进的方式加用其他治疗措施。目前国际上治疗 JIA 主张下台阶疗法或联合疗法,即早期联合应用一、二、三线药物及时控制症状,待二线药物起效（2～3 个月）后先撤三线药物，3～6 个月后撤一线药物，长期用 2 种二线药物维持 3～5 年以上。

2. JIA 以 NSAID 为首选，常用的有萘普生、布洛芬、双氯芬酸钠。NSAID 中以双氯芬酸钠的退热、镇痛效果最佳，不良反应较小。若疗效不佳，可更换另一种 NSAID，但不能同时使用 2 种 NSAID，需关注其肝肾不良反应。

3. 如 NSAID 治疗 3～6 个月效果不佳或用药过程中病情反复，应加用 DMARD 如羟氯喹、氯喹、甲氨蝶呤、青霉胺等，DMARD 联合使用比单一药物的疗效更好。如经 NSAID 及 DMARD 治疗无效或有严重反应者，可应用泼尼松加环磷酰胺 2.0～2.5mg/（kg·d），分次口服；或硫唑嘌呤 1.5～3.0mg/（kg·d），分 2 次口服。

4. 肾上腺皮质激素的应用指征包括用非甾体抗炎药不能控制的全身症状，如高热或合并心包炎和胸膜炎；局部使用肾上腺皮质激素治疗虹膜睫状体炎无效者。剂量为 1～2mg/（kg·d），待症状消失后逐渐减量至停药。

5. 有鉴于此病的变态反应很可能与感染性疾病有关，治疗时强调进行抗感染治疗。

6. 对于全身型 JIA，尤其是合并噬血细胞综合征的患者，IL-1、IL-6 受体拮抗剂治疗有较好的效果，优于 TNF-α 拮抗剂。但国内尚无 IL-1 受体拮抗剂上市，目前只有 IL-6 受体拮抗剂（托珠单抗）。针对关节炎症可选择使用 TNF-α 拮抗剂，如疗效不好时，以上 2 类生物制剂之间可以相互转换。IL-6 的主要不良反应包括中性粒细胞减少、氨基转移酶升高和严重感染等。TNF-α 拮抗剂的不良反应主要为感染。

# 第四节　过敏性紫癜

## 【概述】

过敏性紫癜又称亨 - 舒综合征（HSP），是一种以毛细血管和小静脉炎症为主要病理改变的全身综合征，好发于学龄前及学龄儿童，男孩的发病率高于女孩。其发病机制尚不明确，并有一定的遗传倾向。

## 【临床特征】

1. 紫癜　为最常见的症状，是诊断 HSP 的必需条件。紫癜多呈对称性地分布于下肢及臀部，高出皮肤表面，为红色斑丘疹，压之不褪色；同时可出现荨麻疹、多形红斑或血管神经性水肿等，少数有皮肤坏死。

2. 关节症状　可伴有关节痛及关节肿胀，多累及下肢关节，主要见于膝关节和踝关节。多于数日内消退，不遗留关节畸形。

3. 消化道症状　常表现为腹痛、呕吐，可伴有出血。少数病儿可出现肠套叠、肠梗阻或肠穿孔等并发症。

4. 肾脏症状　可有血尿、蛋白尿、水肿和肾性高血压等，严重者可出现肾衰竭。

5. 其他系统症状　生殖系统以睾丸炎常见，神经系统可出现头痛、抽搐、瘫痪等。颅内占位及肺出血、间质性肺炎少见。

## 【治疗原则】

该病具有自限性，主要治疗目的为减轻并发症、缩短疾病病程和预防疾病复发。急性期应多休息，积极寻找并去除诱因，彻底清除感染灶；有荨麻疹或血管神经性水肿时可选用抗组胺药和钙剂；对于腹痛和关节痛难以缓解者可小剂量应用肾上腺皮质激素如泼尼松等。对于紫癜性肾炎患者可根据不同的临床或病理类型选择不同的治疗方案，对于孤立性血尿或病理Ⅰ级建议仅对过敏性紫癜进行治疗，应监测随访患儿的病情变化；改善全球肾脏病预后组织（KDIGO）指南建议对于持续蛋白尿 > 0.5～1.0g/(d·1.73m$^2$)的紫癜性肾炎患儿应常规使用血管紧张素转换酶抑制剂（ACEI）或血管紧张素受体拮抗剂（ARB）治疗，

对于持续蛋白尿 >1.0g/(d·1.73m$^2$)、已应用 ACEI 或 ARB 治疗、GFR >50ml/(min·1.73m$^2$)的患儿给予糖皮质激素治疗 6 个月。对于重症紫癜性肾炎患者可酌情加用免疫抑制剂如环磷酰胺、硫唑嘌呤等；对于急进性肾炎或病理 Ⅴ、Ⅵ级患者其治疗方案和重症类似，但多采用三至四联疗法。

**【推荐处方】**

HSP 具有自限性，单纯皮疹通常不需要治疗干预，目前尚无证据证明糖皮质激素治疗对皮疹的消退及复发有效。

**（一）适用于腹型紫癜病例的治疗**

**处方 1** 泼尼松 1～2mg/(kg·d)，口服，3 次/d，最大剂量不超过 60mg/d，症状缓解后减停。

**处方 2** 氢化可的松 5～10mg/kg，静脉滴注（加入 10% 葡萄糖注射液中），根据病情每 4～8 小时可重复使用。

**处方 3** 甲泼尼龙琥珀酸钠注射液 5～10mg/(kg·d)，静脉滴注（加入 10% 葡萄糖注射液中），3 次/d。

**（二）适用于关节肿痛明显的病例的治疗**

**处方 1** 阿司匹林 3～5mg/(kg·d)，口服，1 次/d。

**处方 2** 布洛芬 20～30mg/(kg·d)，口服，3～4 次/d。

**处方 3** 泼尼松 1mg/(kg·d)，口服，3 次/d，2 周后减停。

**（三）适用于重症紫癜性肾炎病例的治疗**

**处方 1**

（1）泼尼松 1.5～2.0mg/(kg·d)，口服，3 次/d，共 4 周；以后改为隔日口服，4 周后逐渐减量。

（2）环磷酰胺 8～12mg/(kg·d)，静脉滴注，连续应用 2 日、间隔 2 周为 1 个疗程；或 500～750mg/m$^2$，静脉滴注，1 次/m，共 6 次。环磷酰胺的累积剂量≤168mg/kg。

**处方 2**

（1）泼尼松 1.5～2.0mg/(kg·d)，口服，3 次/d，共 4 周；以后改为隔日口服，4 周后逐渐减量。

（2）环孢素 4～6mg/(kg·d)，口服，2 次/d，每 12 小时

1 次,于服药后 1～2 周查血药浓度,维持谷浓度在 100～200ng/ml,诱导期为 3～6 个月,诱导有效后逐渐减量。

**处方 3**

(1) 泼尼松 1.5～2.0mg/(kg·d),口服,3 次 /d,共 4 周;以后改为隔日口服,4 周后逐渐减量。

(2) 吗替麦考酚酯 20～30mg/(kg·d),口服,分 2 次,3～6 个月后逐渐减量,总疗程为 12～24 个月。

**处方 4**

(1) 泼尼松 1.5～2.0mg/(kg·d),口服,3 次 /d,共 4 周;以后改为隔日口服,4 周后逐渐减量。

(2) 硫唑嘌呤 2mg/(kg·d),顿服,一般疗程为 8 个月～1 年。

**处方 5**

(1) 泼尼松 1.5～2.0mg/(kg·d),口服,3 次 /d,共 4 周;以后改为隔日口服,4 周后逐渐减量。

(2) 环磷酰胺 8～12mg/(kg·d),静脉滴注,连续应用 2 日、间隔 2 周为 1 个疗程;或 500～750mg/m²,静脉滴注,1 次 /m,共 6 次。环磷酰胺的累积剂量≤168mg/kg。

(3) 甲泼尼龙琥珀酸钠 15～30mg/(kg·d),每日或隔日冲击,最大剂量不超过 1.0g/d,3 次为 1 个疗程。

**处方 6**

(1) 甲泼尼龙琥珀酸钠 15～30mg/(kg·d),每日或隔日冲击,最大剂量不超过 1.0g/d,3 次为 1 个疗程,冲击 1～2 个疗程后改为泼尼松口服序贯治疗。

(2) 环磷酰胺 8～12mg/(kg·d),静脉滴注,连续应用 2 日、间隔 2 周为 1 个疗程;或 500～750mg/m²,静脉滴注,1 次 /m,共 6 次。环磷酰胺的累积剂量≤168mg/kg。

(3) 低分子量肝素 1.0～1.5mg/(kg·d),皮下注射,2 次 /d。

(4) 双嘧达莫片 3～5mg/(kg·d),口服,3 次 /d。

**处方 7**

(1) 甲泼尼龙琥珀酸钠 15～30mg/(kg·d),每日或隔

日冲击,最大剂量不超过 1.0g/d,3 次为 1 个疗程,冲击
1～2 个疗程后改为泼尼松口服序贯治疗。

| (2) 5% 葡萄糖注射液 50ml<br>链激酶 1 000～4 000IU/kg | 静脉滴注,30 分钟<br>以上。<br>[或持续静脉滴注<br>1 000～1 500IU/<br>(kg·h)]。 |

（3）环磷酰胺 8～12mg/(kg·d),静脉滴注,连续应用
2 日、间隔 2 周为 1 个疗程;或 500～750mg/m²,静脉滴注,
1 次/m,共 6 次。环磷酰胺的累积剂量≤168mg/kg。

（4）低分子量肝素 1.0～1.5mg/(kg·d),皮下注射,
2 次/d。

（5）双嘧达莫 3～5mg/(kg·d),口服,3 次/d。

**（四）适用于坏死性皮疹、严重的胃肠道症状、脑血管
炎患者的治疗**

常规糖皮质激素治疗无效时,可选用:

**处方**　静注人免疫球蛋白 1g/(kg·d),静脉滴注,连用
2 日;或 400mg/(kg·d),静脉滴注,连用 4 日。

【注意事项】

1. HSP 具有自限性,该病如表现为单纯皮疹则通常
无须治疗。但是对于合并严重皮疹、急性关节痛、腹痛及
肾损害等症状的患儿,应控制急性期症状,监测并改善影
响预后的因素。

2. 皮疹明显伴下肢肿痛时建议休息。目前无证据表
明食物过敏会直接导致过敏性紫癜,故仅推荐有消化道症
状时注意控制饮食,如减少动物蛋白摄入等。轻微腹痛的
患儿推荐食用易消化的食物;消化道症状严重如剧烈腹痛
或呕吐的患儿可禁食,予以静脉营养支持,避免进食加重
胃肠道症状。

3. 糖皮质激素适用于有胃肠道症状、关节炎、血管神
经性水肿、肾功能损害及其他器官功能损害的患儿。常

用氢化可的松 5～10mg/（kg•d），静脉滴注；或泼尼松 1～2mg/（kg•d），分 2～3 次口服，并逐渐减量。

4. 免疫抑制剂在糖皮质激素疗效不佳或依赖者、有重症过敏性紫癜、急进性肾炎时考虑选用，如环磷酰胺、硫唑嘌呤、环孢素、吗替麦考酚酯、他克莫司、咪唑立宾等。与肾上腺皮质激素合用常能提高疗效。

5. 合并感染者应予以抗感染治疗；怀疑某种药物或食物诱发时应停用或忌用；腹痛明显时可应用解痉药；伴消化道出血时应禁食，必要时输血。

6. 对符合以下条件之一的 HSP 患儿可进行血液灌流治疗：①严重腹痛和 / 或消化道出血；②紫癜性肾炎（HSPN）（肾病型或危重型 HSPN，或肾组织活检提示新月体形成≥50%，或肾功能不全）；③皮疹严重伴关节肿痛或活动受限；④病情反复、频繁复发或药物治疗欠佳者。

7. 过敏性紫癜的预后主要与消化道症状及肾炎有关，近期预后与消化道症状有关，远期预后与肾炎有关。建议对尿液分析正常的患儿至少随访半年，6 个月后尿液检查仍异常者需继续随访 3～5 年。

# 第五节　系统性红斑狼疮

## 【概述】

系统性红斑狼疮（systemic lupus erythematosus，SLE）是一种以多系统损害和血清中出现多种自身抗体为特征的弥漫性结缔组织病，是儿童常见的风湿免疫病之一。

## 【临床特征】

1. 皮肤黏膜病变　典型的颊部蝶形红斑、盘状红斑、光过敏、无痛性口腔溃疡、雷诺现象。

2. 骨骼肌肉病变　通常为累及 2 个或 2 个以上的外周关节，以关节肿痛或渗液为特点，一般不遗留关节畸形。

3. 浆膜炎　胸膜炎、腹膜炎、心包炎。

4. 肾脏病变　持续性蛋白尿、血尿、细胞管型。

5. 神经系统病变　非药物或代谢紊乱（如尿毒症、酮症酸中毒或电解质紊乱）所致的抽搐或精神症状，可出现头痛、癫痫样发作、瘫痪等。

6. 血液系统病变　溶血性贫血，白细胞、淋巴细胞、血小板减少（除外药物影响）。

7. 呼吸系统病变　肺炎、肺间质纤维化、广泛性肺泡出血。

8. 消化道病变　恶心、呕吐，可有肝功能异常及黄疸。

9. 心血管病变　可累及心包、心肌及心内膜，表现为心前区疼痛、心律失常、心功能不全。

10. 抗磷脂综合征　形成血栓为本病的特征。

11. 其他系统病变　儿童的相关胰腺炎、甲状腺功能异常等也见报道。

12. 免疫学异常　抗 dsDNA 抗体阳性 / 抗 Sm 抗体阳性 / 抗磷脂抗体阳性；ANA 抗体阳性。

## 【治疗原则】

目前 SLE 尚无特效的治疗方法，治疗原则为积极控制狼疮活动、改善和阻止脏器损害，坚持长期、规律治疗，加强随访，治疗方案需考虑风险和收益比，强调个体化治疗。治疗强度根据病情轻重程度选择，两者通常成正比。

## 【推荐处方】

### （一）轻度活动性 SLE

**处方 1**

（1）布洛芬 30～40mg/（kg·d），口服，3～4 次 /d，最大剂量 <2.4g/d。

（2）羟氯喹 4～6mg/（kg·d），口服，1 次 /d，最大剂量 <200mg/d，可持续 2 年以上。定期检查视力、眼底。

（3）甲氨蝶呤 10～15mg/m²，口服，1 次 /w。

**处方 2**

（1）布洛芬 30～40mg/（kg·d），口服，3～4 次 /d，最大剂量 <2.4g/d。

（2）羟氯喹 4～6mg/（kg·d），口服，1 次 /d，最大剂量 <200mg/d。

（3）甲氨蝶呤 10～15mg/m$^2$，口服，1 次 /w。

（4）泼尼松 0.5/（kg·d）或 <7.5mg/d，晨起顿服。

**处方 3**

（1）泼尼松 0.5/（kg·d）或 <7.5mg/d，晨起顿服。

（2）羟氯喹 4～6mg/（kg·d），口服，1 次 /d，最大剂量 <200mg/d，可持续 2 年以上。定期检查视力、眼底。

（3）贝利尤单抗 10mg/（kg·d），静脉滴注，前 3 次每 2 周给药 1 次，随后每 4 周给药 1 次。用于 5 岁以上的儿童。

**（二）中度活动性 SLE**

**处方 1**

（1）泼尼松 1.5～2.0mg/（kg·d），晨起顿服，最大剂量为 60mg/d，活动性指标正常后减量维持。

（2）甲氨蝶呤 10～15mg/m$^2$，口服，1 次 /w。

**处方 2**

（1）泼尼松 1.5～2.0mg/（kg·d），晨起顿服，活动性指标正常后减量维持。

（2）硫唑嘌呤 1～2mg/（kg·d），口服，2 次 /d。

**处方 3**

（1）泼尼松 1.5～2.0mg/（kg·d），晨起顿服，活动性指标正常后减量维持。

（2）来氟米特 1mg/（kg·d），口服，2～3 次 /d，3 日后减半量维持 6～12 个月。

**处方 4**

（1）泼尼松 1.5～2.0mg/（kg·d），晨起顿服，活动性指标正常后减量维持。

（2）贝利尤单抗 10mg/（kg·d）静脉滴注，前 3 次每 2 周给药 1 次，随后每 4 周给药 1 次。用于 5 岁以上的儿童。

**（三）重度活动性 SLE**

1. 诱导缓解期

**处方 1**

（1）泼尼松 1.5～2.0mg/(kg·d)，晨起顿服，一般足量泼尼松用 2～4 个月，最少不能 <4 周，以后逐渐减量。

（2）吗替麦考酚酯 15～30mg/(kg·d)，口服，2 次 /d。

**处方 2**

（1）泼尼松 1.5～2.0mg/(kg·d)，晨起顿服，一般足量泼尼松用 2～4 个月，最少不能 <4 周，以后逐渐减量。

（2）他克莫司 0.10～0.15mg/(kg·d)，口服，2 次 /d。

**处方 3**

（1）泼尼松 1.5～2.0mg/(kg·d)，晨起顿服，一般足量泼尼松用 2～4 个月，最少不能 <4 周，以后逐渐减量。

（2）环孢素 4～6mg/(kg·d)，口服，2 次 /d。

**处方 4**

（1）泼尼松 1.5～2.0mg/(kg·d)，晨起顿服，一般足量泼尼松用 2～4 个月，最少不能 <4 周，以后逐渐减量。

（2）贝利尤单抗 10mg/(kg·d)，静脉滴注，前 3 次每 2 周给药 1 次，随后每 4 周给药 1 次。用于 5 岁以上的儿童。

2. 巩固治疗期

**处方 1**

（1）泼尼松 5～10mg/d，晨起顿服，维持数年。

（2）吗替麦考酚酯 15～30mg/(kg·d)，口服，2 次 /d。

**处方 2**

（1）泼尼松 5～10mg/d，晨起顿服，维持数年。

（2）他克莫司 0.10～0.15mg/(kg·d)，口服，2 次 /d。

**处方 3**

（1）泼尼松 5～10mg/d，晨起顿服，维持数年。

（2）环孢素 4～6mg/(kg·d)，口服，2 次 /d。

**（四）重症 SLE 或狼疮危象**

**处方 1**

（1）甲泼尼龙琥珀酸钠 15～30mg/(kg·d)，静脉滴注，最大剂量为 500～1 000mg/d，连用 3 日为 1 个疗程，每周 1 个疗程，可连用 2～3 个疗程，后改为泼尼松口服。

(2) 环磷酰胺 8～12mg/(kg·d)，静脉滴注，连用 2 日为 1 个疗程，每 2 周 1 个疗程，6 个疗程后逐渐延长给药间隔。

**处方 2**

(1) 甲泼尼龙琥珀酸钠 15～30mg/(kg·d)，静脉滴注，连用 3 日为 1 个疗程，每周 1 个疗程，可连用 2～3 个疗程，后改为泼尼松口服。

(2) 环磷酰胺 8～12mg/(kg·d)，静脉滴注，连用 2 日为 1 个疗程，每 2 周 1 个疗程，6 个疗程后逐渐延长给药间隔。

(3) 血浆置换和免疫吸附，2～3 次/w，连续 2～3 周。

**处方 3**

(1) 泼尼松 1.5～2.0mg/(kg·d)，晨起顿服。

(2) 利妥昔单抗 375mg/m²，静脉滴注，1 次/w，共 4 次。

**处方 4**

(1) 泼尼松 1.5～2.0mg/(kg·d)，晨起顿服。

(2) 贝利尤单抗 10mg/(kg·d)，静脉滴注，前 3 次每 2 周给药 1 次，随后每 4 周给药 1 次。用于 5 岁以上的儿童。

## 【注意事项】

1. 泼尼松治疗前应充分除外各种感染，特别是结核杆菌、真菌等感染。甲泼尼龙琥珀酸钠冲击治疗时应密切观察生命体征，且用药期间应注意补充维生素 D 和钙剂。

2. 环磷酰胺可引起出血性膀胱炎，治疗期间要加强水化，另外环磷酰胺对性腺有抑制作用，因此要注意监测其不良反应。

3. 不同的免疫抑制剂的不良反应不同，但对免疫功能均有抑制作用，导致患儿的抵抗力低下，易并发感染。因此用药期间除监测其不良反应外，还因加强护理、避免感染，同时用药期间也不宜进行活疫苗接种。

4. 环孢素、他克莫司需在服药 1～2 周后检测其血药浓度。

5. 治疗过程中应动态监测患儿的病情变化，诱导缓解阶段应每月随访 1 次，维持治疗阶段每 2～3 个月随访 1 次。

**（饶　慧　肖彬　桂明）**

## 参考文献

[1] 栗占国，张奉春，曾小峰. 风湿免疫学. 北京：中华医学电子音像出版社，2017：266-340.

[2] 唐福林. 风湿免疫科医师效率手册. 2 版. 北京：中国协和医科大学出版社，2010：220-232.

[3] 陈永琴. 川崎病发病机制及诊治的研究进展. 中国临床新医学，2019，11（12）：1254-1258.

[4] 宋红梅. 儿童风湿病国际相关诊治指南系列解读之一——EULAR-ACR 系统性红斑狼疮分类标准解读. 中国实用儿科杂志，2020，35（4）：249-252.

[5] 刘大玮，梁芳芳，唐雪梅. 儿童风湿病国际相关诊治指南系列解读之二——幼年特发性关节炎分类标准解读. 中国实用儿科杂志，2020，35（4）：252-255.

[6] 李学义. 儿童系统性红斑狼疮的诊治进展. 皮肤科学通报，2018，35（3）：241，335-341.

[7] 中华医学会风湿病学分会. 风湿热诊断和治疗指南. 中华风湿病学杂志，2011，15（7）：483-486.

[8] 中国医师协会儿科医师分会风湿免疫专业委员会，中国儿童免疫与健康联盟，上海交通大学医学院附属上海儿童医学中心，等. 全身型幼年特发性关节炎诊断与治疗中国专家共识（2019 年版）. 中国实用儿科杂志，2019，34（12）：969-976.

[9] 李成荣，夏宇. 生物制剂治疗幼年特发性关节炎临床进展. 中国实用儿科杂志，2015，30（9）：666-672.

[10] 张小妮，孙青. 幼年特发性关节炎药物治疗研究进展. 中国妇幼健康研究，2019，30（1）：125-132.

[11] ÖZGÜR K，KENAN B. Treatment in juvenile rheuma-
toid arthritis and new treatment options. Turkish archives
of pediatrics，2015，50（1）：1-10.

[12] 陈俊松，陈妙月. 幼年特发性关节炎诊治的新进展.
中国妇幼健康，2019，34（16）：3848-3851.

[13] 中华医学会儿科学分会肾脏学组，南京医科大学附属
儿童医院. 紫癜性肾炎诊治循证指南（2016）. 中华儿
科杂志，2017，55（9）：647-651.

# 第十一章

# 非特异性风湿病、天疱疮和
# 自身免疫性肝病

## 第一节　关节周围病变

### 【概述】

关节周围病变是指腱炎、黏液囊炎及其他关节周围结构引起的邻近关节区疼痛。软组织肿胀部位、被动和主动活动范围对疼痛的影响，以及最大压痛点所在的位置有助于诊断。关节炎或滑膜炎时滑膜腔积液或滑膜出现弥漫性水肿，而黏液囊炎引起的积液和肿胀只限于黏液囊；腱炎一般水肿甚微，可只限于腱鞘组织。

### 【临床特征】

表现为累及不同部位的肿胀与疼痛。

1. 上肢关节　肩痛：二头肌腱炎、肩峰下囊炎、回旋套（包括冈上腱炎）；肘痛：鹰嘴囊炎、上髁炎；腕关节和手痛：扳机指。

2. 下肢关节　髋痛：大转子囊炎、髂腰囊炎；膝痛：鹅足、髌前囊炎、髌腱炎、髂胫束囊炎；踝痛：跟后腱炎、跟腱炎；足痛：跖腱膜炎。

### 【治疗原则】

以休息、理疗为主，药物治疗为辅。

## 【推荐处方】

非甾体抗炎药：

**处方 1**　布洛芬 100～200mg，口服，1 次 /d。

**处方 2**　双氯芬酸钠 25mg，口服，1 次 /d。

## 【注意事项】

药物治疗仅能缓解症状，不宜长期服用，注意避免引起消化道出血。病变处的局部注药需谨慎，容易产生不良后果，甚至出现肌腱破裂等。手术治疗仅限于治疗棘手、功能障碍的顽固性病例。

# 第二节　特发性腰痛

## 【概述】

腰痛是由脊柱及椎旁肌筋膜急性或慢性损伤或退变引起的。慢性腰痛可发展为复杂的病状，除腰部结构改变外，还包括持续的中枢神经系统的解剖和功能改变。很多慢性腰痛患者的疼痛与腰椎和软组织结构的病理无明显关联，难以确定病因，称为非特异性、特发性、机械性腰痛。

## 【临床特征】

以下背、腰骶和臀部疼痛和不适为主要症状。

## 【治疗原则】

对于急性腰背痛限制活动，限制活动可以防止可能存在的骨折、软组织扭伤产生继发性损伤。同时也可以有效镇痛，镇痛对没有发生明确的或严重病变的腰背痛患者是主要治疗目的。方法有理疗、牵引、卧床、局部注射封闭、药物、围腰与支具等。康复训练通过锻炼腰背部肌肉的功能，以保护脊柱并减轻脊柱的负荷。

### 【推荐处方】

**处方 1**　非甾体抗炎镇痛药：布洛芬 100mg，口服，1～2 次 /d。

**处方 2**　地西泮针对痉挛性疼痛有用，2.5～5.0mg，口服，临时使用。

### 【注意事项】

注意排除继发性腰痛和精神因素引起的腰痛。

## 第三节　纤维肌痛综合征

### 【概述】

纤维肌痛综合征是以慢性广泛性疼痛为主要特征的多症状综合征，是一种特发性疾病，其病理生理至今不明。临床表现为肌肉骨骼系统多处疼痛与发僵，并在特殊部位有压痛点。常可继发于外伤，各种风湿病如骨关节炎、类风湿关节炎及各种非风湿病（如甲状腺功能减退、恶性肿瘤）等。这一类纤维肌痛综合征称为继发性纤维肌痛综合征；如不伴有其他疾患，则称为原发性纤维肌痛综合征。

### 【临床特征】

1. 女性的患病率为 3.4%，男性的患病率为 0.5%。患病率与年龄存在线性增加的关系。

2. 慢性全身性广泛性疼痛，尤以中轴骨骼（颈、胸椎、下背部）及肩胛带、骨盆带肌肉最为常见。其他常见部位依次为膝、头、肘、踝、足、上背部、中背部、腕、臀部、大腿和小腿。

3. 有广泛的压痛点，分布具有一致性，多呈对称分布，查体往往有 9 对解剖位点压痛。

4. 伴随症状包括睡眠障碍、疲劳、晨僵、头痛、胸痛、头晕、腹痛、感觉异常、呼吸困难、抑郁或焦虑、虚弱、盗汗、眼干、口干、肠易激综合征、膀胱刺激症状等。

5. 在天气潮冷、精神紧张、过度劳累时加重，局部受热、精神放松、良好睡眠、适度活动时症状减轻。

6. 实验室检查无客观异常发现，功能磁共振成像（fMRI）可能发现额叶皮质、杏仁核、海马和扣带回等激活反应异常及相互之间的纤维联络异常。

7. 评估量表包括纤维肌痛影响问卷（FIQ）、疼痛视觉模拟评分法（VAS）、Beck 抑郁量表（BDI）、McGill 疼痛问卷调查、汉密尔顿焦虑量表、汉密尔顿抑郁量表等可以出现异常，有助于评价病情。

## 【治疗原则】

目前纤维肌痛综合征的发病机制不明，一经诊断，对患者的宣教极为重要，给患者以安慰和解释，使其理解该病的确存在，无任何内脏器官受损，可以得到有效的治疗，不会严重恶化或致命。目前纤维肌痛综合征的治疗仍以药物治疗为主，但辅以非药物治疗。治疗主要致力于改善睡眠状态、减轻精神压力、减低痛觉感受器的敏感性等。

## 【推荐处方】

**处方 1**  三环类抗抑郁药（TCA）：阿米替林的初始剂量为睡前 12.5mg，可逐步增加至每晚 25mg，1～2 周起效。

**处方 2**  5- 羟色胺（5-HT）再摄取抑制剂（SSRI）：氟西汀的初始剂量为 20mg，2 周后若疗效不明显，可增至 40mg，晨起顿服；舍曲林 50mg/d，晨起顿服；帕罗西汀 20mg/d，晨起顿服。

**处方 3**  胺苯环庚烯（环苯扎林）：10mg，口服，睡前 1 次。

**处方 4**  5- 羟色胺和去甲肾上腺素（NE）再摄取抑制剂（SNRI）：度洛西汀（duloxetine）的用药剂量为 60～

120mg/d，口服，分2次。

**处方5**　高选择性单胺氧化酶抑制剂（MAOI）：吗氯贝胺（moclobemide）的用药剂量为300～450mg/d，口服，分2～3次。

**处方6**　第二代抗惊厥药：普瑞巴林的初始剂量为150mg/d，口服，分3次；1周内如无不良反应，剂量增加至450mg/d。

**处方7**　非阿片类中枢性镇痛药：曲马多150～300mg/d，口服，分3次。

**处方8**　其他：认知行为治疗、热水浴疗法、有氧运动、柔性训练、局部封闭、神经阻滞和理疗。

## 【注意事项】

1. 阿米替林的不良反应有口干、便秘、视力模糊、尿潴留、眼压升高、心动过速等，对于有严重心脏病、青光眼、前列腺肥大、尿潴留的患者禁用。

2. 非甾体抗炎药（NSAID）可能有效，常作为临床辅助用药，可以改善疼痛，目前无NSAID单独应用的疗效评价的循证医学资料。

3. 目前普遍认为糖皮质激素对纤维肌痛综合征无效，不推荐使用。

# 第四节　原发性下背痛

## 【概述】

下背痛是指后背腰骶部的疼痛或不适，伴或不伴有下肢痛。下背痛是一组症状，而不是某一个疾病的诊断名称，一般很难给予准确的病理解剖诊断，症状与影像学结果之间的关系很弱。可能起源于多个脊柱结构，最常见的是肌肉韧带损伤和与年龄相关的椎间盘和小关节退变。下背痛的发病率随着年龄增长而增加，是一个全球的社会问题。

## 【临床特征】

1．腰骶区疼痛。

2．通常存在焦虑和抑郁等因素，但这些持续存在的症状不能用下背部痛作充分解释。

## 【治疗原则】

针对症状轻微至中等的急性背痛，治疗目标在于恢复患者原本的正常功能、使患者能回到工作岗位、减少疼痛；对于亚慢性或慢性疼痛患者，可以给予复合性的训练治疗计划。

## 【推荐处方】

**处方 1**　布洛芬 100～200mg，口服，1 次 /d。

**处方 2**　塞来昔布 0.2g，口服，1～2 次 /d。

**处方 3**　丁丙诺啡透皮贴剂 1 贴，外用 1 周 1 次。

**处方 4**　神经阻滞。

## 【注意事项】

1．不宜长期服用非甾体抗炎药，避免引起消化道、心血管的不良反应。

2．下背痛常合并睡眠、忧郁、焦虑状态，需注意心理问题。

# 第五节　纤维织炎

## 【概述】

纤维织炎又称肌筋膜炎，是指因寒冷、潮湿及慢性劳损等引起的肌筋膜或肌肉组织水肿、渗出及纤维性变而出现的一系列临床症状及体征，是身体富含白色纤维的组织（如筋膜、肌膜、韧带、肌腱、腱鞘、骨膜）及皮下组织等出现的一种非特异性变化。可发生于全身各个部位,多见于腰部、髂骨后嵴及肩胛区域。对有些下腰痛患者在骶棘肌表面或在髂嵴肌附着处可扪及小结节,伴有疼痛及压痛,有时也可以在臀部发现,这种结节可能刺激周围神经末梢而产生局部肌痉挛和疼痛。多见于中年以上,尤其是长期缺少肌肉锻炼和经常遭受潮湿寒冷影响者。分为颈肩肌筋膜炎、腰肌筋膜炎、足底筋膜炎,目前病因不明,可能与受寒、创伤、免疫因素、血管炎症、精神因素有关。

## 【临床特征】

1. 多表现为发病部位疼痛,多为酸痛不适、肌肉僵硬板滞或有重压感。晨起或天气变化及受凉后症状加重,活动后则疼痛减轻,常反复发作。

2. 局限或弥漫性界限不清的疼痛。

3. 软组织压痛点。

4. 软组织可扪及痛性结节或索条感,疼痛可累及颈、肩、背、腰、臀等部位。

5. 多有明确的诱因,如寒冷、潮湿、保持长时间不良姿势。

## 【治疗原则】

以休息、对症治疗为主。

## 【推荐处方】

**处方 1**　布洛芬 100～200mg,口服,1 次/d。

**处方 2**　双氯芬酸 25mg,口服,1 次/d。

**处方 3**　局部封闭:泼尼松龙 25mg/次,1 周 1 次,3～5 个疗程。

## 【注意事项】

不宜长期服用非甾体抗炎药,避免引起消化道、心血管的不良反应;少数症状顽固、久治不愈的患者需手术治疗。

# 第六节 寻常型天疱疮与类天疱疮

## 一、寻常型天疱疮

### 【概述】

天疱疮是一种慢性、复发性、严重的表皮内棘层松解性大疱性皮肤病,寻常型天疱疮(pemphigus vulgaris, PV)是其最常见的类型,分为落叶型天疱疮、黏膜主导型 PV 和皮肤黏膜型 PV,其主要特点是血清中产生针对表皮细胞间桥粒的自身抗体,临床表现为松弛性水疱、大疱,伴有顽固性、痛性黏膜糜烂和溃疡,组织病理出现特征性棘层松解现象。

### 【临床特征】

1. PV 的好发年龄为 40～60 岁,以女性常见。

2. 50% 的 PV 先表现为口腔溃疡,后出现皮损,口腔溃疡中以颊黏膜和咽部最为常见,其次是生殖器黏膜,持续性、痛性糜烂或溃疡。皮损表现为松弛性水疱和大疱,分布在胸背部、面部、头部、腋窝、腹股沟、臀部等。

3. 新发小水疱的病理改变为基底层上部棘层细胞松解。

### 【治疗原则】

控制病情,促进皮损和黏膜尽快愈合,减少治疗的不良反应和提高患者的生存质量,力争长期缓解至痊愈。

### 【推荐处方】

**处方 1** 泼尼松:轻度,初始剂量为 0.5mg/(kg·d);中度,初始剂量为 1.0mg/(kg·d);重度,初始剂量为 1.5mg/(kg·d)。

**处方 2** 推荐糖皮质激素联合免疫抑制剂治疗失败时可采用冲击治疗:甲泼尼龙 500～1 000mg/d,静脉注射,连续 3 日，3 周后可重复 1 次。

**处方 3**　硫唑嘌呤 1～3mg/（kg•d），口服，2 次 /d。

**处方 4**　吗替麦考酚酯，1～2g/d，口服，2 次 /d。

**处方 5**　环磷酰胺 2mg/（kg•d），一般为 50～100mg/d。

**处方 6**　甲氨蝶呤 10～20mg/w；次日叶酸 5～10mg，顿服。

**处方 7**　环孢素 3～5mg/（kg•d），口服，2 次 /d。

**处方 8**　生物制剂：利妥昔单抗 1 000mg，静脉滴注，每 2 周 1 次；或 375mg/m$^2$，1 次 /w，连用 4 周。

**处方 9**　静注人免疫球蛋白 400mg/（kg•d），静脉滴注，连用 3～5 日，血浆置换 7～10 日内 2～3 次，免疫吸附连续 4 日，1 个月后可重复。

## 【注意事项】

1. 应用硫唑嘌呤前检查巯嘌呤甲基转移酶（TPMT）的活性，酶活性正常的患者方可正常使用，酶活性低的患者应使用维持剂量 0.5～1.5mg/（kg•d）；无酶活性的患者禁止使用，以免引起严重的骨髓抑制。

2. 从初始治疗到早期维持治疗阶段，应根据病情需要定期检测 β-D- 葡聚糖和巨细胞病毒抗体及载量，应特别注意肺孢子菌肺炎或其他真菌（如曲霉菌）感染，必要时可预防性使用抗生素以预防感染。

3. 接受利妥昔单抗治疗有 HBV 再激活的风险，因此治疗开始前应对患者进行 HBV 筛查。

# 二、类天疱疮

## 【概述】

本病好发于 60 岁以上的老年人，临床表现为尼氏征阴性、厚壁张力性大疱，病理上为表皮下房大疱，免疫荧光检查以基底膜带有免疫球蛋白 G 和 / 或 C3 沉积为其特点。一般全身症状轻微、病程持久、预后较好，是一种自身免疫病，主要包括大疱性类天疱疮（bullous pemphigoid，BP）和瘢痕性类天疱疮（cicatricial pemphigoid，CP）。

## 【临床特征】

1．在 BP 的非大疱期，可仅表现为轻微或严重、顽固的瘙痒，或伴表皮剥脱、湿疹样、丘疹和／或荨麻疹样皮损。

2．在 BP 的大疱期，可见在正常或红斑皮肤上出现水疱和大疱，伴有荨麻疹样和浸润性丘疹和斑块，皮损偶可呈环形或图形，大疱紧张，直径为 1～4cm，疱液澄清，可持续数日；破溃后成为糜烂和结痂。皮损常对称分布，好发于肢体屈侧和躯干下部，包括腹部。皮损消退后遗留色素改变。10%～30% 的患者口腔黏膜受累。眼、鼻、咽、食管和肛门生殖器区域的黏膜更少受累。

3．取新鲜水疱周围 1cm 处的正常皮肤或红斑处检查，免疫荧光显微镜下可见基底膜带 IgG、IgM、C3 线性沉积，BP 患者的血清中产生针对皮肤基底膜带的循环自身抗体——抗 BP230 和抗 BP180。

4．CP 的特点是以黏膜受累为主，呈慢性病程，受累黏膜有发展为瘢痕的倾向。最常受累的部位是口腔黏膜和眼结合膜，任何黏膜部位均可以受累，甚至都可以作为首发病灶。25%～30% 的 CP 患者有皮肤损害，最常累及头皮、面部、颈部和躯干上部。皮损常表现为红斑块，这些部位易反复发生水疱和糜烂，继而形成萎缩性瘢痕。

## 【治疗原则】

保护皮肤创面和预防继发感染，保持创面干燥，高蛋白饮食，抽吸疱液时尽量保留原有的疱壁。小面积破溃时不需包扎，每日换药后暴露即可；大面积破溃可用湿性辅料，破溃处外用抗菌药。

## 【推荐处方】

**处方 1** 外用糖皮质激素：局限型可用氯倍他索乳膏

或卤米松软膏 10～20g/d，分 1～2 次外用；泛发型选用丙酸氯倍他索乳膏或卤米松软膏 30～40g/d，分一到两次涂抹。

**处方 2** 抗生素：适用于局限型，米诺环素 100mg，口服，2 次 /d；老年患者可采用米诺环素 50mg，口服，2 次 /d。若不能耐受，可用多西环素 100mg，口服，2 次 /d 或红霉素 1～2g/d，口服，分 2 次。

**处方 3** 烟酰胺 600～1 500mg/d，口服，分 3 次。

**处方 4** 全身性激素：醋酸泼尼松，初始剂量为 0.5mg/(kg•d)，根据病情可逐渐加量至 1mg/(kg•d)，持续治疗 2 周后开始减量。

**处方 5** 免疫抑制剂：病情重疗效不佳时可选用以下任意一种：甲氨蝶呤 5～20mg/w、硫唑嘌呤 1～3mg/(kg•d)、吗替麦考酚酯 1～2g/d（老年患者一般不超过 1g），口服，分 2 次。环磷酰胺 2～4mg/(kg•d)，口服，分 2 次，连用 2 周，停用 1 周。环孢素 3～5mg/(kg•d)，口服，分 2 次。

## 【注意事项】

1. 应用免疫抑制剂前应对患者进行系统评估，包括血常规、肝肾功能、乙肝病毒及定量检测、结核、潜在肿瘤的筛查。

2. 老年人使用皮质类固醇常伴发显著的不良反应，一旦出现严重不良反应应立即减量或选用其他治疗方式。

# 第七节 自身免疫性肝病

## 一、自身免疫性肝炎

### 【概述】

自身免疫性肝炎（autoimmune hepatitis，AIH）是一种由针对肝细胞的自身免疫反应所介导的肝脏实质炎症，以血清自身抗体阳性、高免疫球蛋白 G 和 / 或 γ- 球蛋白血症、肝组织学上存在界面性肝炎为特点,如不治疗常可导致肝硬化、肝衰竭。

【临床特征】

1. 女性多发,好发于30～50岁。

2. 最常见的症状包括嗜睡、乏力、全身不适,体检可发现肝脾大、腹水等体征。

3. 活动期有肝外表现,如持续发热、急性游走性大关节炎、多形红斑。

4. AIH常合并其他器官或系统性自身免疫病,如桥本甲状腺炎(10%～23%)、糖尿病(7%～9%)、炎性肠病(2%～8%)、类风湿关节炎(2%～5%)、干燥综合征(1%～4%)、银屑病(3%)和系统性红斑狼疮(1%～2%)等。

5. 高γ-球蛋白血症和循环中存在自身抗体,包括抗核抗体、抗平滑肌抗体、抗中性粒细胞胞质抗体、抗可溶性肝抗原抗体/抗肝胰抗体、抗肌动蛋白抗体、抗肝肾微粒体抗体、抗1型肝细胞溶质抗原抗体。

6. 典型的病理改变表现为界面性肝炎、汇管区和小叶淋巴浆细胞浸润、肝细胞玫瑰样花环及淋巴细胞对肝细胞的穿透现象。

【治疗原则】

AIH治疗的总体目标是获得肝组织学缓解、防止肝纤维化的发展和肝衰竭的发生,提高患者的生存期和生存质量。

【推荐处方】

**处方1** 泼尼松和硫唑嘌呤联合:泼尼松的初始剂量为30～40mg/d,晨起顿服,并于4周内逐渐减量至10～15mg/d;硫唑嘌呤以50mg/d的剂量维持治疗。

**处方2** 泼尼松单药治疗:初始剂量一般选择40～60mg/d,晨起顿服,并于4周内逐渐减量至15～20mg/d。

**处方 3** 布地奈德初始 3mg, 口服, 3 次 /d, 后减为 2 次 /d 维持。

**处方 4** 其他: 对标准治疗无效或不能耐受标准治疗的不良反应的患者可选用二线治疗方案, 如吗替麦考酚酯等。

## 【注意事项】

1. 无论是单用泼尼松 (龙) 还是与硫唑嘌呤联合治疗, 所有患者都必须监测相关的药物不良反应。约 10% 的患者可因药物不良反应而中断治疗。可选择对该患者相对不良反应较小的免疫抑制剂进行治疗, 如小剂量糖皮质激素、单剂硫唑嘌呤或二线免疫抑制剂吗替麦考酚酯等, 且必须尽量采用能控制疾病活动的最低剂量。

2. 在老年 AIH 患者中, 预防骨质疏松尤为重要, 应鼓励常规锻炼, 服用钙剂 (1.0~1.5g/d) 和维生素 $D_3$ (400IU/d)。已经有骨质疏松的患者可考虑使用双膦酸盐类制剂。应进行基线骨密度测定, 并每年复查以观察严重程度和疗效。

3. 在一线和二线治疗方案失败后, 抗 TNF 和抗 CD20 或可成为替代疗法, 但证据有限。

# 二、原发性胆汁性胆管炎

## 【概述】

原发性胆汁性胆管炎 (primary biliary cholangitis, PBC) 是一种慢性肝内胆汁淤积性疾病。其发病机制尚不完全清楚, 可能与遗传背景、感染及环境等因素所导致的异常自身免疫有关。PBC 多见于中老年女性, 其病理学特点为进行性、非化脓性、破坏性肝内小胆管炎, 最终可发展至肝硬化。

## 【临床特征】

1. 乏力和皮肤瘙痒是最常见的临床症状, 还可出现门静脉高压、高脂血症、骨病、脂溶性维生素缺乏。

2．易合并其他自身免疫病，如干燥综合征、甲状腺炎、类风湿关节炎。

3．血清中的胆红素增高，以结合胆红素为主，碱性磷酸酶（ALP）升高是 PBC 最突出的生化异常。

4．90% 以上的患者抗线粒体抗体（AMA）阳性。

5．PBC 的基本病理改变为肝内 <100μm 的小胆管的非化脓性破坏性胆管炎，导致小胆管进行性减少，进而发生肝内胆汁淤积、肝纤维化。

## 【治疗原则】

PBC 治疗的总体目标是获得肝组织学缓解、防止肝纤维化的发展和肝衰竭的发生，提高患者的生存期和生存质量。

## 【推荐处方】

**处方 1**　熊去氧胆酸 13～15mg/（kg·d），分 3 次口服。
**处方 2**　布地奈德 6mg/d，分 2 到 3 次口服。
**处方 3**　贝特类调血脂药：非诺贝特，顿服，200mg/d。
**处方 4**　奥贝胆酸，顿服，5mg/d。

## 【注意事项】

1．免疫抑制剂对 PBC 的疗效并不确定且可能存在药物不良反应，目前尚缺乏大规模的临床研究验证其疗效。

2．PBC 患者的家庭成员的发病风险增加，其患病率为 4%～6%。主要累及一级女性亲属，最常见的为姐妹和母女。尽管男性较少受累，但是母子、兄弟、姐弟、兄妹间的患病也有报道。通过检查 ALP 及 AMA 可协助诊断家庭成员的发病。

（李　柳　桂　明　饶　慧）

# 参考文献

[1] DEYO R A，DWORKIN S F，AMTMANN D，et al. Focus article report of the NIH task force on research standards for chronic low back pain. Clinical Journal of Pain，2014，30（8）：701-712.

[2] 葛均波，徐永健，王辰. 内科学. 9版. 北京：人民卫生出版社，2018.

[3] 中华医学会风湿病学分会. 纤维肌痛综合征诊断和治疗指南. 中华风湿病学杂志，2011，15（8）：559-561.

[4] 张长杰. 肌肉骨骼康复学. 北京：人民卫生出版社，2008.

[5] 赵俊，李树人，宋文阁. 疼痛诊断治疗学. 河南：河南医科大学出版社，1999：38-59.

[6] 李志云，倪结，邵增务. 足底筋膜炎治疗的进展. 中华物理医学与康复杂志，2012，34（9）：702-704.

[7] 左亚刚. 寻常型天疱疮诊断和治疗的专家建议. 中华皮肤科杂志，2016，49（11）：761-765.

[8] 中国医疗保健国际交流促进会皮肤科分会. 寻常型天疱疮诊断和治疗专家建议（2020）. 中华皮肤科杂志，2020，53（1）：1-7.

[9] 左亚刚，晋红中. 大疱性类天疱疮诊断和治疗的专家建议. 中华皮肤科杂志，2016，49（6）：384-387.

[10] MACK C L，ADAMS D，ASSIS D N，et al. Diagnosis and management of autoimmune hepatitis in adults and children：2019 practice guidance and guidelines from the American association for the study of liver diseases. Hepatology. 2020；72（2）：671-722.

[11] 中华医学会肝病学分会，中华医学会消化病学分会，中华医学会感染病学分会. 自身免疫性肝炎诊断和治疗共识（2015）. 临床肝胆病杂志，2016，1：9-22.

[12] 中华医学会肝病学分会，中华医学会消化病学分会，

中华医学会感染病学分会. 原发性胆汁性胆管炎（又名原发性胆汁性胆管炎）的诊断和治疗共识（2015）. 中华肝脏病杂志, 2016, 24（1）: 5-11.

[13] HARRIS E D, BUDD R S, FIRESTEIN G S, 等. 凯利风湿病学. 7 版. 左晓霞, 陶立坚, 肖献忠, 译. 北京: 人民卫生出版社, 2007.

[14] FIRESTEIN G S, BUDD R C, GABRIEL S E, 等. 凯利风湿病学. 10 版. 栗占国, 左晓霞, 朱平, 等译. 北京: 北京大学医学出版社, 2020.

# 第十二章

# 风湿免疫病相关急危重症

## 第一节  类风湿关节炎关节外表现

### 【概述】

类风湿关节炎（RA）是一种病因未明的以致残性关节炎为主的慢性系统性疾病。其特征是手、足小关节等多关节、对称性、侵袭性关节炎症，经常伴有关节外器官受累，可以导致关节畸形及功能丧失。

### 【临床特征】

1. 关节受累的表现  出现多关节受累的对称性关节肿胀、疼痛及僵硬，如腕、掌指、近端指间、踝和足趾关节（常≥3 个关节），晚期关节可发生天鹅颈样畸形、纽扣状畸形等。

2. 关节外表现

（1）75% 的 RA 患者可出现皮肤病变，如类风湿结节、类风湿血管炎、肉芽肿性皮炎、类风湿嗜中性皮炎、坏疽性脓皮病、非特异性皮肤表现（皮肤萎缩、皮肤脆性增加、易挫伤等）。

（2）心脏受累最常见的是心包炎，可出现于病程的任何阶段，多见于关节炎活动和类风湿因子（RF）阳性的患者；30% 的 RA 患者可出现心瓣膜受累，但极少出现血流动力学改变；还可出现心肌炎、心脏传导障碍致心律失常等表现。

（3）呼吸系统受累可见肺间质病变、胸膜炎、胸腔积液、脓胸、气胸、支气管胸膜瘘、肺类风湿结节、类风湿尘肺等。

（4）RA死于肾衰竭者占20%，肾脏受累可出现原发于RA的免疫性病变（如系膜性肾小球肾炎、膜性肾小球肾炎、坏死性肾小球肾炎）、肾淀粉样变、继发于药物治疗的肾损害。

（5）神经系统受累除引起周围神经受压的症状外，还可诱发脊髓病、外周神经病变、继发于血管炎的缺血性神经病及药物引起的神经系统病变。

（6）血液系统受累可出现淋巴结肿大、贫血等，而贫血是RA最常见的关节外表现，常为轻至中度。

（7）眼部受累最常见的表现为干燥性角结膜炎，还有巩膜炎、巩膜外层炎、周边溃疡性角膜炎、虹膜睫状体炎等。

# 一、类风湿血管炎

## 【概述】

RA患者中有25%～31%患有类风湿血管炎，多发生于病程长的严重RA患者。与原发性血管炎不同，RA所致的血管炎是一种继发性血管炎，这是一种表现多样且集中于血管壁的破坏性炎症过程，其病理改变以血管壁内的炎症与破坏为主，包括纤维素沉积、胶原纤维变性、内皮细胞坏死。患者的临床症状多样复杂，根据受累血管的类型、大小、部位等不同而表现各异，包括发热、盗汗、乏力等全身症状，以及病变血管缺血、相应器官功能异常等局部症状。

## 【临床特征】

1. 多系统损害。
2. 活动性肾小球肾炎。
3. 缺血性或淤血性症状和体征，特别在年轻人中多见。
4. 隆起性紫癜及其他结节性坏死性皮疹。

5. 多发性单神经炎及不明原因的发热。

**（一）皮肤型**

1. 表现为皮肤红斑、结节、紫癜、风团、血疱、丘疹、坏死及溃疡等，以红斑和结节较常见，病程多为慢性，可迁延达数年。

2. 皮肤损害开始的特征多为紫癜样斑丘疹，压之不褪色，突出皮肤可触及，以下肢深部皮肤溃疡多见，多为内踝或外踝区域，也可出现甲襞病变、缺血性病变等，可见于90%的RA。

3. 皮肤水肿以踝部及足背为重，午后较明显，并伴有两下肢酸胀无力。

4. 全身症状因发病缓急而不同，一般感觉困倦不适或食欲缺乏。

**（二）系统性**

1. 通常有头痛、不规则发热、乏力、关节及肌肉疼痛等症状；少数患者午后畏寒甚至寒战，继以发热，午夜出汗退热，次晨如常；罕见持续高热的病例。

2. 病程不一，轻重不同，初发者3～4周愈合，若多次复发则病程可持续数月或数年；3.40%的类风湿血管炎患者存在感觉神经病变，其中高达20%的患者存在混合性运动或感觉神经病变，病程早期的神经受累多累及一侧，但在数日或数周内因叠加远端周围神经受累，神经受累可出现对称表现。多发性单神经炎和远端对称性感觉或感觉运动神经病变均可发生，其中多发性单神经炎有3个临床标志：不对称、不同步、好发于远端神经；与其他病因所致的周围神经病变相比，类风湿血管炎患者的神经病变多起病迅速，常在睡眠一段时间后出现首发症状（麻木、麻刺感或其他感觉症状）。

3. 眼部受累主要表现为巩膜外层炎和周边溃疡性角膜炎。

4. 心脏病变受累早期最可能出现的心脏表现是心包炎，其他还包括心律失常、主动脉瓣关闭不全、心肌梗死。

5. 肾脏受累在少数 RA 患者的肾活检中可观察到明显的血管炎，其特征是坏死性肾小球肾炎或肾动脉壁内的破坏性炎症。

6. 不到 10% 的类风湿血管炎患者可有临床上明显的胃肠道受累，其相关肠系膜血管炎的表现包括腹部动脉瘤破裂伴晕厥和出血、乙状结肠和回肠梗死、肠穿孔及由假性动脉瘤形成所致的肝出血等。

7. 主动脉炎是类风湿血管炎患者的一种罕见并发症，可发生于各个年龄段，有可能发生主动脉瓣关闭不全、动脉瘤或动脉瘤破裂。

8. 恶性肿瘤、感染性心内膜炎、肌纤维发育不良、动脉粥样硬化和非血管炎性栓塞（抗磷脂综合征、弥散性血管内凝血、胆固醇栓塞及肿瘤性栓塞）等疾病可模拟系统性血管炎的临床表现，要注意相鉴别。

【治疗原则】

治疗原则为早期诊断、早期治疗。糖皮质激素是类风湿血管炎的基础治疗药物，其剂量及用法因病变部位与严重程度而异。凡是有肾、肺、神经系统、心脏及其他重要脏器受累者，除大剂量糖皮质激素外，应尽早加用免疫抑制剂，其中以环磷酰胺最为常用。有急进性肾、肺部损害和病情危重者，可进行血浆置换、免疫吸附、大剂量静注人免疫球蛋白等治疗。

【推荐处方】

（一）糖皮质激素

**处方 1** 泼尼松 0.5～1.0mg/kg，口服，1 次 /d；待疾病控制后，剂量逐渐减至 5～10mg/d 维持。

**处方 2** 甲泼尼龙琥珀酸钠 0.5～1.0g，静脉滴注，连用 3 日（用于病情危重时）。

（二）改善病情抗风湿药（DMARD）

**处方 1** 环磷酰胺片 1～2mg/（kg•d），口服，2 次 /d。

或者环磷酰胺注射液 0.5～1.0g，静脉滴注，1 次 /m，疗程为 6～12 个月；或 0.5g，静脉滴注，每 2 周 1 次，疗程为 6～12 个月。病情缓解后，每 3 个月 1 次，疗程为 1～2 年。

**处方 2**　甲氨蝶呤 7.5～15mg，口服，1 次 /w。

**处方 3**　柳氮磺吡啶 250～700mg，口服，2 次 /d；维持剂量为 30mg/(kg·d)。

**处方 4**　青霉胺 125～250mg，口服，3～4 次 /d；维持剂量为 500～1 500mg/d。

**处方 5**　来氟米特前 3 日的负荷剂量为 50mg，口服，1 次 /d，睡前；维持剂量为 10～20mg。

**处方 6**　硫唑嘌呤 2.0～2.5mg/(kg·d)，口服，分 2 次；总剂量不超过 200mg/d。

**处方 7**　吗替麦考酚酯 0.50～1.25g，口服，2 次 /d。

（三）生物制剂

**处方 1**　依那西普 25mg，皮下注射，2 次 /w，连用 3 个月。

**处方 2**　利妥昔单抗 375mg/m²，静脉滴注，1 次 /w，连用 4 周；之后每 2 周用 1 200mg 作为维持剂量。

**处方 3**　英夫利西单抗 3mg/kg，静脉滴注，1 次 /w，首次给药后的第 2 和 6 周及每间隔 8 周 1 次。

**处方 4**　阿达木单抗 40mg，皮下注射，每 2 周 1 次。

**处方 5**　托珠单抗 4～10mg/kg，静脉滴注，每 4 周 1 次。

【注意事项】

1. 孤立性甲襞梗死的治疗取决于是否存在疼痛和皮肤破损。轻微症状且皮肤完整者仅观察；如有疼痛或伴浅表皮肤破损的梗死，采用绷带包扎、外用丙酸氯倍他索（1 次 /d，睡前）。

2. 腿部溃疡可盐水湿敷，有合并静脉淤滞时使用加压绷带或加压袜。

3. 合并皮肤溃疡和系统性血管炎者用糖皮质激素＋

利妥昔单抗，如利妥昔单抗治疗无效、存在其他严重全身受累时，患者接受初始环磷酰胺治疗。

4. 孤立性皮肤受累通常不需要糖皮质激素以外的免疫抑制剂治疗，但当存在严重的皮肤溃疡时，也可加用甲氨蝶呤或其他减少糖皮质激素用量的药物。

5. 如 RA 患者在接受甲氨蝶呤治疗时出现系统性血管炎，则后续的甲氨蝶呤应用取决于患者是否将要接受利妥昔单抗或环磷酰胺治疗。接受利妥昔单抗治疗的 RA 患者继续使用甲氨蝶呤，并优化给药方案。如 RA 患者在接受 TNF-α 拮抗剂治疗期间出现皮肤血管炎或系统性血管炎，则通常应停用这类药物。

6. 如患者接受利妥昔单抗和环磷酰胺治疗或接受大剂量糖皮质激素联用利妥昔单抗或环磷酰胺治疗后仍有疾病活动时，可将免疫抑制剂改为硫唑嘌呤或吗替麦考酚酯，同时继续使用糖皮质激素。

## 二、心包积液

### 【概述】

RA 与心脏疾病有着千丝万缕的联系，主要体现在 3 个方面：① RA 累及心脏；② RA 是缺血性心脏病和早发动脉粥样硬化的独立危险因素；③治疗 RA 的相关药物可能会带来心脏不良反应。有 10% 的 RA 患者会发生心包炎，这是 RA 心脏受累的最常见的表现，可出现在病程的任何阶段，多见于关节炎活动和 RF 阳性的患者，这其中可达 1/3 有心包积液且通常无症状。心包积液是一种较常见的临床表现，因心脏疾病或其他疾病导致心包分泌液体过多。心包积液可见于渗出性心包炎及其他非炎性心包病变，可表现为呼吸困难、胸闷、面色苍白等，可经体格检查、X 线、超声心动图等检查确定。心包积液量少时一般预后相对较好，当心包积液持续数月以上时便构成慢性心包积液。

## 【临床特征】

1. 患者以女性多见，发病年龄以更年期为多。

2. 症状时多表现为气短、胸痛，部分患者在病程早期出现心脏压塞的症状，又随着病程进展逐渐减轻乃至消失。

3. 呼吸困难是最突出的症状，呼吸困难严重的患者可呈前倾位端坐呼吸、呼吸浅快，还可出现烦躁、面色苍白、发绀等。

4. 极大量的心包积液或可压迫气管、食管，进而出现声音嘶哑、干咳或吞咽困难等表现。

5. 大量积液还可导致静脉回流受阻，发生体循环淤血，进而可出现肝大、颈静脉怒张、下肢水肿、腹水等。

## 【治疗原则】

RA 所致的心包积液一经确诊，应尽早治疗，主要为控制原发病和对症处理。RA 所致的心包积液在风湿症状控制之后、停用激素之前可先加用非甾体抗炎药，以减少停用激素后引起的反跳现象，也可使用秋水仙碱来改善症状性心包积液。

如患者无症状，治疗 RA 即可，有血流动力学意义的心包积液应引流积液。

## 【推荐处方】

在积极治疗原发病的基础上加用以下药物。心功能 NYHA 分级为 Ⅲ～Ⅳ级者应避免使用 TNF-α 拮抗剂，心功能为 Ⅰ～Ⅱ级者可在密切监测下用药，一旦用药过程中出现新发心力衰竭，应及时停用 TNF-α 拮抗剂，积极查找病因。

（一）非甾体抗炎药（NSAID）

**处方 1** 阿司匹林 80～100mg/kg，口服，3～4 次/d。

**处方 2** 双氯芬酸钠缓释片 0.1g，口服，1 次/d。

**处方 3** 美洛昔康 7.5～15mg，口服，1 次/d。

**处方 4**　塞来昔布 0.1～0.2g，口服，2 次 /d。

**（二）糖皮质激素**

**处方 1**　泼尼松 0.5～1.0mg/kg，口服，1 次 /d；待疾病控制后，剂量逐渐减至 5～10mg/d 维持。

**处方 2**　甲泼尼龙琥珀酸钠 0.5～1.0g，静脉滴注，连用 3 日（用于病情危重时）。

**（三）秋水仙碱**

**处方**　0.5～1.0mg，口服，1 次 /d。

## 【注意事项】

1. 用于治疗类风湿的药物如非甾体抗炎药、改善病情抗风湿药、生物制剂对于心脏的影响错综复杂，一方面这些药物可能具有心脏不良反应，另一方面这些药物对于炎症的抑制可能又会产生一定的心脏保护作用。

2. 有研究显示，甲氨蝶呤治疗的确可以降低 RA 患者的心血管疾病相关死亡事件，但未能去除传统心血管疾病危险因素的影响。

3. 甲氨蝶呤和柳氮磺吡啶可使血清中的同型半胱氨酸水平增高，而后者被认为是冠状动脉和外周动脉粥样硬化的独立危险因素。

# 三、胸腔积液

## 【概述】

RA 患者中有 38%～73% 可见胸膜疾病，多见于长期患者，病情活动期更易发生，但也可早于关节病变发生，而胸膜疾病患者中有 5% 存在胸腔积液的影像学证据，也可称为渗出性"类风湿"积液。RA 所致的胸腔积液一般为少量或中等量，可为一过性或复发性，少数为慢性大量胸腔积液。胸腔积液是以胸膜腔内病理性液体积聚为特征的一种常见临床症候，即指胸膜腔内积聚过多液体的现象，主要表现为胸闷、气短、呼吸困难等，按其发生机制可分为漏出性胸腔积液和渗出性胸腔积液 2 类。RA 所致的胸腔积液多为渗出性,富含蛋白,白细胞为 1 000～3 000/μl,葡萄糖含量极低,80% 以上低于 35mg/dl,且输注葡萄糖不能纠正,乳酸脱氢酶明显增高,pH 降低,有时可出现假性乳糜样胸腔积液。

## 【临床特征】

1. 积液量少于 0.3～0.5L 时症状不明显。

2. 查体可见胸膜摩擦音及胸腔积液的体征。

3. 胸膜腔内含有大量液体时,患者可表现为发热、心悸、呼吸急促、呼吸困难等症状。

## 【治疗原则】

类风湿胸腔积液通常无须特定治疗,可自行消退或伴随着 RA 关节病变的治疗而消退,所需的时间为 1～36 个月(平均均 14 个月)。当出现呼吸困难、胸闷、胸痛等症状时,应趁早引流出过多的胸腔积液以缓解症状。RA 相关的肺部损害的治疗主要是在非甾体抗炎药及改善病情抗风湿药的基础上加用糖皮质激素或生物制剂,待临床症状与体征、实验室检查、胸部影像表现及肺功能改善后逐渐减量维持。

## 【推荐处方】

在积极治疗原发病的基础上加用以下药物。

（一）糖皮质激素

**处方 1**　泼尼松 0.5～1.0mg/kg,口服,1 次 /d;待疾病控制后,剂量逐渐减至 5～10mg/d 维持。

**处方 2**　甲泼尼龙琥珀酸钠 0.5～1.0g,静脉滴注,连用 3 日(用于病情危重时)。

（二）生物制剂

**处方 1**　依那西普 25mg,皮下注射,2 次 /w,连用 3 个月。

**处方 2**　利妥昔单抗 375mg/m², 静脉滴注, 1 次 /w, 连用 4 周; 之后每 2 周用 1 200mg 作为维持剂量。

**处方 3**　英夫利西单抗 3mg/kg, 静脉滴注, 1 次 /w, 首次给药后的第 2 和 6 周及每间隔 8 周 1 次。

**处方 4**　阿达木单抗 40mg, 皮下注射, 每 2 周 1 次。

（三）NSAID

**处方**　吲哚美辛 25～50mg, 口服, 2～3 次 /d; 最大剂量不超过 150mg/d。

## 【注意事项】

1. 生物制剂主要通过抑制免疫系统发挥治疗作用, 使用期间可能会导致抵抗力下降, 各种感染的概率增加, 应注意监控。

2. RA 患者的病情改善后应逐渐减量糖皮质激素以防止复发。如患者不耐受全身性糖皮质激素治疗的不良反应, 偶尔可给予胸膜腔内糖皮质激素（120～160mg 注射用醋酸甲泼尼龙琥珀酸钠）治疗, 注意这会增加胸膜腔感染的风险。

3. 只要积液不伴有肺压迫或气道陷闭所致的肺扩张不能, 需快速缓解呼吸困难时, 治疗性胸膜穿刺术多有帮助。

4. 较为少见的是, 具有长期胸腔积液的 RA 患者可能存在胆固醇性积液（也称为乳糜样积液或假性乳糜样积液）, 这可由胸腔积液的外观和分析来判断。胆固醇性积液具有脓胸的乳白色或不透明外观, 但无菌。乳白色外观是胆固醇水平升高（> 200mg/dl）所致, 采用偏振光也可能发现胆固醇结晶。对于类风湿胸膜炎所致的胆固醇性积液, 重点在于治疗基础性类风湿炎症, 通常使用泼尼松, 可加用其他免疫抑制剂（如甲氨蝶呤）。

5. 当呼吸困难程度与积液体积不成比例时, 可能提示有潜在的肺部或心脏病变。

# 四、肺间质病变

## 【概述】

肺间质病变是 RA 中最常见也是最严重的肺部表现，是引起 RA 患者死亡的主要原因之一，患病率介于 10%～15%，中位生存期为 3.5 年，而 5 年生存率仅为 39%。其病变涉及肺泡壁和肺泡周围组织，但主要在肺间质，可累及肺泡上皮细胞、肺毛细血管内皮细胞和肺动、静脉，是早期组织学改变以纤维素渗出为特征的间质性肺炎或肺泡炎，可见淋巴细胞、浆细胞、巨噬细胞浸润，有时也可见中性粒细胞和嗜酸性粒细胞浸润，后期肺泡毛细血管单位进行性重构和间质纤维化，甚至发展为不可逆性的"蜂窝肺"病变。RA 患者肺纤维化的原因尚不清楚，但有文献指出其高危因素包括 RA 较严重、男性、年龄较大、吸烟和抗环瓜氨酸肽抗体。RA 患者多在 50～60 岁出现症状，男性的发生概率为女性的 2～3 倍，常伴发于侵袭性关节病变且通常在关节症状出现后长达 5 年才发生，但偶尔也出现于关节病变之前。

## 【临床特征】

1. 起病隐匿，呼吸困难表现为进行性加重，早期即有活动后气促。

2. 常在深吸气时或吸气末期引发干咳，偶见血痰。

3. 全身乏力、消瘦、厌食，合并感染时可有发热，少数人有关节痛，胸痛少见。

4. 继发于红斑狼疮等自身免疫病的患者同时伴有疾病本身的表现。

5. 查体可见胸廓呼吸运动减弱，75% 以上的患者的双肺可闻及细湿啰音或捻发音，有不同程度的发绀和杵状指，晚期可以出现右心衰竭的体征。

## 【治疗原则】

其治疗原则主要为控制原发病及对症治疗。肺间质病变范围超过 20% 时可开始治疗，推荐皮质激素的初始方案为泼尼松，如反应不佳或继续恶化，应加用免疫抑制剂，可选用 CXT、他克莫司、AZA、羟氯喹、环孢素。病情严重者，可在第 1 周用甲泼尼龙琥珀酸钠静脉冲击治疗。评估治疗反应通常采用胸片随诊和每月监测肺弥散功能。对于治疗有效且无肺部感染迹象者，建议以口服泼尼松等有效药物开始治疗；如单用糖皮质激素治疗无效者，通常增加另一种免疫抑制剂，如吗替麦考酚酯、硫唑嘌呤、环磷酰胺；如出现暴发性疾病者，排除感染和药物所致的肺毒性后，建议以大剂量全身性糖皮质激素作为初始治疗，通常可加用另一种免疫抑制剂。出现临床疗效后，于数周或数月内逐渐减少糖皮质激素和免疫抑制剂的剂量。

## 【推荐处方】

### （一）糖皮质激素

**处方 1**　泼尼松 0.5～1.0mg/kg，口服，1 次 /d；待疾病控制后，剂量逐渐减至 5～10mg/d 维持。

**处方 2**　甲泼尼龙琥珀酸钠，0.5～1.0g，静脉滴注，连用 3 日（用于病情危重时）。

### （二）改善病情抗风湿药（DMARD）

**处方 1**　柳氮磺吡啶 250～1 000mg，口服，2 次 /d；维持剂量为 30mg/（kg·d）。

**处方 2**　来氟米特前 3 日的负荷剂量为 50mg，口服，1 次 /d；维持剂量为 10～20mg。

**处方 3**　环磷酰胺 1～2mg/（kg·d），口服，2 次 /d。或者环磷酰胺 0.5～1.0g，静脉滴注，1 次 /m，疗程为 6～12 个月；或 0.5g，静脉滴注，每 2 周 1 次，疗程为 6～12 个月；病情缓解后，每 3 个月 1 次，疗程为 1～2 年。

**处方 4** 硫唑嘌呤 2.0～2.5mg/(kg·d)，口服，2 次；总剂量不超过 200mg/d。

**处方 5** 吗替麦考酚酯 0.75～1.25g，口服，2 次/d。

**处方 6** 他克莫司 1～2mg，口服，2 次/d（根据血药浓度调整药物剂量）。

**处方 7** 环孢素的初始剂量为 3～5mg/(kg·d)，口服，分 2 次；维持剂量为 2～3mg/(kg·d)，维持 3～6 个月（根据血药浓度调整药物剂量）。

**（三）抗肺纤维化治疗**

**处方 1** 吡非尼酮的初始用量为 200mg，口服，3 次/d，2 周内每次加 200mg，最终用量维持 600mg，口服，3 次/d；最好将维持剂量在 400mg（1 200mg/d）以上。

**处方 2** 尼达尼布 100～150mg，口服，每 12 小时 1 次；最大剂量为 300mg/d。

**处方 3**

（1）乙酰半胱氨酸泡腾片 600mg，口服，2 次/d。

（2）吸入用乙酰半胱氨酸溶液 3ml，雾化吸入，2 次/d，维持 5～10 日。

【注意事项】

1. 已出现肺间质病变时通常不首选甲氨蝶呤治疗。

2. 注意环磷酰胺、硫唑嘌呤等免疫抑制剂的骨髓抑制、肝肾功能损伤等药物毒性作用。治疗期间注意监测患者的血常规、尿常规、肝肾功能、胸部 CT 等检查，根据药物不良反应降低药物剂量或更换药及停药。环磷酰胺、硫唑嘌呤都是可以用来治疗肺纤维化的，但又都是可能造成肺纤维化的药物，选择时应警惕。

3. 对正在接受全身性糖皮质激素治疗或其他免疫抑制剂治疗者，需每 1～3 个月监测 1 次治疗的客观反应，如临床评估、连续的胸片或肺部高分辨率 CT（HRCT）、6 分钟步行试验等。同时要监控感染的发生。

# 第二节 系统性红斑狼疮

## 一、系统性红斑狼疮性脑病

### 【概述】

系统性红斑狼疮（SLE）是一种以免疫炎症为突出表现的慢性多系统损害的自身免疫病。系统性红斑狼疮可累及皮肤、关节及多个器官，若累及中枢神经系统，出现神经精神症状，则称为系统性红斑狼疮性脑病（systemic lupus erythematosus encephalopathy，SLEE）或神经精神狼疮（neuropsychiatric lupus，NPSLE）。系统性红斑狼疮性脑病的临床特征可描述为弥漫性的（如昏迷、抑郁和精神病）或复杂性的（如脑卒中或癫痫发作，以及精神病表现伴脑卒中或癫痫发作）。精神功能紊乱是最常见的症状。SLE的神经精神系统受累率为20%～70%，SLEE具有起病急骤、临床表现复杂多样、诊断困难、治疗及预后效果差、病死率高等特点。

### 【临床特征】

SLEE的临床表现多种多样，1999年美国风湿病学会（ACR）描述了19种不同的SLEE症状，包括12种中枢神经系统和7种周围神经症状。中枢神经系统的表现可进一步分为"局灶性"和"弥漫性"（表12-1）。

1. 临床特点 常见的临床表现包括头痛、情绪障碍（抑郁和焦虑）、认知障碍、癫痫发作、脑血管病、精神失常、脊髓疾病，少见的临床表现包括无菌性脑膜炎、急性精神错乱状态、运动障碍、脱髓鞘综合征、周围神经系统症状等；其他系统性红斑狼疮性脑病的表现，如可逆性后部白质脑病综合征/小纤维神经病变。2019年，欧洲抗风湿病联盟（EULAR）/美国风湿病学会（ACR）提出新的SLE分类标准,其中只有妄想、精神错乱和癫痫才被定义为 SLEE 的表现,以提高 SLE 诊断的特异性。

**表 12-1　系统性红斑狼疮的神经精神表现**

| | 中枢神经系统(CNS) | 外周神经系统(PNS) |
|---|---|---|
| 弥漫性表现 | 急性混淆状态焦虑症 | — |
| | 认知功能障碍 | |
| 局灶性表现 | 心境障碍 | 吉兰 - 巴雷综合征 |
| | 精神病性 | 自主神经功能障碍 |
| | 无菌性脑膜炎 | 单 / 多发性神经病变 |
| | 脑血管病 | 重症肌无力 |
| | 脱髓鞘综合征 | 脑神经病变 |
| | 头痛 | 脑神经丛病 |
| | 运动障碍 | 多发性神经病 |
| | 脊髓病 | |
| | 癫痫 | |

2. 几类常见的精神症状

(1)抑郁:SLE 患者最常见的心理症状是抑郁。抑郁症状通常呈慢性。SLE 抑郁患者以女性多见,常由经济困难、药物不良反应及疾病时间过长引起,患者常出现情绪低落、沮丧、孤独、全身不适、食欲差、自杀倾向、不良妊娠(如不良流产),某些情况下也可能存在器质性病变的基础。例如有些抑郁患者存在特定的自身抗体水平升高或更容易患相关疾病。

(2)焦虑:在初次确诊 SLE 或 SLE 急性恶化后,一些患者表现出焦虑症状或合并抑郁症状。患者对自身疾病可能出现的各种后果感到焦虑,包括毁容、残疾、依赖、失业、社会隔离(在人际关系上处于孤立或被隔离的状态)或者死亡。焦虑可能表现为心悸、腹泻、出汗、过度换气、头晕发作、言语、记忆或阅读困难及担心"发疯"或头痛。这种状态可能会恶化成强迫症行为、恐惧症、疑病症和睡眠障碍，并导致患者的社会接触和互动减少。

（3）痴呆：其特征是严重的认知功能障碍，表现为记忆力减退、抽象思维能力受损，以及完成简单手工作业的能力下降。患者决定或控制冲动的能力可能下降。SLE患者中由抗磷脂抗体引起的多发性小型缺血性脑卒中可能出现这种症状。

（4）其他精神病学表现：一些患者出现躁狂行为或器质性人格障碍（由脑部或其他躯体部位受到损害而导致人格改变，这种人格障碍不是由心理因素导致的）。前者的特点是精力和活动显著增加、易激惹和失眠，这种行为通常是由于大剂量的类固醇类药物所致。人格发生突然明显改变也可能因药物或其他原因导致，其症状包括情感淡漠、漠不关心、情绪不稳定、性行为轻率、唠叨、宗教狂热和/或攻击性。

## 【治疗原则】

SLE 目前尚不能根治，应根据病情的轻重程度给予个体化治疗，病情活动且病重者合并其他重要器官损害时应予积极的抗感染和免疫抑制治疗，病情缓解后予长期维持治疗。针对 SLE 患者的各种神经精神（NP）症状，已经推出各种免疫抑制疗法（例如常用大剂量皮质类固醇、甲泼尼龙琥珀酸钠冲击治疗）。免疫抑制剂包括环磷酰胺、硫唑嘌呤、吗替麦考酚酯（MMF）和以利妥昔单抗为代表的生物制剂，病情危重、免疫抑制剂效果欠佳时可使用静注人免疫球蛋白（IVIG）、血浆置换。

SLEE 还需对症支持治疗，如纠正高血压和代谢紊乱，给予治疗癫痫发作的抗癫痫药及针对精神症状的抗焦虑药、抗抑郁药、情绪稳定剂或抗精神病药（视情况而定），伴随血栓形成的神经精神疾病的治疗还需要抗凝。

推荐意见为对重度系统性红斑狼疮性脑病患者，建议首先进行糖皮质激素冲击治疗,可加用环磷酰胺。

　　小剂量糖皮质激素与 MTX 等药物联合使用可以减少糖皮质激素的用量,治疗轻、中度 SLE 患者不仅有良好的疗效,而且不良反应小,为患者求得更高的生活质量。但对于狼疮性肾炎、中枢神经系统狼疮及狼疮性血小板减少性紫癜等重症狼疮合并躯体重要器官损害治疗时则需根据具体情况应用较大剂量的糖皮质激素和免疫抑制剂,以使病情得到较快缓解。此外,亦要加强综合治疗,如控制血压、血糖、补钙等。注意定期复查,一般每 1~3 个月复查 1 次。病情有变化时及时就医、酌情调整治疗方案,以免贻误治疗时机。

## 【推荐处方】

### (一)重型 SLE 的糖皮质激素治疗方案

　　**处方 1**　初始治疗:甲泼尼龙琥珀酸钠 500~1 000mg/d,静脉滴注,1 次 /d,连用 3~5 日。

　　　　　　维持治疗:糖皮质激素 1.0~1.5mg/(kg·d),口服,1 次 /d。

　　**处方 2**　联合使用 1 种细胞毒性药物或生物制剂。

　　细胞毒性药物:

　　(1)硫唑嘌呤(需 6~12 个月才能达到较好的效果):初始剂量为 1~3mg(kg·d),口服,2 次 /d;维持剂量为 1~2mg(kg·d),口服,2 次 /d。

　　(2)环磷酰胺(需 2~16 周才能达到较好的疗效):①初始剂量为 1~3mg/(kg·d),口服,2 次 /d;维持剂量为 0.5~2.0mg/(kg·d),口服,2 次 /d。②初始剂量为 8~20mg/kg,静脉滴注,1 次 /m,连续 3~6 次后根据病情减量或切换为其他免疫抑制剂。

　　(3)吗替麦考酚酯:初始剂量为 750~1 250mg/d,口服,2 次 /d;数周后维持剂量为 500mg/d,2 次 /d。

　　(4)他克莫司:推荐剂量为 0.06mg/(kg·d),口服,2 次 /d。

（5）环孢素：初始剂量为 150mg/d，口服，2 次 /d，连续 3 个月；维持剂量为 100mg/d，口服，2 次 /d。

联合治疗：硫唑嘌呤加用环磷酰胺，初始剂量为硫唑嘌呤 1.5～2.5mg/（kg•d），口服，2 次 /d + 环磷酰胺 1.5～2.5mg/（kg•d），口服，2 次 /d；维持剂量为硫唑嘌呤 1～2mg/（kg•d），口服，2 次 /d + 环磷酰胺 1～2mg/（kg•d），口服，2 次 /d。

生物制剂：

（1）贝利尤单抗 10mg/kg，每 2 周 1 次，共 3 次；后每 4 周给药 1 次。

（2）利妥昔单抗第 1 和第 15 日 1 000mg（虽未被批准在中国上市用于治疗系统性红斑狼疮，但临床治疗有意义，详见本章参考文献 [29]）。

### （二）系统性红斑狼疮性脑病的治疗

**处方 1**　地塞米松注射液 10mg，鞘内注射，1 次 /w，疗程为 2～3 周。

**处方 2**　灭菌用水 2ml + 甲氨蝶呤 10mg，鞘内注射，1 次 /w，疗程为 2～3 周。

**处方 3**　环磷酰胺 400～600mg，静脉滴注，1 次 /m，连续 3 个月；后每间隔 3 个月 1 次（共 3 次），后改为每半年 1 次，总剂量保持在 8～12g 范围内。

**处方 4**　甲泼尼龙琥珀酸钠 500mg + 5% 葡萄糖注射液 100ml，静脉滴注，1 次 /d，持续 3 日；0.9% 氯化钠注射液 3ml + 地塞米松 5g + 甲氨蝶呤 5mg，鞘内注射，1～2 次 /w，连续 4 周。

**处方 5**　免疫吸附法 3 小时，每周 1 次（共 1～3 次）（免疫吸附属于一种血液净化的新技术，对改善活动期系统性红斑狼疮性脑病患者的临床症状及神经功能具有确切的疗效）。

**处方 6**　重症狼疮性肾病合并脑病：血液透析治疗 1 次 /d，连续 3～6 次，总时间为 8～24 小时。血液透析后的第 2 日采用甲泼尼龙琥珀酸钠 500mg/d + 5% 葡萄糖注射液 100～250ml，静脉滴注，1 次 /d，连续 3 日；接着用环磷酰胺 0.4g＋生理盐水 100ml，静脉滴注，1 次 /d，连续 2 日。

### （三）系统性红斑狼疮性脑病有精神症状的治疗

精神症状最好采用第一代抗精神病药（如氟哌啶醇）治疗及同时配合来自健康看护者和家庭成员的积极支持。口服或肌内注射给药优于静脉给药。由 SLE 引起的（活动期）器官受累所致的精神病通常糖皮质激素治疗有效，治疗应尽早开始，以避免永久性损害。分次给予泼尼松[1～2mg/(kg·d)]持续数周通常足够。如果在 2～3 周内未见改善，可以尝试细胞毒性药物治疗（如环磷酰胺冲击）。对于精神病发作恢复后的长期维持治疗，硫唑嘌呤可能是一种有效也更安全的替代继续使用环磷酰胺的选择。

**处方**　例如最初使用泼尼松 1mg/(kg·d)，口服，1 次 /d，持续 8 周，然后逐渐减量；同时环磷酰胺 1～2mg/(kg·d)，口服，2 次 /d，持续 6 个月。在泼尼松和环磷酰胺初始治疗后使用硫唑嘌呤 1～2mg/(kg·d)，口服，2 次 /d。

### 【注意事项】

1. SLE 的糖皮质激素治疗疗程较漫长，其不良反应除感染外（使用糖皮质激素及免疫抑制剂应充分了解它们的不良反应，治疗前因除外各种感染，如结核及真菌感染），因其毒性大，可出现失眠、欣快感、高血糖、精神病、高血压、体重增加、低钾、皮肤脆性增加、青紫、骨质疏松、骨缺血性坏死、月经不规则、肌肉痉挛、多汗、痤疮、多毛、白内障。患者擅自停用糖皮质激素也有很大的风险，甚至引起疾病的急性发作。

2. 免疫吸附需要糖皮质激素、免疫抑制剂和大剂量静注人免疫球蛋白等药物的配合，能够快速控制系统性红斑狼疮性脑病对其他组织器官的破坏。

3. 硫唑嘌呤的不良反应有骨髓抑制、白细胞减少、感染、恶性肿瘤、不育、提早绝经、肝损害、恶心。

4. 环磷酰胺的不良反应有骨髓抑制、白细胞减少、感染、恶性肿瘤、膀胱炎、不育、绝经、恶心、脱发。如静脉使用环磷酰胺（特别是与美司钠合用时），则较少发生出血性膀胱炎、尿道膀胱纤维化和尿道膀胱肿瘤。

5. 吗替麦考酚酯的不良反应有腹泻，重症感染，中性粒细胞、血小板减少。

6. 他克莫司的不良反应主要为胃肠道不适，一些患者会出现肝肾损害；肝功能受损者需减少他克莫司的用量，用药期间应监测肾毒性、血糖和血压。

7. 使用贝利尤单抗者的自杀倾向升高，应密切关注患者的心理变化。

8. 环孢素用药期间需注意监测肝肾功能，注意高血压、高尿酸血症、高血钾等不良反应，应监测血药浓度，调整剂量。其疗效不如环磷酰胺冲击治疗，停药后病情容易反跳。6 个月内无效或血清肌酐增倍者则停药。牙龈增生一般可在停药 6 个月后消失。慢性、进行性肾中毒多于治疗后约 12 个月发生。

# 二、弥漫性肺泡出血

## 【概述】

系统性红斑狼疮（SLE）是一种以血清中出现多种自身抗体为特征、具有复杂多样的临床表现、多系统损害的自身免疫病，以炎症反应和血管炎症为主要病理学特征。在 SLE 的多脏器损害中，因肺血管较为丰富，肺部受累的发病率为 43%～60%，比其他结缔组织病更为常见，肺是 SLE 常见的受累器官。SLE 患者的肺部并发症可表现为胸膜病变、浸润性肺部病变、气道受累、肺血管疾病、肌肉与膈肌受累、合并肺部感染等多种表现。弥漫性肺泡出血（diffuse alveolar hemorrhage，DAH）在 SLE 肺部损害中的发生率约 2%，可见于病程的任何阶段，临床症状多表现为呼吸衰竭。该类患者一般病情较为严重、病死率高，因而也成为临床治疗的一大难题。

## 【临床特征】

患者并发 DAH 时起病急骤,大多数有发热,体温多在 38℃以上。SLE 并发 DAH 时,SLE 本身的特征性表现如脱发、口腔溃疡、蝶形红斑、关节肌肉痛、血液和肾脏损害及低补体血症、多种抗体阳性等常伴随出现,其中肾脏受累最多见,达 90% 以上。

1. 肺部症状,如咯血、呼吸困难、低氧血症。咯血并不是最常见的表现,只有近半数患者有咳嗽、咯血;呼吸困难高达 90%～100%,为患者最突出的表现,常伴低氧血症,呼吸困难和低氧血症的严重程度与病情相一致。听诊双肺闻及弥漫性湿啰音。此外,部分患者可出现胸痛、心悸等症状。

2. 肺部影像学表现为新出现的肺部浸润影,胸部 X 线检查无特异性,双肺呈弥漫性肺泡浸润影,可见空气征,有时不易与肺水肿和弥漫性肺部感染相区别。高分辨率 CT 有助于早期诊断 SLE 合并 DAH。

3. 原因不明情况下的血红蛋白快速下降,24～48 小时内下降 >15g/L,且与咯血量不匹配,实验室检查血红蛋白和血细胞比容进行性下降,为小细胞低色素性贫血,血清铁和铁饱和度减低,网织红细胞增高。

4. 支气管镜或支气管肺泡灌洗液显示出血或有含铁血黄素巨噬细胞;支气管肺泡灌洗和经支气管镜肺活检或开胸肺活检具有重要价值,灌洗液呈血性,可见含铁血黄素巨噬细胞。肺泡出血被认为是 DAH 的重要病理改变,包括肺泡内有红细胞、含铁血黄素巨噬细胞,上皮细胞内亦可有含铁血黄素颗粒,还可见到毛细血管炎和弥漫性肺泡上皮损伤。

5. 动脉血气分析显示氧分压下降,肺功能的特征性表现为一氧化碳弥散明显升高,可达预计值的 130% 以上,与其他弥漫性肺部疾病的一氧化碳弥散功能下降有明显不同。

## 【治疗原则】

SLE 合并 DAH 患者的治疗主要是糖皮质激素联合免疫抑制剂，多数专家推荐大剂量糖皮质激素冲击治疗，接着是逐渐减量至口服糖皮质激素的维持剂量。免疫抑制剂首选环磷酰胺，推荐剂量为 2mg/(kg·d)，可维持使用数周。吗替麦考酚酯在维持疾病缓解中有一定作用，有报道提出使用利妥昔单抗治疗对常规免疫抑制剂耐药的患者有效。大剂量静注人免疫球蛋白疗法可作为一种强有力的辅助治疗措施，其原理目前尚未明确，多与糖皮质激素、免疫抑制剂及血浆置换等联用有关。对于有持续性肺泡出血的患者可采用血浆置换术。

## 【推荐处方】

SLE 患者很少单独出现弥漫性肺泡出血，多合并有其他系统损害（药物用法暂无明确的指南，以下方案可酌情参考）。

（一）狼疮性肾炎（或脑病等）合并弥漫性肺泡出血的治疗

**处方 1**　大剂量甲泼尼龙琥珀酸钠冲击治疗：注射用甲泼尼龙琥珀酸钠 500～1 000mg/d，静脉注射，1 次 /d，连续 3 日。

**处方 2**　免疫抑制剂：

首选环磷酰胺（CTX）：初始剂量为 1～3mg/(kg·d)，口服，2 次 /d；维持剂量为 0.5～2.0mg/(kg·d)，口服，2 次 /d。

其他如硫唑嘌呤（AZA）：初始剂量为 1～3mg/(kg·d)，口服，2 次 /d；维持剂量为 1～2mg/(kg·d)，口服，2 次 /d。

吗替麦考酚酯（MMF）：初始剂量为 750～1 250mg/d，口服，2 次 /d；数周后维持剂量为 500mg/d，口服，2 次 /d。

**处方 3**　静注人免疫球蛋白 400mg/(kg·d)，静脉滴注，1 次 /d，3～5 日。

**处方 4**　血液净化治疗：血浆置换、免疫吸附。

**处方5** 生物制剂：

利妥昔单抗 375mg/m², 1 次 /w, 持续 4 周；之后每 2 周用 1 200mg 作为维持剂量。

贝利尤单抗 10mg/kg, 每 2 周 1 次, 共 3 次；后每 4 周给药 1 次。

**（二）联合用药**

**处方1** 甲泼尼龙琥珀酸钠（IVMP）0.5g/d, 静脉注射（注射时间 > 30 分钟）, 1 次 /d。

静注人免疫球蛋白（IVIG）200mg/（kg•d）, 静脉滴注, 1 次 /d, 连续 5 日；症状改善后甲泼尼龙琥珀酸钠改为 120mg/d, 静脉注射, 1 次 /d, 连续 7 日；然后泼尼松 80mg/d, 口服, 1 次 /d 继续治疗, 并用 CTX 0.6g, 静脉注射, 每 2 周 1 次。

**处方2** 甲泼尼龙琥珀酸钠（IVMP）1g/d, 静脉注射, 1 次 /d + 静注人免疫球蛋白（IVIG）400mg/（kg•d）, 静脉滴注, 1 次 /d, 3 日为 1 个疗程, 隔 2 周 MP、隔 4 周 IVIG 分别重复冲击, 其间口服泼尼松 60mg/d, 并静脉注射 CTX 1g 1 次 /m。

**处方3** 甲泼尼龙琥珀酸钠 0.5～1.0g/d, 静脉注射, 1 次 /d, 3～5 日 + 静注人免疫球蛋白 0.4g/（kg•d）, 静脉滴注, 1 次 /d, 3～5 日 + 环磷酰胺（CTX）1.0g, 静脉滴注, 1 次 /m + 机械通气治疗（合并呼吸衰竭或血氧饱和度下降等病情时可予以机械通气治疗）。

**【注意事项】**

1. SLE-DAH 患者的病情危重, 且在长时间使用强有力的免疫抑制治疗的同时极易合并感染, 尤其是如真菌、巨细胞病毒等机会性感染, 这也是 SLE-DAH 死亡率极高的重要原因之一。因此, 在实际临床治疗中, 在积极进行病原学检查, 如血培养、痰培养、肺泡灌洗液培养等除外感染的同时, 多已在免疫抑制治疗的同时加用经验性或预防性抗感染治疗, 但其疗效目前尚难评估。

2. 血浆置换可短期治疗持续性肺泡出血，需与其他药物配合治疗。血浆置换不能提高 SLE-DAH 患者的生存率。

3. 应注意药物不良反应，注意随访，嘱患者定期复查血常规、肝肾功能、电解质等，并进行胸部 CT 等检查。

# 三、严重溶血性贫血

## 【概述】

系统性红斑狼疮（SLE）是一种多因素参与的侵犯全身结缔组织的自身免疫病，其病因不明、首发症状不一，病变常累及全身多个器官和系统，临床表现复杂多样，血液系统受累是 SLE 常见的系统损伤，贫血可能是 SLE 的首发表现，可在 SLE 确诊前数年出现。贫血的严重性主要取决于引起贫血的基础疾病。

贫血的判断以血红蛋白来定义：成年男性 <130g/L，成年女性 <120g/L，6～14 岁的儿童 <120g/L；轻重程度的划分：轻度 >90g/L，中度为 60～90g/L，重度为 30～59g/L，极重度 <30g/L。自身免疫性溶血性贫血（autoimmune hemolytic anemia，AIHA）系免疫识别功能紊乱，自身抗体吸附于红细胞表面而引起的一种溶血性贫血。国内外报道，7%～15% 的 SLE 患者会发生 AIHA，属温抗体型者多见。当 SLE 并发自身免疫性溶血性贫血，血红蛋白 30～59g/L 时称为 SLE 合并严重溶血性贫血。

## 【临床特征】

1. 具有 SLE 的一般特点，如特征性皮疹（如蝶形红斑、盘状红斑）、关节炎（关节肿痛）、口腔溃疡，浆膜炎，可累及其他系统，如肾脏病（如血尿及蛋白尿）及神经系统改变（抽搐及精神病）等。

2. 除以上特征外，可出现溶血性贫血的特点，如头晕、乏力、脾大，可出现黄疸、茶色尿，急性起病者可有寒战、高热、腰背痛、呕吐及腹泻等。

3．实验室检查。系统性红斑狼疮自身免疫相关抗体阳性（如抗 ds-DNA 抗体、抗 Sm 抗体、抗磷脂抗体阳性），红细胞及血红蛋白减少（严重贫血的血红蛋白为 30～59g/L），血清胆红素及游离血红蛋白升高，抗球蛋白试验（Coombs）阳性等。

## 【治疗原则】

推荐意见为对 SLE 合并出现血小板减少症或自身免疫性溶血性贫血的患者，建议使用糖皮质激素或静注人免疫球蛋白治疗，效果不佳者可加用免疫抑制剂治疗。上述治疗均无效者，或出现危及生命的血液系统受累者，可考虑使用利妥昔单抗治疗。血浆置换术也是治疗狼疮合并溶血性贫血的一种方法。

**处方 1**　糖皮质激素冲击治疗＋免疫抑制剂：

甲泼尼龙琥珀酸钠 80mg，静脉滴注，1 次 /d，3～5 日＋静注人免疫球蛋白 0.4g/（kg·d）冲击，静脉滴注，1 次 /d，3～5 日＋环磷酰胺 0.6g，静脉滴注，1 次 /m。

或甲泼尼龙琥珀酸钠 0.5～1.0g/d，静脉注射，1 次 /d，3～5 日＋静注人免疫球蛋白 0.4g/（kg·d），静脉滴注，1 次 /d，3～5 日＋环磷酰胺（CTX）1.0g，静脉滴注，1 次 /m（用于上述处方的效果不佳时）。

**处方 2**　血浆置换：新鲜冷冻血浆 3 000ml 血浆置换，每置换 1 000ml 血浆给予 0.9% 氯化钠注射液 100ml＋10% 葡萄糖酸钙 2g 静脉滴注，防止血浆中的枸橼酸与血钙结合而发生低血钙反应。

**处方 3**　利妥昔单抗 100mg，静脉滴注，1 次 /w，共 4 次。

在心电监护下以 50ml/h 的速度用输液泵输入，无不良反应后每隔 30 分钟递增 50ml/h，由于患者极重度贫血，为了预防急性肺水肿，最大输入速度仅至 150ml/h，输入过程中每 10～15 分钟测量患者的心率、血压、呼吸及体温变化。

## 【注意事项】

1. AIHA 患者输血后可使溶血加速，加重贫血，故输血要慎重，注意输血速度，输血时严密监测心电、呼吸变化，密切观察皮肤、巩膜、尿的颜色及尿量，注意患者有无腰背疼痛及过敏现象。

2. 血浆置换过程时 37.9℃温浴，更换血浆前给予地塞米松 5mg 静脉注射，预防过敏反应。

3. 在输注利妥昔单抗及血浆置换时也应严密监测患者的生命体征，控制输液及血浆置换速度及液体温度。

4. 注意一般生命体征支持，可予以氧气吸入，应给予患者心理安慰，与患者家属进行良好沟通，要求家属在患者面前以积极乐观的态度关心、安慰、鼓励患者，使其对患者的情绪产生正面影响。

## 四、血栓微血管病

### 【概述】

血栓微血管病（thrombotic microangiopathy，TMA）是一组以微血管病性溶血性贫血（microangiopathic hemolytic anemia，MAHA）、血小板减少及器官损害为特征的异质性疾病，按照病因可将 TMA 分为原发性和继发性 2 类。SLE 是由自身免疫介导的、以多种自身抗体形成为特点的多器官受累的弥漫性结缔组织病，有少数系统性红斑狼疮（SLE）患者可并发 TMA，SLE 并发 TMA 的发病率为 0.5%～10%，其病因多种多样，包括继发血栓性血小板减少性紫癜、继发溶血性尿毒综合征（HUS）、继发补体介导的 TMA、药物诱导的 TMA、病毒感染导致的 TMA 等。此外，SLE 患者可继发抗磷脂综合征，可并发系统性硬化病及恶性高血压等疾病，这些疾病也可通过各自独特的病理生理机制导致 TMA。SLE 并发 TMA 患者的病情危重、预后极差，不同病因的治疗原则亦不相同，迅速识别病因并积极治疗非常重要。

【临床特征】

1. TTP　是一种以 MAHA、血小板减少性紫癜、发热、中枢神经系统异常和肾脏病为主要临床表现的综合征。患者通常有神经系统受累的表现，可表现为头痛、意识模糊、局灶症状、癫痫、卒中、昏迷等；胃肠道受累可有腹痛、恶心、呕吐、腹泻等表现；肾脏方面，部分患者有轻度肾功能不全的表现，但严重者较为罕见，如出现较重的肾功能损害，诊断 TTP 需慎重；少数患者可能发生心脏受累，表现为心律失常、心肌梗死、心力衰竭，甚至心源性猝死。

2. HUS　是一种 MAHA、血小板减少和急性肾损伤（acute kidney injury, AKI）同时出现的综合征，常见病因为产志贺毒素大肠埃希菌（Shiga toxin-producing Escherichia coli, STEC）感染，此型 HUS 称为经典型 HUS。当临床表现为 MAHA、血小板减少症和 AKI 经典三联征时需考虑HUS 的诊断，存在抗补体 H 因子（complement factor H, CFH）抗体可证实获得性 aHUS 的诊断。患者可有出血、尿蛋白、茶色尿。

3. 由药物诱发的 TMA（drug induced TMA, DITMA）　按照发病机制可以分为免疫介导和毒性介导 2 类。前者在接触任意剂量的药物后出现，由药物的特异性抗体介导；后者不涉及抗体，通常与药物剂量相关。钙调磷酸酶抑制剂（环孢素和他克莫司）为治疗狼疮性肾炎的常用药物，对于使用该类药物的 SLE 并发 TMA 的患者，钙调磷酸酶抑制剂相关的 DITMA 属于毒性介导，与免疫介导的 DITMA 相比，起病往往较缓慢。实验室检查与其他 TMA 类似，外周血涂片发现裂体细胞，有溶血性贫血，直接抗人球蛋白试验 / Coombs 阴性，血小板可轻至重度减少。病变常局限于肾脏，表现为血清肌酐水平升高，尿沉渣无明显异常。此外，患者的 ADAMTS13 活性正常或仅轻度降低（>10%），亦无严重补体失调的证据（SLE 患者可使 C3 或 C4 水平降低）。

4. 病毒感染导致的 TMA　SLE 患者的免疫系统存在一定的异常，并且常需服用糖皮质激素及免疫抑制剂，各种感染的风险明显增加，除细菌感染外常见病毒感染。巨细胞病毒（CMV）感染在人群中广泛存在，但多为无症状的潜伏感染，而在有明显免疫抑制的 SLE 患者中往往引起明显的临床症状，死亡率较高。CMV 进入血液循环可感染血管内皮细胞并导致其损伤、脱落，启动内源性凝血途径并激活血小板，从而导致 TMA。

5. SLE 并发其他可导致 TMA 的疾病

（1）SLE 继发 APS：APS 是一种多系统受累的自身免疫病，其特点为存在 APA，临床表现为动、静脉或小血管血栓事件和或妊娠丢失。患者有脑卒中、肺栓塞、下肢深静脉血栓、妊娠丢失等多系统表现。APS 在肾脏主要表现为肾小球微血栓形成，进而发生 TMA。

（2）SLE 并发系统性硬化病（SSc）重叠综合征：指同时患有 2 种或 2 种以上的结缔组织病，SLE 并发 SSc 是其中较为常见的一种类型。SSc 以皮肤和皮下组织增厚、变硬及内部器官受累为特征，血管病变和纤维化是其核心的病理生理机制。硬皮病肾危象（scleroderma renal crisis，SRC）是一种肾脏的 TMA 样表现，其临床特征包括 AKI、恶性高血压、MAHA、血小板减少等，如未及时治疗可在 2 个月内进展至终末期肾病，多数患者在 1 年内死亡。SSc 患者循环中的内皮素水平升高、一氧化氮降低，导致肾脏小血管收缩，同时某些蛋白酶可损伤内皮细胞，进而发生肾脏 TMA；同时由于肾素 - 血管紧张素 - 醛固酮系统（renin-angiotensin-aldosterone system，RAAS）激活，导致血压升高，进而加重肾脏血管内皮损伤，促进病情进展。

（3）SLE 并发恶性高血压：恶性高血压指收缩压≥180mmHg 和 / 或舒张压≥120mmHg（1mmHg ＝ 0.133kPa），同时伴有急性终末器官损伤，如神经系统症状、眼底出血、视神经乳头水肿、肺水肿、子痫前期 / 子痫、AKI 等。肾脏是高度血管化的器官,血压急剧升高超过肾脏自身的调节能力时会直接导致肾脏血管内皮细胞损伤,进而发生TMA。

6. SLE 并发无明确病因的 TMA　部分 SLE 并发TMA 的患者无法找到明确的病因。

## 【治疗原则】

SLE 并发血栓微血管病疑诊 TTP/aHUS 或其他病因,患者的病情持续进展时应立即行血浆置换治疗,给予糖皮质激素及利妥昔单抗等免疫抑制剂治疗,必要时行透析等支持治疗,同时积极使用 ACEI 控制血压。但目前不推荐ACEI 之外的治疗方案作为 SRC 的初始及主要治疗,血浆置换(PE)、抗补体治疗及免疫抑制治疗均不推荐应用于DITMA。该类患者的最重要的治疗措施是及时停药及对症支持治疗,如透析、血小板输注等。

## 【推荐处方】

### (一)继发 TTP

对于大多数患者,推荐治疗如下。

**处方 1**　1.5 倍的血浆容量进行血浆置换,连续 3 日;当临床情况及实验室检查结果稳定后可减量为 1 倍的血浆容量,维持至 PLT>150×10$^9$/L 之后至少 2 日。

**处方 2**　推荐所有获得性 TTP 患者在 PE 治疗的基础上添加糖皮质激素作为初始治疗。常用剂量为泼尼松1mg/(kg·d),口服,1 次 /d;必要时可甲泼尼龙琥珀酸钠1 000mg/d,静脉注射,1 次 /d,连用 3 日。

**处方 3**　利妥昔单抗 375mg/m$^2$,静脉滴注,1 次 /w,共持续 4 周。

### (二)继发 aHUS

**处方 1**　依库珠单抗为获得性 aHUS 的一线治疗药物。成人 900mg,静脉滴注,1 次 /w;持续 4 周后每 2 周 1 200mg维持。

**处方 2** 血浆置换治疗：1.5 倍的血浆容量血浆置换，连续 5 日，后 3～5 次 /w。可用泼尼松 1mg/(kg·d)，口服，1 次 /d，诱导缓解；联合 2～5 次静脉环磷酰胺或 2 次利妥昔单抗治疗，之后泼尼松逐渐减量。免疫抑制剂可选用吗替麦考酚酯或硫唑嘌呤。

**处方 3** 泼尼松 2 000mg/d，静脉注射，1 次 /d + 吗替麦考酚酯（MMF）500mg，口服，2 次 /d + 双重滤过血浆置换（DFPP）（每次处理的血浆量为 1.5～2.0 倍的血浆容量，后补充 20～30g 白蛋白及新鲜冷冻血浆 200～400ml，2～3 次 /w）。

**处方 4** 甲泼尼龙琥珀酸钠 0.5g，静脉注射，1 次 /d，连续 3 日 + 环磷酰胺（CTX）1.0g，静脉滴注，1 次 /m + 行血浆置换 3～5 次，血浆置换量约 2 000ml。

**处方 5** 双重滤过血浆置换（DFPP）治疗的同时给予甲泼尼龙琥珀酸钠 0.5g/d，静脉注射，1 次 /d，3～6 日；后续泼尼松的初始剂量为 0.6～0.8mg/(kg·d)，口服，1 次 /d，4 周后逐渐减量至 10mg/d 维持。

### （三）由于病毒感染所致的 TMA

由于病毒感染所致的 TMA 的主要机制为病毒直接损伤血管内皮细胞，因此抗病毒治疗最为关键，同时予对症支持治疗，预后较好。

### （四）SLE 继发 APS

**处方 1** 主要治疗措施为抗凝治疗，包括肝素（肝素 5 000IU i.h. 2 次 /d，成人的剂量 <15 000IU/d；低分子量肝素 2 500～3 000IU，皮下注射，1 次 /d，亦可 q.12h.）和华法林（中等强度的 INR 为 2～3）的应用。羟氯喹（0.4g/d，口服，2 次 /d）、免疫调节剂也常用于 APS 的治疗。

**处方 2** 利妥昔单抗适用于自身抗体相关的 TMA，剂量 375mg/m²，1 次 /w，持续 4 周。重症患者可给予静注人免疫球蛋白 400mg/(kg·d)，静脉滴注，1 次 /d，3～5 日及 PE 治疗。

### （五）SLE 并发 SSc 重叠综合征——硬皮病危象

主要治疗方法是迅速控制血压，治疗目标为 72 小时内血压恢复到基线水平。

**处方**　推荐选用 ACEI 或 ARB：例如卡托普利的初始剂量为 6.25～12.5mg，口服，每 4～8 小时增加 12.5～25.0mg，直至目标血压，最大剂量为 300～450mg/d；若 ACEI 已应用至最大剂量，可加用其他种类的抗高血压药，如钙通道阻滞剂。

### （六）SLE 并发恶性高血压

治疗上亦推荐选用 ACEI 控制血压，在控制血压的同时具有抑制 RAAS 的作用，能够改善患者的长期预后。

### （七）SLE 并发无明确病因的 TMA

治疗时应积极控制原发病，必要时可予 PE、抗补体治疗。

## 【注意事项】

1. 大剂量糖皮质激素及钙调磷酸酶抑制剂可诱发硬皮病肾危象（SRC），应避免使用。应避免应用 β 受体拮抗剂，因其理论上可加重血管痉挛。尽管长期 ACEI 治疗可改善预后，但 SRC 的结局仍然较差，20% 以上的患者在 1 年内死亡，长期死亡率也远高于一般人群。

2. DITMA 患者使用抗补体治疗及免疫抑制剂时，患者的肾功能往往恢复较慢，且会残留部分肾功能不全，必须终身完全避免致病药物，而毒性介导型 DITMA 的患者若无其他品种来替代可疑药物，可在医生指导下谨慎低剂量使用。

3. 继发性 TTP 进行血浆置换时，每日监测血小板计数、外周血涂片、血 LDH 及肌酐水平。

4. 对于需行透析的患者，因卡托普利的血浆蛋白结合率低，透析时会被清除，且透析治疗本身可以控制血压，因此可仅在非透析日使用卡托普利。

# 第三节 干燥综合征合并血小板减少

## 【概述】

干燥综合征是一种以侵犯泪腺、唾液腺等外分泌腺，B 细胞异常增殖，组织淋巴细胞浸润为特征的弥漫性结缔组织病。临床上主要表现为干燥性角结膜炎和口腔干燥症，还可累及内脏器官。本病分为原发性和继发性 2 类，后者指继发于另一诊断明确的结缔组织病或其他疾病者。

## 【临床特征】

干燥综合征多隐匿起病，临床表现轻重不一。部分患者仅有口干、眼干的局部症状，就诊于口腔科、眼科；而部分患者则以重要脏器损害为首发症状。80% 以上的患者会出现干燥、疲乏和疼痛等表现。

1. 局部表现

（1）口干：因唾液分泌减少、唾液黏蛋白缺少所致。患者频繁饮水，进干食时常需水送服，严重者可出现进食困难、牙齿片状脱落及多发龋齿。患者可出现唾液腺肿大，反复发作，不伴发热。若腺体持续性增大，呈结节感，需警惕发生恶性病变。

（2）眼干：因泪腺分泌功能低下所致。患者的眼部干涩、磨砂感和充血，严重者可出现干燥性角结膜炎、角膜上皮糜烂、角膜新生血管化和溃疡形成，甚至角膜穿孔、失明。

2. 系统表现 约 1/3 的患者可出现系统损害，少数患者伴有发热、淋巴结肿大等全身症状。

（1）皮肤：干燥综合征患者有皮肤干燥、雷诺现象及皮肤血管炎，后者以双下肢紫癜最为常见。其他有荨麻疹样皮肤损害、结节性红斑等。

（2）关节肌肉：约 50% 的干燥综合征患者可出现关节痛症状，呈慢性、复发性，以累及手关节多见。

（3）呼吸系统：干燥综合征患者的呼吸系统受累主要因气道干燥、肺间质病变、毛细支气管炎、肺大疱和支气管扩张。

（4）消化系统：干燥综合征患者常有胃食管反流病的症状，部分表现为喉气管刺激症状，与唾液流量减少而不能自然缓冲反流的酸性胃内容物有关。

（5）肾脏：干燥综合征患者最常见的肾脏损害为肾小管间质病变，肾间质病变者临床可表现为肾小管性酸中毒、肾性尿崩症、范科尼综合征、肾钙化/结石等，部分患者因低钾血症而出现周期性瘫痪就诊。

（6）神经系统：干燥综合征患者累及神经系统的表现多样，周围神经、自主神经和中枢神经系统均可受累，以周围神经病变最常见。

（7）血液系统：可出现血细胞减少，其中白细胞轻度减少最常见。血小板减少往往是风湿免疫科医师的治疗难点，部分患者顽固、易复发、难以控制。淋巴瘤的风险较健康人群高数倍，最常见的是黏膜相关边缘带 B 细胞淋巴瘤（MALT）。

（8）冷球蛋白血症：表现为冷球蛋白血症性血管炎、膜增生性肾小球肾炎。与 B 细胞长期活化相关，发生淋巴瘤的风险增高，预后欠佳。其类型通常为同时存在 II 和 III 型冷球蛋白的混合型冷球蛋白血症。

（9）自身免疫性甲状腺疾病：干燥综合征患者常伴随存在包括格雷夫斯病（Graves 病）和桥本甲状腺炎等，部分患者可出现甲状腺功能亢进症或甲状腺功能减退症的表现，血中可检出针对甲状腺抗原的自身抗体，包括甲状腺球蛋白抗体和甲状腺微粒体抗体或促甲状腺受体抗体等。

3. 干燥综合征合并血小板减少　　上文提到干燥综合征可累及血液系统合并血小板减少。干燥综合征合并血小板减少的发病机制目前尚未完全明确，可能与抗血小板抗体和免疫复合物介导有关。干燥综合征产生大量异常的自身抗体是其主要发病机制，自身免疫因素是导致干燥综合征合并血小板减少的主要原因。当 T 细胞活化后，释放多种细胞因子，这些细胞因子又导致 B 细胞活化、增殖，产生多种抗体，抗体吸附于血小板表面后可破坏血小板膜的结构和完整性，临床表现为外周血血小板减少。脾功能亢进导致血小板在脾脏内破坏过多，以及合并原发性胆汁性胆管炎也是干燥综合征导致血小板减少等各种血液系统损害的原因。原发性胆汁性胆管炎和干燥综合征有共同的免疫发病机制，遗传和环境因素相互作用，导致唾液或胆管上皮细胞凋亡，导致自身抗原的耐受性下降。原发性胆汁性胆管炎可与许多肝外自身免疫病共病，最常见的就是干燥综合征。干燥综合征合并血小板减少与骨髓巨核细胞产血小板功能异常密切相关，体液免疫和细胞免疫失调均可参与并加重巨核细胞产血小板功能障碍。

干燥综合征合并血小板减少患者的主要临床症状表现除干燥综合征的临床表现外，常见的表现还包括头晕乏力、自发性皮肤黏膜瘀斑与瘀点、牙龈出血、鼻出血，重者可出现重要脏器出血如持续肉眼血尿、月经明显增多、颅内出血和内脏出血等，部分患者以牙龈出血、月经增多等出血症状首诊。

干燥综合征合并血小板减少患者更容易出现肾脏受累、抗 SSB 抗体阳性，较血小板正常的干燥综合征患者出现类风湿因子和抗 SSB 抗体等抗体的阳性率更高。抗 SSA 抗体可能参与血液系统损害的发生，干燥综合征合并血小板减少患者出现抗 SSA 抗体阳性的比例较无血液系统受累的患者高，且抗 SSA 抗体阳性的男性出现血液系统损伤的比例比女性高。骨髓穿刺检查在干燥综合征合并血小板减少的治疗中有非常重要的预测价值，如骨髓巨核细胞≤6.5 个 / 玻片可能提示治疗反应相对欠佳。国外研究发现，骨髓巨核细胞形态对免疫性血小板减少患者具有预测作用，分叶减少及小巨核细胞增多提示对糖皮质激素的反应减低。

## 【治疗原则】

干燥综合征的治疗原则主要分为对局部症状的治疗,对于口干患者可予以刺激唾液分泌及人工唾液替代治疗为治疗原则,而对于眼干患者来说则是以避免使用减少泪液产生的全身性药物、保持睑缘卫生及人工泪液替代治疗为治疗原则。半数以上的干燥综合征患者出现疲劳和疼痛症状。疲劳首选推荐锻炼来减轻症状,可考虑应用羟氯喹;对乙酰氨基酚为治疗疼痛的一线药物,神经痛时可应用加巴喷丁、普瑞巴林、度洛西汀等药物。而干燥综合征合并血小板减少的治疗尚无统一标准,目前临床上多参照免疫性血小板减少症及系统性红斑狼疮并发的方案进行治疗。主要治疗方案包括糖皮质激素冲击治疗、静注人免疫球蛋白、免疫抑制剂及生物制剂等。如上述常规治疗的效果不理想可予以长春新碱治疗,但长春新碱对于血小板减少的治疗效果缺乏足够的循证医学证据,可根据医师经验及患者状况进行个体化选择。

## 【推荐处方】

在治疗其他系统损害的基础上,紧急治疗(出现重要脏器出血危及生命)如下。

**处方 1** 免疫球蛋白 $1g/(kg \cdot d)$,静脉滴注,1 次 /d,持续 1～2 日。甲泼尼龙琥珀酸钠 $1\,000mg/d$,静脉滴注,1 次 /d,持续 3 日;重组人血小板生成素 $300U/(kg \cdot d)$,皮下注射,1 次 /d(血小板 $>100 \times 10^9/L$ 可停用)。以上措施可单用或联合应用,并及时予以血小板输注,旨在迅速提升血小板计数至安全水平($>50 \times 10^9/L$)且无明显的出血倾向。

轻度即血小板在 $70 \times 10^9/L$ 以上,无明显的出血倾向,可观察。

中度即血小板在 $(40 \sim 70) \times 10^9/L$ 及重度即血小板 $< 20 \times 10^9/L$,重要器官出血的风险极高,则需予以如下常规治疗。

**处方 2** 糖皮质激素：例如泼尼松 1～2mg/(kg·d)，口服，1～2 次 /d；最大剂量为 80mg/d（一般 2 周起效，起效后应尽快减量，血小板稳定上升后每周可减 10mg，6～8 周内停用；如 2 周内治疗无效，则应尽快减停）。

**处方 3** 静注人免疫球蛋白 0.2～0.4g/(kg·d)，静脉滴注，1 次 /d，持续 3～5 日（IgA 缺乏和肾功能不全患者慎用）

**处方 4** 重组人血小板生成素 300U/(kg·d)，皮下注射，1 次 /d，维持 14 日（血小板 >100×10⁹/L 可停用，维持 14 日未起效应停药）

**处方 5** 艾曲泊帕 25mg/d，空腹顿服，持续 2 周，无效加至 50mg/d（最大剂量为 75mg/d）。需进行个体化药物调整，维持血小板计数≥50×10⁹/L，最大剂量应用 2～4 周，无效者停药。

**处方 6** 利妥昔单抗 100mg，静脉滴注，1 次 /w，共 4 周（原则上不能用于活动性乙型肝炎患者）。

**处方 7** 白细胞介素 -2 100 万 IU，皮下注射，1 次 /d，持续 5 日，每 2 或 4 周重复 1 次。

**处方 8** 全反式维 A 酸联合达那唑：全反式维 A 酸 10mg，口服 2 次 /d；达那唑 200mg，口服，2 次 /d；两者联合应用 16 周。

**处方 9** 贝利木单抗 10mg/kg，静脉滴注或皮下注射，前 3 次用药每隔 2 周 1 次，继后每隔 4 周 1 次（常规治疗无效的难治性干燥综合征合并血小板减少可考虑选用）。

如上述常规治疗方法的效果不理想，可根据医师经验及患者状况进行个体化选择长春新碱治疗。

**处方 10** 长春新碱 1mg，静脉注射，1 次 /w，维持 3～5 周。

**【注意事项】**

1. 上述处方中会用到大剂量糖皮质激素、免疫抑制剂及生物制剂等药物进行治疗，因此需要警惕药物所引起的不良反应,如使用糖皮质激素会有体液及电解质紊乱、消化道穿孔或出血等风险,免疫抑制剂、生物制剂会引起自身免疫力下降、增加各类感染的风险,所以使用相关药物时需注意相关风险并及时处理。同时在使用上述药物尤其是生物制剂时需严格按照相应的储存及配制标准进行操作与治疗。

2. 干燥综合征患者以单纯血小板减少为首发表现时,需特别注意与特发性血小板减少性紫癜相鉴别。干燥综合征患者存在内皮细胞损伤与活化,而P-选择素是内皮细胞损伤及血小板活化的标志物。干燥综合征还需与血栓性血小板减少性紫癜相鉴别,血栓性血小板减少性紫癜是一种潜在的致死性多系统疾病,虽然干燥综合征合并血栓性血小板减少性紫癜较罕见,但对血栓性血小板减少性紫癜患者检测自身抗体是有必要的。

# 第四节 硬皮病肾危象

## 【概述】

硬皮病又称系统性硬化病,是一种原因不明,临床上以局限性或弥漫性皮肤增厚和纤维化为特征,可影响心、肺和消化道等器官的全身疾病。硬皮病肾危象是系统性硬化病的一种不常见却预后很差的并发症。

## 【临床特征】

硬皮病肾危象常表现为恶性高血压、急性进展的肾衰竭,因此硬皮病肾危象常会危及生命。关于硬皮病肾危象的发病机制尚不十分明确,但硬皮病肾危象特异性MHCI单体型的关联是明确的,尤其是与 *HLA-DRB1\*0407* 和 *\*1304* 单体型的关联。硬皮病肾危象和补体区的基因也有关联。这就表明先天和后天的免疫应答在硬皮病肾危象的发病机制中都起重要作用,并且强调促进硬皮病肾危象的免疫致病机制就与促进不典型溶血性尿毒综合征和其他形式的血栓微血管病的免疫致病机制一样,同时内皮缩血管素 -1 受体 A 基因也与硬皮病肾危象发生的风险相关。硬皮病肾危象患者的肾脏病理和其他血栓微血管病的病理类似,都存在肾脏的广泛出血点和肾脏内部的坏死。微动脉内皮损伤继发局部出血,并且随着疾病进展而变化。最早的变化是内皮细胞膨大,肾小球由于缺血而逐渐退化。这些小血管腔内由于内皮细胞增生和黏液性细胞外物质沉积而狭窄,这些改变最终导致典型的洋葱皮样损害,肾脏血流减少,激活肾素 - 血管紧张素 - 醛固酮系统,又使血压升高。如果疾病进一步进展,肾脏缺血持续,那么接下来就会出现肾小球硬化和间质纤维化,肾功能进一步下降。因此,当肾功能恶化而病因不清且排除其他病理性肾病时要考虑肾活检。

硬皮病肾危象的诊断标准:血压为硬皮病肾危象发生的重要参数,高血压定义为血压 >140/90mmHg,或收缩压升高 >30mmHg,或舒张压升高 >20mmHg。重要特征包括:①血肌酐在基线上增长超过 50%,或者 > 实验室指标正常值上限的 120%;②尿蛋白 >++,或蛋白/肌酐比率高于正常值;③血尿 >++,或每高倍镜视野下多于 10 个红细胞;④血小板减少症(血小板 <100×10⁹/L);⑤微血管性溶血性贫血(血管内溶血);⑥高血压脑病。临床表现:硬皮病肾危象通常血压会迅速升高(血压正常型硬皮病肾危象除外),出现急性肾衰竭,还可能有不典型的微血管病性溶血、血小板减少、急性左心衰竭。伴随症状包括乏力、头痛、视力下降、反胃、呕吐等,呼吸困难也很常见。硬皮病肾危象多出现于寒冷季节,考虑与寒冷刺激肾素分泌有关。

## 【治疗原则】

硬皮病的治疗原则是针对不同的症状选择合适的药物。雷诺现象推荐使用二氢吡啶类钙通道阻滞剂,肢端溃疗静脉使用伊洛前列素或 5- 磷酸二酯酶抑制剂，肺动脉高压推荐使用内皮素受体拮抗剂、5- 磷酸二酯酶抑制剂，而对于皮肤损害来说充分保湿是基础措施及抗组胺药用于治疗皮肤瘙痒，肺纤维化推荐使用环磷酰胺，胃肠道受累使用质子泵抑制剂及促胃肠动力药。

而硬皮病肾危象有效的治疗得益于迅速、严格地控制血压，主要用药包括血管紧张素转换酶抑制剂、血管紧张素Ⅱ受体拮抗剂、钙通道阻滞剂、甲磺酸多沙唑嗪、血管扩张药。

## 【推荐处方】

在积极治疗原发病的情况下，当收缩压≤180mmHg 且舒张压≤110mmHg（目标是每日收缩压降低 20mmHg、舒张压降低 10mmHg）时：

**处方 1**　短效血管紧张素转换酶抑制剂：例如卡托普利 6.25～12.5mg/8h，静脉滴注，每 12 小时可加量，争取每 24 小时使收缩压下降 20mmHg，并在 72 小时内将血压降至 120/70mmHg，直至血压降至正常（血肌酐 >265μmol/L 者不能使用）。

**处方 2**　长效血管紧张素转换酶抑制剂：例如雷米普利 5mg，口服，1 次 /d（血肌酐 >265μmol/L 者不能使用）。

**处方 3**　血管紧张素Ⅱ受体拮抗剂：例如氯沙坦钾 50mg，口服，1 次 /d（治疗 3～6 周可达到最大降压效果，对于效果不理想的患者可增加到 100mg/d）。

**处方 4**　钙通道阻滞剂：例如硝苯地平缓释片 10～20mg，口服，2 次 /d；最大剂量为 40mg，120mg/d。

**处方 5**　甲磺酸多沙唑嗪的初始剂量为 1mg，口服，1 次 /d；再根据患者的立位血压（基于服药后 2～6 小时和 24 小时的测定值）用药可增至 2mg，口服，1 次 /d；以后可根据降压效果可增至 4～6mg，口服，1 次 /d，以获得理想的降压效果（剂量超过 4mg 会增加过度的体位性作用包括晕厥、体位性头晕 / 眩晕和直立性低血压的可能性。建议以

1～2周的时间间隔调整剂量，国外研究提示最大剂量为16mg/d）。

当收缩压＞180mmHg或舒张压＞110mmHg（目标是每小时降低平均动脉压10%～20%、舒张压24小时降低至100～110mmHg，注意监控血流动力学）：

**处方6** 在上述任一口服处方的基础上加上静脉血管扩张药：例如硝酸甘油0.9ml/（kg·h），静脉滴注，当平均动脉压及舒张压达到目标后停用。

当有效正确地控制血压后：

**处方7** 肾脏替代治疗：患者的肾功能受损较严重的可选择透析治疗（可选择连续性血液透析或腹膜透析或间歇性血液透析），而对于透析依赖患者可考虑肾移植。

## 【注意事项】

1. 肾脏活检有助于急性肾损伤的诊断，并有助于评估肾脏的预后。但在高血压不加控制的情况下，出血的风险会增加，因此在患者的血压得到良好控制、患者的临床状况稳定且血小板计数恢复之前，不应进行活检。

2. 使用短效ACEI控制血压一旦血压达到目标且剂量稳定，可以使用长效ACEI的等效剂量替代。应寻求逐渐降低血压，因为突然过度降低血压会进一步减少肾灌注，增加急性肾小管坏死的风险。如果最大剂量的ACEI不能控制血压时，可以加入二氢吡啶类钙通道阻滞剂。应避免使用利尿药（除非需要控制容量状态），因为它们可能会进一步刺激肾素-血管紧张素-醛固酮系统，导致血压升高。

3. 约60%的硬皮病肾危象患者需透析治疗，通常大部分患者可在1～2年后可停止透析。对于透析依赖患者需要肾移植治疗，硬皮病肾危象患者从肾移植中获益，但应注意到与一般肾移植患者相比，硬皮病肾危象患者的移植肾存活率较低，系统性硬化病复发可能会导致肾移植后的不良反应。

4. 对于透析依赖患者，可以选择肾移植，但是需要仔细考虑移植的时机，因为肾恢复可以在硬皮病肾危象后的2～3 年内发生，通常在 12～18 个月内，因此在患者病情允许的情况可选择在危象发生后的 2 年考虑肾移植。移植后的免疫抑制也需要仔细考虑，因为降钙素神经抑制剂（环孢素和他克莫司）是肾血管收缩药，与硬皮病肾危象的风险增加相关。但无法恢复肾功能的患者死亡率更高，因此对于肾功能长期不能恢复的患者，肾移植是比较有益的选项之一。

# 第五节　结缔组织病并发急性进展性肺间质病变

## 【概述】

结缔组织病（connective tissue disease，CTD）是一组以机体各部位的结缔组织损伤为主要特征的自身免疫病，由类风湿关节炎（rheumatoid arthritis，RA）、系统性红斑狼疮（systemic lupus erythematosus，SLE）、系统性硬化病（systemic sclerosis，SSc）、干燥综合征（Sjögren's syndrome，SS）、多肌炎/皮肌炎（polymyositis/dermatomyositis，PM/DM）等疾病构成。CTD 可累及呼吸系统，人体的肺泡隔含有丰富的结缔组织及血管成分，因此肺成为 CTD 的首发侵犯器官，且病变部位通常发生在肺间质。结缔组织相关性间质性肺炎（connective tissue disease-associated interstitial pneumonia，CTD-ILD）是 CTD 的常见并发症，病死率高且预后差。15%～20% 的间质性肺炎患者伴有基础 CTD，其中最常见于 PM/DM、SSc、RA。

急性进展性肺间质病变是一种以肺部弥漫性浸润并迅速发展为呼吸衰竭为主要特征的呼吸系统疾病，也是可出现在各类 CTD 患者中的一种呼吸重症。急性进展性肺间质病变具有发病急、病死率高、预后不佳等特点。已有流行病学研究表明,该病的病死率高达约 62%,且平均存活期为 1~2 个月。美国的一项研究表明,每年有近约 2 000 名患者死于 CTD-ILD,约占所有 ILD 死亡患者的 25%,且其中的死因多为急性进展性肺间质病变。

CTD 并发急性进展性肺间质病变的发病机制至今尚未阐明,但已证实体液免疫和细胞免疫可能参与该病的发生和进展。在炎症反应中,巨噬细胞被激活,释放相应的趋化因子,使中性粒细胞和淋巴细胞大量聚集在肺,释放出氧自由基和蛋白酶类物质,破坏肺间质结构;同时成纤维细胞活化及大量增殖,促进胶原和弹性蛋白生成,导致弥漫性肺纤维化。

## 【临床特征】

1. CTD-ILD

(1) CTD-ILD 可表现为 2 种形式,一种是在已知的 CTD 基础上发展为 ILD,另一种是作为 CTD 首发或者唯一的表现。急性进展性肺间质病变为 CTD-ILD 的一种危重类型,也是 CTD-ILD 的主要死因之一。

1) CTD 的表现:CTD-ILD 患者往往临床表现多样,常有基础 CTD 疾病的多系统受累的表现,如发热、关节痛、肌痛、肌无力、红斑、皮疹、技工手、雷诺现象、口干、眼干、腮腺肿大、口腔溃疡、眼炎等。

2) ILD 的表现:①隐匿性劳力性呼吸困难,常呈进行性加重,可伴有干咳、咯血、胸痛和喘鸣等症状。肺部听诊可闻及双侧肺底部吸气末爆裂音(Velcro 啰音)。长期缺氧的患者可出现杵状指。疾病晚期可出现明显的发绀、肺动脉高压(P2 亢进)和下肢水肿(右心功能不全)征象。② X 线胸片常表现为弥漫性浸润性阴影;胸部高分辨率 CT(high resolution CT, HRCT)提示弥漫性结节影、磨玻璃样病变、肺泡实变、小叶间隔增厚、胸膜下线、网格影伴囊腔形成或蜂窝状改变,常伴牵拉性支气管扩张或肺结构改变。③肺功能常以限制性通气功能障碍和气体交换障碍为特征。限制性通气功能障碍主要表现为肺总量、肺活量和残气量减少,肺顺应性降低,第1秒用力呼气容积/用力肺活量正常或增加;气体交换障碍则表现为一氧化碳弥散量减少、肺泡-动脉氧分压差增加和低氧血症。

3)急性进展性肺间质病变的表现:无明显诱因突发呼吸困难,呈进行性加重。1个月内发生的归为急性,2～3个月内出现的归为亚急性。该病需予以激素及免疫抑制剂治疗,广谱抗生素治疗通常无效。早期 X 线胸片或肺部 HRCT 检查主要表现为双肺纹理增粗、斑片状或点片状阴影,但是随着病情进展,双肺可逐渐出现弥漫性网状、小叶间分隔、小叶实变、小结节样、磨玻璃样改变、蜂窝样改变等影像学改变,所以胸片和胸部 HRCT 检查是早期诊断急性进展性肺间质病变的重要判断依据。此外,肺功能检测对于评价疾病范围和进展程度具有重要意义,一氧化碳弥散量和用力肺活量常用于判断限制性通气功能障碍的严重程度。

(2)CTD-ILD 的影像学及病理学分类与特发性间质性肺炎(idiopathic interstitial pneumonia, IIP)相似,主要分为以下 7 种亚型:寻常型间质性肺炎(usual interstitial pneumonia, UIP)、非特异性间质性肺炎(nonspecific interstitial pneumonia, NSIP)、隐源性机化性肺炎(cryptogenic organizing pneumonia, COP)、脱屑性间质性肺炎(desquamation interstitial pneumonia, DIP)、呼吸性细支气管炎间质性肺病(respiratory fine count interstitial lung disease, RB-ILD)、淋巴细胞间质性肺炎(lymphocytic interstitial pneumonia, LIP)、急性间质性肺炎(acute interstitial pneumonia, AIP)。

各类 CTD-ILD 的胸部 HRCT 表现具有共同特征:①肺底及肺外周因具有丰富的结缔组织,故 CTD-ILD 主要呈外周肺间质分布,病变主要位于肺底及胸膜下区;② NSIP 和 UIP 是在各类 CTD-ILD 中最为常见的,而 AIP、LIP、COP 则较为罕见。尽管 CTD-ILD 的胸部 HRCT 表现具有上述共同特点,但不同类型 CTD-ILD 的胸部

HRCT 表现也有区别。

2. 多肌炎 / 皮肌炎　PM/DM 是一类以不同程度的肌肉炎症为主要特征的疾病,是 CTD-ILD 发病率较高的类型,约 75% 的 PM/DM 患者存在 ILD,且最容易发生 ILD 的急性加重。PM/DM 患者可首发表现为急性和 / 或暴发性 ILD,常表现为 NSIP 和 / 或 COP,5 年生存率约为 60%。导致 PM/DM-ILD 急性加重的危险因素:①无肌无力表现、肌酸激酶升高 < 正常值上限的 2 倍;②向阳疹及 Gottron 征;③掌面皮肤呈"技工手"样改变;④抗核抗体和抗 Jo-1 抗体阴性;⑤发热。

抗 MDA5 抗体最早是在日本成人无肌病性皮肌炎合并 ILD 的患者中发现,且表示其血清抗体滴度与 ILD 的严重程度、预后显著相关。研究发现,在 MDA5 抗体阳性的 DM 患者中 ILD 的患病率为 42%~100%,是 DM-ILD 患者死亡的独立危险因素。MDA5 抗体阳性更多见于 DM-AIP 患者,诊断该病的敏感性高达 88.2%。因此,对于该类抗体阳性的 DM 患者需要警惕 AIP 的发生。

3. 系统性硬化病　SSc 是以结缔组织纤维化和血管病变为主要特征的自身免疫病,常伴有多器官受累。该病虽然不如其他 CTD 多见,但 ILD 在 SSc 患者中却较为常见。SSc-ILD 患者的 5 年存活率约 90%,12%~16% 的患者进展为慢性呼吸衰竭或严重的限制性通气功能障碍。轻度间质性肺病患者的疾病早期可能无明显的临床症状,但随着肺纤维化进展,常出现劳力性呼吸困难和乏力症状。早期胸部 HRCT 改变为下叶肺重力依赖区(或背段)高密度边界欠清的胸膜下新月形。大约 77% 的 SSc-ILD 患者表现为 NSIP,其特征在于肺底和外周分布的磨玻璃影。伴随疾病进展,出现牵拉性支气管扩张的肺纤维化。此外,25%~40% 的患者表现为 UIP,如蜂窝状、纤维化和牵拉性支气管扩张。重力依赖区的实变过程或纤维化也可能提示这些患者具有食管功能障碍相关的复发性吸入性肺炎。弥漫性 SSc-ILD 较局限性 SSc-ILD 的疾病恶化风险更高。弥漫性 SSc 最常见的自身抗体是抗拓扑异构酶 I 抗体,大约 85% 的该抗体阳性的患者进展为 ILD,研究表明该抗体的滴度与 ILD 的疾病严重程度密切相关。

4. 干燥综合征 SS 是一种外分泌腺的慢性炎性自身免疫病。SS 患者的肺部受累较为常见,在高达 75% 的 SS 患者中可发生呼吸道受累,主要包括 ILD 及气道疾病。我国的 SS-ILD 发生率大约为 15.5%。与 RA 和 SLE 相似,SS 的肺部表现常出现在疾病晚期,且无明显的特异性。SS-ILD 早期因无明显的临床症状和体征;晚期出现肺纤维化,预后极差,可因呼吸衰竭而死亡。SS-ILD 的特点:①患者无临床表现而 X 线胸片已出现肺间质纹理增粗。②在 X 线胸片和胸部 HRCT 检查出现异常前,肺功能检测出一氧化碳弥散量和用力肺活量下降。③胸部 HRCT 可以区分渗出性和纤维化改变。④支气管镜检查提示肺泡灌洗液中以淋巴细胞增多为主要特征,原发性 SS 以 CD4 细胞增多为主,而继发性 SS 以 CD8 细胞增多为主。⑤SS-ILD 中 NSIP 似乎更为常见,约 61% 的患者为该组织学类型;其次为 LIP、UIP 和 OP 等。近期有研究报道血清铁蛋白水平是 SS-ILD 疾病进展的独立危险因素。

5. 类风湿关节炎 RA 是一种以慢性侵蚀性、对称性多关节病变为主要特征的慢性自身免疫病。肺部受累是 RA 患者的重要死因,尤以 RA-ILD 常见,ILD 在 RA 患者中的发病率为 4%~68% 不等。RA-ILD 患者的临床症状无明显的特异性,绝大多数患者是先确诊 RA 后再发生 ILD,也有部分患者同时出现,或者在诊断 ILD 后才出现 RA 的临床症状。早期可仅表现为干咳而无其他症状。随着病情恶化,咳嗽逐渐加剧,并出现劳力性甚至静息状态下呼吸困难。当病情快速进展、合并感染或者服用某些肺毒性药物时,呼吸困难可进行性加重,最终出现呼吸衰竭。RA-ILD 的胸部 HRCT 表现主要为网格影伴或不伴蜂窝影,最常见的类型为 UIP 和 NSIP,NSIP 的 5 年生存率优于 UIP。80% 的 RA-ILD 患者的肺功能检测可出现一氧化碳弥散量下降，5%～15% 的患者可出现限制性通气功能障碍。RA-ILD 患者的死亡风险为无 ILD 的 RA 患者的 3 倍。诊断 RA 时年龄较大、男性、高效价类风湿因子、抗环瓜氨酸肽阳性往往提示预后不佳。此外，部分抗风湿药可导致 RA-ILD 发生，是导致 ILD 发生和现有原发病病情进展的重要原因。

6. 系统性红斑狼疮　SLE 是一种以具有多种自身抗体阳性及多系统损害为特征的自身免疫病。尽管有 33%～50% 的 SLE 患者可出现肺部疾病，但 ILD 表现明显的临床病例相对其他类型的 CTD 少见，只有 1%～15% 的 SLE 患者合并 ILD。SLE-ILD 患者的组织学表现常为 NSIP，少数为 UIP、弥漫性肺泡损伤（diffuse alveolar damage，DAD）。对于 SLE 患者，临床医师可能会更关注其血液系统和肾功能，而忽视肺部并发症。中国系统性红斑狼疮研究协作组（CSTAR）的研究提示，蛋白尿、黏膜溃疡、胸膜炎是 SLE-ILD 发生的独立危险因素。此外，SLE 长病程（病史 >10 年）、雷诺现象、抗 U1 核糖核蛋白抗体、指端硬化和异常甲周毛细血管微循环也是 ILD 发生的危险因素。

## 【治疗原则】

1. CTD-ILD 的治疗　2018 年，中国医师协会风湿免疫科医师分会风湿病相关肺血管 / 间质病学组与国家风湿病数据中心制定《2018 中国结缔组织病相关间质性肺病诊断和治疗专家共识》，为以下 7 点。

（1）CTD-ILD 的早期筛查对实施规范的病情监测和早期干预影响重大，将有利于改善患者的预后。

（2）建议采用多学科协作的模式进行 CTD-ILD 的诊治。

（3）确诊的 CTD-ILD 患者应进行病情的全面评估，尤其是针对 CTD 的病情活动度、ILD 的肺功能、影像学、生活质量、治疗可逆性及纤维化进展风险的综合评估。

（4）CTD-ILD 的治疗目标是 CTD 与 ILD 双重达标，

以延缓患者的临床恶化时间为目标,最终延长患者的生存期,提高生活质量。

(5)CTD-ILD 的治疗原则为早期、规范、个体化治疗。CTD-ILD 治疗方案的选择应综合考虑 CTD 的病情活动度、ILD 的严重程度和进展倾向,决定免疫抑制治疗及抗纤维化治疗的权重和主次关系。

(6)在 CTD-ILD 的诊治过程中,同时应严密随访,注意监测 CTD-ILD 的常见合并症,包括感染、气胸或纵隔气肿、肺动脉高压和呼吸衰竭,并在制订和调整治疗方案时予以兼顾。

(7)将 CTD-ILD 患者作为高危患者进行长期管理,除强调规律随诊、遵医嘱服药外,还推荐给予专业的生活指导和心理指导,主要包括肺康复治疗、氧疗、胃食管反流治疗、戒烟、预防接种和避免感染。

2. CTD 并发急性进展性肺间质病变的治疗　　CTD 并发急性进展性肺间质病变的患者在早期主要是接受激素和 / 或免疫抑制剂治疗,通过治疗可减轻患者的肺泡炎症及改善肺部影像学和肺功能。虽然目前暂没有关于该病的诊治指南,但根据该类疾病的观察性研究,专家们总结出一些相关治疗经验。这些治疗措施包括:

(1)广谱抗生素覆盖典型和非典型病原体(必要时覆盖肺孢子菌和真菌)。

(2)停用可能导致 ILD 发生的药物(甲氨蝶呤和生物制剂如英夫利西单抗、阿巴西普和利妥昔单抗)。

(3)危重的难治患者可予以甲泼尼龙琥珀酸钠冲击治疗。

(4)急性发作患者也可考虑静脉注射或口服环磷酰胺治疗。

(5)对于 PM/DM-ILD 患者,予以静注人免疫球蛋白和激素冲击治疗有一定的疗效。

(6)对于弥漫性肺泡出血患者经保守治疗和纠正凝血功能障碍等治疗仍无效的情况下,可考虑血浆置换术。

## 【推荐处方】

根据 CTD 的病情是否活动、ILD 的病变是否可逆或进展及肺功能是否达标来尽可能地确定治疗方案。

（一）CTD 活动而 ILD 进展

**处方 1**

（1）中至大剂量甲泼尼龙琥珀酸钠 40～120mg，静脉滴注，1 次 /d。

（2）甲泼尼龙琥珀酸钠冲击治疗 500～1 000mg，静脉滴注，1 次 /d，持续 3～5 日（上述治疗病情平稳即改为泼尼松 0.5～1.0mg/kg，口服，1 次 /d；后逐渐减量，最后以 5～10mg/d 维持治疗）。

**处方 2**

（1）环磷酰胺 1～3mg/（kg·d），口服，分 2 次。

（2）环磷酰胺 0.5～1.0g/m$^2$ BSA，静脉滴注，每 3～4 周 1 次，维持 6～12 个月；或 0.5g，静脉滴注，每 2 周 1 次，维持 6～12 个月；病情缓解后，每 3 个月 1 次，维持 6～12 个月。

**处方 3**　硫唑嘌呤的初始剂量为 1～3mg/（kg·d），口服，分 1～3 次；维持剂量为 1～2mg/（kg·d），维持 6～12 个月。

**处方 4**　吗替麦考酚酯 0.75～1g，口服，2 次 /d。

**处方 5**　他克莫司 1～2mg，口服，2 次 /d（根据血药浓度调整药物剂量）。

**处方 6**　环孢素的初始剂量为 3～5mg/（kg·d），口服，分 2 次；维持剂量为 2～3mg/（kg·d），维持 3～6 个月（根据血药浓度调整药物剂量）。

**处方 7**　利妥昔单抗 375mg/m$^2$，每周 1 次，静脉滴注，维持 4 周。

**处方 8**　静注人免疫球蛋白 0.2～0.4g/kg，静脉滴注，1 次 /d，连续 3～5 日。

（二）CTD 活动而 ILD 已达标

**处方 1**　甲泼尼龙琥珀酸钠 40～120mg，静脉滴注，

1 次 /d（上述治疗病情平稳即改为泼尼松，0.5～1.0mg/kg，口服，1 次 /d；后逐渐减量，最后以 5～10mg/d 维持治疗）。

**处方 2**

（1）环磷酰胺 1～3mg/(kg•d)，口服，分 2 次。

（2）环磷酰胺 0.5～1.0g/m² BSA，静脉滴注，每 3～4 周 1 次，维持 6～12 个月；或 0.5g，静脉滴注，每 2 周 1 次，维持 6～12 个月；病情缓解后，每 3 个月 1 次，维持 6～12 个月。

**处方 3**　硫唑嘌呤的初始剂量为 1～3mg/(kg•d)，口服，分 1～3 次；维持剂量为 1～2mg/(kg•d)，维持 6～12 个月。

**处方 4**　吗替麦考酚酯 0.75～1g，口服，2 次 /d。

**处方 5**　他克莫司 1～2mg，口服，2 次 /d（根据血药浓度调整药物剂量）。

**处方 6**　环孢素的初始剂量为 3～5mg/(kg•d)，口服，分 2 次；维持剂量为 2～3mg/(kg•d)，维持 3～6 个月（根据血药浓度调整药物剂量）。

### （三）CTD 缓解而 ILD 未达标

**处方 1**　泼尼松 5～15mg，口服，1 次 /d。

**处方 2**　吗替麦考酚酯 0.50～0.75g，口服，2 次 /d。

**处方 3**　硫唑嘌呤的初始剂量为 1～3mg/(kg•d)，口服，分 1～3 次；维持剂量为 1～2mg/(kg•d)，维持 6～12 个月。

**处方 4**　羟氯喹 0.1～0.2g，口服，1～2 次 /d。

**处方 5**　雷公藤多苷 10～20mg，口服，3 次 /d。

### （四）CTD 缓解而 ILD 已达标

**处方 1**　吗替麦考酚酯 0.25～0.50g，口服，2 次 /d。

**处方 2**　硫唑嘌呤 1～2mg/(kg•d)，口服，分 2 次，维持 6～12 个月。

**处方 3**　羟氯喹 0.1～0.2g，口服，1～2 次 /d。

**处方 4**　雷公藤多苷 10～20mg，口服，3 次 /d。

**处方 5**　甲氨蝶呤 7.5～15mg，口服，1 次 /w。

### （五）抗肺纤维化治疗

**处方 1**　吡非尼酮的初始用量为 200mg，口服，3 次 /d，2 周内每次加 200mg，最终用量维持 600mg，口服，3 次 /d；最好将剂量维持在 400mg（1 200mg/d）以上。

**处方 2**　尼达尼布 100～150mg，口服，每 12 小时 1 次；最大剂量为 300mg/d。

**处方 3**

（1）乙酰半胱氨酸泡腾片 600mg，口服，2 次 /d。

（2）吸入用乙酰半胱氨酸溶液 3ml，雾化吸入，2 次 /d，维持 5～10 日。

## 【注意事项】

1. 使用激素期间应注意补充钙剂、维生素 D，预防骨质疏松。在激素减量过程中如果出现病情反复，应重新加大剂量控制病情；如疾病为急性型或已发展到严重缺氧阶段则激素应自大剂量开始，以便迅速扭转病情；激素用量不宜长期大量，以免感染的发生。激素治疗不适用于以下几种情况：①肺部出现广泛的纤维化；②胸部 HRCT 显示无磨玻璃样变；③对激素过敏。

2. 注意环磷酰胺、硫唑嘌呤等其他免疫抑制剂的骨髓抑制、肝肾功能损伤等药物毒性作用，治疗前及治疗期间应进行血常规、尿常规、肝肾功能、胸部 CT 等检查，根据药物不良反应降低药物剂量或更换药物及停药。

3. 服用吡非尼酮时应注意患者用药的耐受性，若患者出现明显的胃肠道反应、对日光的皮肤反应、肝功能明显异常和体重减轻等现象时，可根据临床症状降低药物用量或者停药，待症状缓解后可再逐步增加给药剂量。

4. 甲氨蝶呤、金制剂、青霉胺、来氟米特、磺胺类等药物可导致 CTD-ILD 的发生，在治疗疾病时需评估其肺毒性作用。

5. 目前已有部分生物制剂应用于治疗 CTD-ILD，但该类药物的不良反应较大且患者的耐受性欠佳。肿瘤坏死因子靶向生物制剂如依那西普、英夫利西单抗可能会增加导致 ILD 发生的风险，应慎用。

（饶 慧　黄洁柔　李 俏　郭 霞　蒋盛芝）

# 参考文献

[1] ANGELINI J，TALOTTA R，RONCATO R，et al. JAK-inhibitors for the treatment of rheumatoid arthritis：a focus on the present and an outlook on the future. Biomolecules，2020，10（7）：1002.

[2] 栗占国. 类风湿关节炎. 北京：人民卫生出版社，2009：85-94.

[3] 梅丽春，苏向珠，朱亭西，等. 系统性红斑狼疮患者贫血特点分析. 中国输血杂志，2020，33（3）：230-233.

[4] FIRESTEIN G S，BUDD R C，GABRIEL S E，等. 凯利风湿病学. 9 版. 栗占国，译. 北京：北京大学医学出版社，2015.

[5] 中华医学会风湿病学分会，国家皮肤与免疫疾病临床医学研究中心，中国系统性红斑狼疮研究协作组. 2020 中国系统性红斑狼疮诊疗指南. 中华内科杂志，2020，59（3）：172-185.

[6] 杨杏林，张上珠，徐东，等. 系统性红斑狼疮并发血栓性微血管病. 中华临床免疫和变态反应杂志，2018，12（5）：545-551.

[7] YUICHIRO F. Diversity of neuropsychiatric manifestations in systemic lupus erythematosus. Immunological medicine，2020，43（4）：135-141.

[8] 张利，窦艳娜，马爽，等. 系统性红斑狼疮合并弥漫性肺泡出血一例并文献复习. 临床肾脏病杂志，2017，17（3）：160-163.

[9] 中国医学科学院北京协和医学院北京协和医院风湿免疫科国家皮肤与免疫疾病临床医学研究中心，安徽省立医院风湿免疫科，深圳市人民医院风湿免疫

科，等. 原发性干燥综合征诊疗规范. 中华内科杂志，2020（4）：269-276.

[10] 周京国. 原发性干燥综合征并发血小板减少的诊治策略. 中华临床医师杂志（电子版），2012，6（7）：1680-1682.

[11] 朱丰林，张莹. 干燥综合征合并血小板减少研究进展. 安徽医学，2020，41（6）：730-732.

[12] 黄翠平，青玉凤，魏锦，等. 原发性干燥综合征合并血小板减少患者的临床特点及其发病机制分析. 山东医药，2015，55（12）：88-90.

[13] 中华医学会血液学分会血栓与止血学组. 成人原发免疫性血小板减少症诊断与治疗中国指南（2020年版）. 中华血液学杂志，2020，41（8）：617-623.

[14] LYNCH B M, STERN E P, ONG V, et al. UK Scleroderma Study Group（UKSSG）guidelines on the diagnosis and management of scleroderma renal crisis. Clinical and experimental rheumatology, 2016, 34 Suppl 100（5）: 106-109.

[15] 姚海红，白玛央金. 2017年欧洲抗风湿病联盟对系统性硬化病治疗推荐意见的更新. 中华风湿病学杂志，2017，21（8）：575-576.

[16] 侯勇，李梦涛，曾小峰. 系统性硬化症的肾脏表现. 中华临床免疫和变态反应杂志，2010，4（2）：136-139.

[17] 陈建宇，李冰. 硬皮病肾危象的研究进展. 中国中西医结合肾病杂志，2017，18（6）：547-548.

[18] JEE A S, CORTE T J. Current and emerging drug therapies for Connective Tissue Disease-Interstitial Lung Disease（CTD-ILD）. Drugs, 2019, 79（14）: 1511-1528.

[19] 中国医师协会风湿免疫科医师分会风湿病相关肺血管/间质病学组，国家风湿病数据中心，中国医学科学院北京协和医学院北京协和医院风湿免疫科，等. 2018中国结缔组织病相关间质性肺病诊断和治疗专

家共识. 中华内科杂志, 2018, 57(8): 558-565.

[20] LEE J S, FISCHER A. Current and emerging treatment options for interstitial lung disease in patients with rheumatic disease. Expert review of clinical immunology, 2016, 12(5): 509-520.

[21] MATHAI S C, DANOFF S K. Management of interstitial lung disease associated with connective tissue disease. British medical journal, 2016, 352: h6819.

[22] 王迁, 李梦涛, 曾小峰, 等. 结缔组织病相关间质性肺病: 多科协作, 规范诊治, 探索更合理的治疗策略. 中华内科杂志, 2018, 57(8): 552-553.

[23] 魏强华, 金毓莉, 杨虎天, 等. 皮肌炎合并急性间质性肺炎七例临床分析并文献复习. 中华风湿病学杂志, 2007, 11(5): 301-303.

[24] 陈芳, 王冬雪, 舒晓明, 等. 血清抗黑色素瘤分化相关基因抗体检测在多发性肌炎 / 皮肌炎患者中的意义. 中华风湿病学杂志, 2012, 16(1): 13-18.

[25] 雷玲, 赵铖. 系统性硬化病相关肺间质病变面临的挑战. 中华风湿病学杂志, 2017, 21(8): 505-507.

[26] 雷玲, 赵铖, 米存东, 等. 原发性干燥综合征继发肺间质病变的临床特点. 中华风湿病学杂志, 2010, 14(5): 326-328.

[27] 张成强, 房丽华, 刘晓萍, 等. 肺高分辨率 CT 评分对类风湿关节炎相关间质性肺疾病患者预后的分析. 中华风湿病学杂志, 2018, 22(11): 757-762.

[28] 郭强, 顾越英, 黄文群, 等. 系统性红斑狼疮患者 525 例肺部病变的调查. 中华风湿病学杂志, 2004, 8(6): 363-366.

[29] BONILLA-ABADÍA F, CORONEL RESTREPO N, TOBÓN G J, et al. Rituximab for remission induction and maintenance in refractory systemic lupus erythematosus. Autoimmune Dis, 2014, 2014: 731806.